“十二五”职业教育国家规划教材
经全国职业教育教材审定委员会审定

学前教育专业系列教材

学前卫生学

（第五版）

主　编　冯永娜　贾素宁
副主编　朱希彦

科学出版社
北　京

内 容 简 介

本书主要介绍学前儿童卫生与保健的相关知识，分析影响学前儿童身心发育的因素，并对学前儿童常见疾病与意外的预防和急救提出有针对性的建议，对学前儿童集体保教工作进行论述。本书共七个项目，分别为学前儿童身体保健、学前儿童膳食的合理搭配、学前儿童心理保健、学前儿童常见疾病预防和护理、学前儿童护理与急救、学前儿童健康评价以及集体儿童保健。

本书可作为高职院校学前教育专业教材，也可作为幼儿教师、幼儿园园长培训教材，同时可供广大学前教育工作者和学前教育研究人员参考。

图书在版编目（CIP）数据

学前卫生学 / 冯永娜，贾素宁主编. -- 5 版. -- 北京 : 科学出版社，2025. 8. --（“十二五”职业教育国家规划教材）（学前教育专业系列教材）.
ISBN 978-7-03-080595-9

Ⅰ. R179

中国国家版本馆 CIP 数据核字第 2024A9S092 号

责任编辑：王　彦　周春梅/ 责任校对：马英菊
责任印制：吕春珉 / 封面设计：东方人华平面设计部

科学出版社 出版
北京东黄城根北街 16 号
邮政编码：100717
http://www.sciencep.com
三河市骏杰印刷有限公司印刷
科学出版社发行　各地新华书店经销
*
2007 年 8 月第一版　2025 年 8 月第五版
2011 年 8 月第二版　2025 年 8 月第三十三次印刷
2015 年 5 月第三版　开本：787×1092　1/16
2021 年 7 月第四版　印张：13 1/2
字数：320 000

定价：49.00 元

（如有印装质量问题，我社负责调换）

销售部电话 010-62136230　编辑部电话 010-62130750

第五版前言

《学前卫生学》从2007年出版至今，已修订再版多次，被评为“十二五”职业教育国家规划教材，受到广大师生的好评。为适应学前教育事业发展的需要和教育改革的新形势，我们在多年开展学前儿童卫生保健教育教学的基础上，总结广大教师和学习者的反馈信息，结合《幼儿园教育指导纲要（试行）》及《3～6岁儿童学习与发展指南》等文件精神，进行本次修订。

本次修订紧紧围绕“培养什么人、怎样培养人、为谁培养人”这一教育根本问题，全面落实立德树人根本任务，强化学生素养教育，明确素养教育目标，增设素养育人元素，不断提升育人效果。本书在第四版的基础上，根据高职院校学前教育专业人才培养目标，结合幼儿园工作岗位和典型工作任务，围绕专业所需核心技能，以促进学前儿童身心健康为目标，以学前儿童卫生保健的理论知识为基础，以托幼机构卫生与保健工作实践为补充，以典型工作任务为项目，将内容设置为七个项目，分别为学前儿童身体保健、学前儿童膳食的合理搭配、学前儿童心理保健、学前儿童常见疾病预防和护理、学前儿童护理与急救、学前儿童健康评价以及集体儿童保健。此外，还增加了数字资源，附加实操视频资源，具有较强的实践操作性，便于学习者进行模拟练习。

本书注重理论基础，强化实践环节，结构清晰，内容贴近实际，体现了理论性和实践性相结合的特色。通过本书的学习，学生能够合理设计和安排幼儿园保育活动，识别健康问题并理解学前儿童常见病防治，遇到突发事件能够进行初步的急救与处理，从而为学前儿童提供更好的成长环境。

本书由冯永娜（潍坊工程职业学院）、贾素宁（潍坊工程职业学院）任主编，朱希彦（滨州职业学院）任副主编。各项目执笔者分工如下：项目一，冯永娜；项目二，王振平（济南职业学院）；项目三，朱希彦；项目四，高波（潍坊工程职业学院）、冯永娜；项目五，贾素宁；项目六，王婷婷（东营职业学院）、贾素宁；项目七，朱希彦、王来圣（潍坊工程职业学院）。冯永娜负责全书的统稿、定稿。

本次修订借鉴了很多幼儿园的工作情景和制度，得到了潍坊培真幼儿园园长、教师的指导，听取了兄弟院校的同行专家和使用《学前卫生学》老师的意见和建议，同时，参考和借鉴了有关专家在卫生保健领域的研究成果，在此一并致谢！

本书编写尽管力求完整、科学、紧跟前沿，但仍难免存在一些不足之处，敬请读者在使用过程中，提出宝贵意见，以便进一步修改和完善。

第一版前言

随着我国经济和社会事业的发展，社会对高等专门人才有了新的要求。高校毕业生不仅要有专业理论知识，也要具备将理论知识创造性地运用于实践的专业能力和较高的综合素质。学前教育专业领域的人才既要有对儿童款款的爱心，又要有从事学前教育事业所必需的专业知识和专业技能，更要具有保护和促进学前儿童身心健康的本领。“学前卫生学”作为高校学前教育专业的一门专业基础课程，就是要研究如何保护和促进学前儿童的身心健康。由此，我们本着“育爱心点燃智慧，铸能力成就未来”的理念，总结多年来从事“学前卫生学”教学的经验，在广泛吸取前人研究成果的基础上，从培育学生的爱心和提升综合素质出发，编写了这本《学前卫生学》教材。

本书理论与实践相结合，介绍学前儿童身心发育的特点和规律，分析影响学前儿童身心发育的因素，并对学前儿童常见疾病的预防提出良好的建议，对学前儿童集体保教工作进行阐述。本书在编写上体现了以下特点。①内容模块化。本书内容分为 4 个模块。第一个模块分析学前儿童身心发展的特点和规律，并对如何评价学前儿童的身心健康问题进行阐述。第二个模块介绍影响学前儿童身心健康的膳食营养及管理。第三个模块重点说明学前儿童的常见疾病和传染病的护理及其预防，以及一些儿童常见的急救和护理方法。第四个模块分析和介绍集体保教机构如何维护和增进学前儿童的健康。这样的编排有利于学生的理论学习和专业技能的训练。②按儿童成长的顺序组织内容。对学前儿童生理发育的特点和规律、儿童膳食和营养的管理等按儿童成长的年龄顺序来编排。③儿童个体身心健康的维护与集体儿童卫生保健相结合，重在集体儿童卫生保健工作。托幼园所是儿童集体保教机构，儿童生活在集体中，又是多种疾病的易感群体，所以，第四个模块的内容是全书内容的总括。全书的核心就是如何维护和增进学前儿童的身心健康。

本书由王来圣（潍坊教育学院）任主编，李君（中华女子学院山东分院）、邓朝晖（菏泽学院）任副主编。各章编写人员如下：绪论、第七章，王来圣；第一章，邓朝晖；第二章，张桂敏（济宁学院）；第三章，李新生（东营职业学院）；第四章，王振平（济南职业学院）；第五章第一节、第三节，高波（潍坊教育学院）；第五章第二节、第六章，李君。

本书在编写过程中自始至终得到科学出版社的积极支持和王彦老师的悉心指导，同时兄弟院校的同行专家也给我们提供了许多帮助和建议，谨此致谢！

本书在编写过程中，参考、引用、借鉴了许多国内外同行的研究成果和有关书籍、资料，在此一并表示衷心的感谢！

“学前卫生学”课程综合性较强，内容跨度较大。由于编者水平有限，书中难免有不足之处，敬请广大读者批评指正，多提宝贵意见，以便再版时修正提高，使之更加完善。

编　者

2007 年 7 月

目　录

项目一

学前儿童身体保健

【项目导读】

党的二十大报告对“推进健康中国建设”做出部署，强调“人民健康是民族昌盛和国家强盛的重要标志。把保障人民健康放在优先发展的战略位置，完善人民健康促进政策”。学前儿童是国家未来的建设者和接班人，其身心健康发展尤为重要，开展学前儿童的卫生保健工作，促进其身心健康发展，必须以学前儿童的生理解剖特点和生长发育规律为科学依据。学前儿童的身体正处于迅速生长发育的过程中，各组织、器官和系统都有不同于成人的特点。学前教育工作者只有针对这些特点，做好相应的卫生保健工作，才能维护和增进学前儿童的身心健康。

任务一　学前儿童运动系统保健

【情境导入】

A 是幼儿园小班的一个小朋友，长得很帅气，人也很聪明，但话不多。让老师苦恼的是：他很多时候比较懒。在教室里，他总是歪歪扭扭地斜靠在椅背上坐着，要不就把脚放在前面小朋友的椅背上；也不爱户外运动，做操时，老师不扶着他做，他就懒得动。如果你是班级里的老师，你应该如何做？

【任务目标】

1. 了解学前儿童运动系统的结构及生长发育特点；
2. 掌握学前儿童运动系统的卫生保健工作；
3. 关注学前儿童的成长，帮助学前儿童树立热爱运动的健康意识。

一、运动系统结构

人类在长期的进化过程中，由四肢爬行逐渐演变成直立行走，手足出现了明显的分工。这种生活方式的根本改变，使人的颅骨、脊柱、胸廓、四肢及肌肉等部位的形态、构造和功能出现了显著的变化，这种变化充分体现了人体形态构造与生理功能之间的统一关系。

运动系统由骨、骨连结和骨骼肌 3 部分组成。骨骼肌借助两端的肌腱附着在相邻的两块骨上，在神经系统的调控下，以活动的骨连结为支点，进行有节律的收缩与舒张，从而引起骨的相对运动，产生各种动作。一个动作的完成通常是多块骨骼肌有机配合的结果。

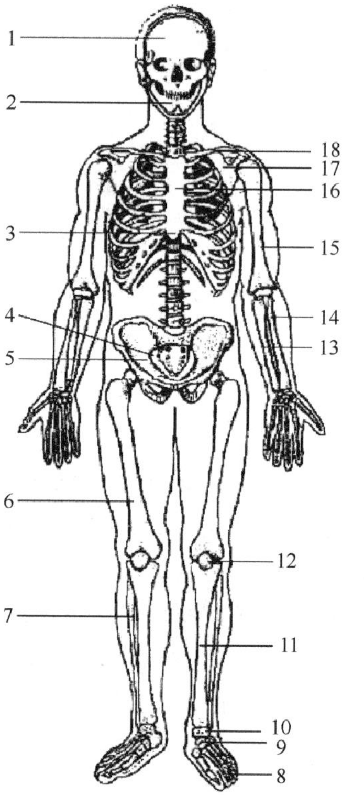

1—颅骨；2—下颌骨；3—胸骨剑突；4—骶骨；5—髋骨；6—股骨；7—腓骨；8—趾骨；9—跖骨；10—跗骨；11—胫骨；12—髌骨；13—尺骨；14—桡骨；15—肱骨；16—胸骨；17—肩胛骨；18—锁骨。

图 1-1　人体骨骼示意图

（一）骨骼

正常成人体内有 206 块骨。全身的 206 块骨及其连结构成了人体的支架——骨骼（图 1-1）。它主要起着支撑人体、维持姿势、参与运动、保护内脏器官和造血等作用。

1. 骨的形态

骨的形态多种多样，一般分为长骨、短骨、扁骨和不规则骨。

1）长骨。长骨呈杆状，主要分布于四肢，起支持和杠杆作用，如肱骨及股骨等。

2）短骨。短骨多为立方体，分布于承受压力较大的部位，如腕骨及跗骨等。

3）扁骨。扁骨呈板状，参与构成脑颅、骨盆和胸廓等，对内脏起着重要的保护作用。

4）不规则骨。不规则骨的形状不规则，如椎骨等。

2. 骨骼的组成和机能

人体的骨骼可分为颅骨、躯干骨和四肢骨 3 部分。

1）颅骨。颅骨包括脑颅骨和面颅骨，主要功能是保护脑组织和形成面部支架。

2）躯干骨。躯干骨包括脊柱、肋骨和胸骨，主要用于支持身体重量、保护内脏器官及缓冲人体运动时产生的震荡。脊柱由 24 块椎骨以及骶骨和尾骨构成。脊柱的外形不是平直的，具有 4 个生理性弯曲，包括颈曲、胸曲、腰曲和骶曲（图 1-2），使脊柱的形状具有较大的可塑性，对人体起到良好的缓冲震动和保持平衡的作用，对机体健康有着重要的意义。

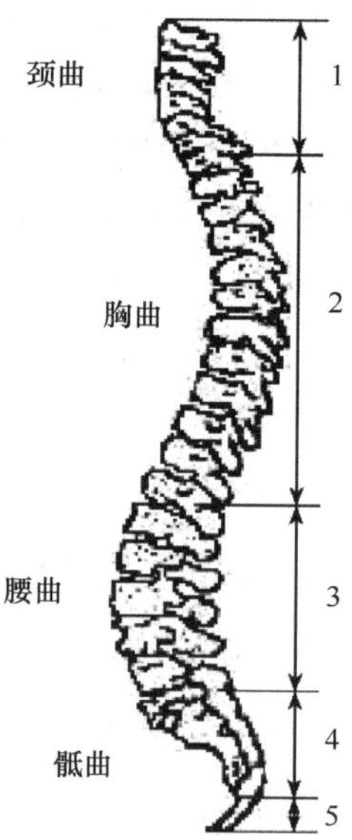

1—颈椎；2—胸椎；3—腰椎；4—骶骨；5—尾骨。

图 1-2　脊柱侧面

3）四肢骨。四肢骨包括上肢骨和下肢骨。上肢骨由肩胛骨、锁骨、肱骨、尺骨、桡骨、腕骨、掌骨和指骨组成，用以使用工具，完成复杂的工作。下肢骨由髋骨、股骨、髌骨、胫骨、腓骨和足骨组成，用以支撑人体及完成各种运动。另外，髋骨、骶骨、尾骨共同构成骨盆。女性骨盆的盆腔中容纳着内生殖器官。

3. 骨的构造和成分

（1）骨的基本构造

骨由骨质、骨髓和骨膜 3 部分组成。

1）骨质。骨质分为骨密质和骨松质两种。骨密质结构致密坚硬，抗压能力较强，分布在骨的外围和长骨的骨干部分。骨松质分布在骨的内层和骨的两端，结构疏松，弹性较大。

2）骨髓。骨髓填充在骨髓腔（骨的中空部分）及骨松质的空隙里。

学前儿童的骨髓全部是红骨髓，有造血功能。随着年龄的增长，骨髓腔内的红骨髓逐渐为脂肪组织所代替，转变成乳黄色的黄骨髓，失去造血功能。当大量失血或贫血时，黄骨髓又能转化为红骨髓执行造血功能。在骨骺、扁骨和短骨中的红骨髓终身具有造血功能。

3）骨膜。骨膜是骨表面一层较薄的结缔组织膜，内有丰富的血管和神经，对骨有营养作用。骨膜内有成骨细胞，负责骨的生长和再生。另外，人体的身高取决于骨的生长幅度和骺软骨的分化能力。骺软骨位于骨干和骨骺之间，成年后，骺软骨骨化，人体就不再长高。

（2）骨的成分

骨主要是由有机物和无机物构成的。成人骨中有机物约占1/3，无机物约占2/3。如果有机物含量过高，则骨弹性大，硬度小，易变形；如果无机物含量过高，则弹性小，脆性大，抗外力冲击的能力较差，易发生骨折。

（二）骨连结

骨连结包括直接连结和间接连结。

1. 直接连结

直接连结是指两骨之间无腔隙，通过骨、软骨或结缔组织相连结，一般不活动或活动范围很小，如脑颅骨的连结、胸骨与肋骨的连结等。

2. 间接连结

间接连结又称关节连结，主要依赖韧带等致密结缔组织连结，骨与骨之间空隙较大，有较好的活动性。四肢骨之间及躯干骨之间的连结主要是这种方式。关节由关节面、关节囊和关节腔3部分构成（图1-3）。关节面包括关节头和关节窝，两者表面都有软骨，在运动时可减少摩擦和震动。关节囊由坚韧的结缔组织构成，包围着关节面，对关节起着保护作用。关节囊与关节面之间的间隙称关节腔，关节腔内充满了关节囊内层分泌的滑液，以减少关节面之间的摩擦。

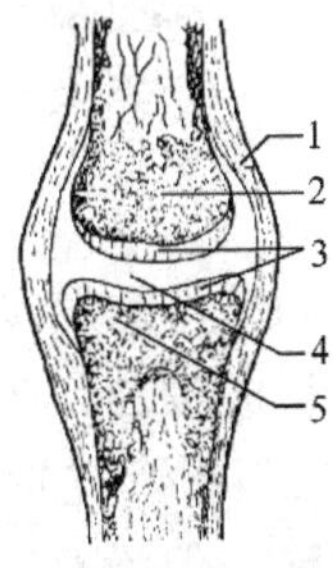

1—关节囊；2—关节头；3—关节面软骨；4—关节腔；5—关节窝。

图1-3　关节构成

（三）骨骼肌

人体全身共有骨骼肌600余块。骨骼肌收缩速度快而有力，为肢体的运动提供动力，在神经系统的调节下，随着人的意识收缩和舒张，所以又称为随意肌。

二、学前儿童运动系统的生长发育特点

（一）骨的发育特点

1. 容易弯曲变形

学前儿童骨中有机物和无机物各占 1/2，有机物的含量比成人高，无机物含量相对较少，因此骨骼比较柔软，弹性大，硬度小，在外力作用下容易变形。随着个体不断生长发育，骨内的无机盐沉积量逐步增加，有机物的含量相对减少，骨的弹性降低，硬度明显增加。

学前儿童的骨中骨膜较厚，其中的成骨细胞比较活跃，有利于骨的生长和再生。所以，学前儿童一旦出现骨折，常会出现折而不断的现象，称为“青枝骨折”。学前儿童骨折后，愈合速度比成人快。因此，学前儿童发生骨折后应及时处理，否则会因断骨愈合后断面接口不吻合，出现局部骨骼变形以及骨的牢固性降低。

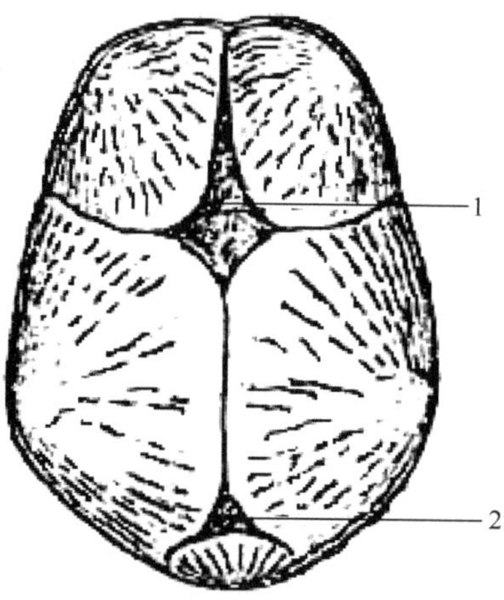

1—前囟；2—后囟。
图 1-4　新生儿的头骨（头顶部）

2. 坚韧度较小

1）颅骨。胎儿出生后颅骨骨化程度较低，骨块之间的直接连接还没有完成，仅以结缔组织相连接，这些部位称为囟门（图 1-4）。囟门主要有两处：前囟和后囟。前囟位于颅顶中央，在 1～1.5 岁闭合；后囟闭合时间最晚在出生后 4 个月。囟门闭合的时间反映了颅骨骨化过程的快慢。早闭多见于头部畸形，晚闭常常是因为缺钙引起的。

2）腕骨。新生儿的腕骨是由软骨组成的，一直到 12 岁左右骨化才基本完成。因此，学前儿童腕部耐受性较差，做精细动作的时间不宜太长，以防疲劳导致腕部受损。

3）脊柱。新生儿的脊柱只有骶曲。随着年龄的增长和动作的发展，脊柱的其他 3 个生理性弯曲逐步形成。在出生后 3 个月左右会抬头时，形成颈曲，颈部脊柱向前凸；6 个月左右会坐时，出现胸曲，胸部脊柱向后凸；1 岁左右开始行走时，出现腰曲，腰部脊柱向前凸。婴儿时期脊柱的 4 个生理性弯曲已经出现，但没有完全定型，在平躺的时候又会消失。一般到青春期末 4 个生理性弯曲才比较稳定。

4）骨盆。学前儿童的髋骨由髂骨、坐骨及耻骨依靠软骨连结起来，一般到 20～25 岁才骨化成为一块完整的骨。学前儿童时期，外力的长时间挤压或猛力撞击，易造成骨盆畸形。

5）足弓。足骨在韧带的牵引下使足底形成向上方凸起的弓形称为足弓（图 1-5）。足弓具有弹性，可缓冲运动时机体产生的震荡，保护内脏器官，可防止足底的神经和血管受挤压，减轻足部疲劳。学前儿童体重过大、行走及站立时间过长或者负重过度，

都可引起足弓变小，导致扁平足。

（二）关节连结较松弛，易出现损伤

学前儿童的关节窝较浅，关节囊及周边韧带比较松弛，肌肉纤维不够粗壮。因此，关节的伸展幅度和活动范围比成人大得多，肢体运动比较灵活，可塑性较大，但牢固性比较差。特别是肩关节、肘关节和髋关节，在突然的外力作用下，如用力过猛、悬吊或跌倒，容易出现关节错位现象，即“脱臼”。

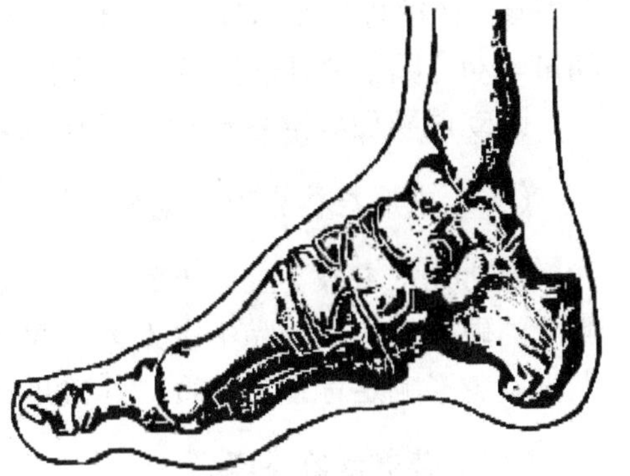

图 1-5　足弓结构模式

（三）肌肉发育不成熟，易疲劳

学前儿童的肌肉正处在迅速生长发育阶段，蛋白质和脂肪含量少，而含水量较多，肌肉稚嫩，肌肉纤维比较细，收缩力量较小，因而容易出现疲劳和受损。但由于学前儿童新陈代谢旺盛，血液循环周期短，氧和营养物质供应充足，二氧化碳在体内停留时间短，疲劳后的肌肉恢复较快。

学前儿童大肌肉群发育较早，因而躯干及四肢活动能力比较强。1 岁左右会走路，3 岁左右四肢活动比较协调。但小肌肉群发育得比较晚，如手指和腕部肌肉群，直到 5 岁以后，才能够有机地配合，完成比较精细的动作。

三、学前儿童运动系统的保健措施

（一）培养学前儿童正确的姿势

防止骨骼变形，形成良好体态，要从小抓起。婴儿不宜过早坐立，学前儿童不宜睡软床和沙发，要使用规范的配套桌椅，避免长时间负重或单侧负重，以免形成驼背及脊柱侧弯等不良体态，严重影响学前儿童生理和心理的正常发育。

保持正确的坐姿和站姿。坐姿：身体坐直，轻靠椅背，大腿及臀部大部分在椅面上，大腿和小腿呈直角，双脚自然放在地面上，两肩等高。站姿：头部端正，两肩水平，挺胸收腹，肌肉放松，双手自然下垂，两腿站直，双脚稍微分开。

保持正确的姿势，形成良好体态，有利于学前儿童的身心健康。

正确的姿势还可以缓解肌肉疲劳，延长肌肉的工作时间。

（二）合理地组织体育锻炼和户外活动

适宜的体育锻炼和户外活动能促进机体的新陈代谢，使肌肉和骨骼得到良好的锻炼，使机体更加强壮；也有利于骨的生长，加速身体长高；还能增强机体的抵抗力，预防佝偻病和其他疾病。

组织学前儿童锻炼时安排要合理，运动量要适度。在锻炼内容的选择上，应遵循全面发展的原则，活动内容多样化，让学前儿童大肌肉群、小肌肉群、动作的协调性都能得到发展；在锻炼强度和时间上，也要符合学前儿童的年龄特点，选择适宜的运动项目和运动量。幼儿园不宜开展拔河、长跑、踢球等剧烈运动，要尽量避免学前儿童长时间站立。

运动前要做好准备活动，运动后要做好放松工作。要做好安全保护工作。

（三）衣服结构合理，宽松适度

学前儿童衣服不宜过于紧身，以免影响血液的循环以及肌肉和骨骼的生长发育。衣服上的硬质纽扣及饰品不宜太大、太厚，不能有棱角，防止伤害他人和自己。鞋号应稍大，以免影响足骨正常发育，导致足弓塌陷。

（四）营养供给合理

学前儿童正处在生长发育非常迅速的阶段，需要大量营养素，如蛋白质、碳水化合物、钙、磷及维生素等，合理营养是保证学前儿童骨骼和肌肉生长发育的必要条件。

【实践实训】

1）结合所学知识，查阅资料，为 3～6 岁幼儿设计适合他们年龄阶段特征的体育活动，并为每个活动设计学前儿童运动系统的保健工作方案。

2）选出最优方案去校内附属幼儿园进行实践演练。

任务二　学前儿童呼吸系统保健

【情境导入】

5 岁的小丽觉得头晕、鼻塞。妈妈说："这是感冒了，感冒了不用吃药，多喝水，一周就好了。"可是小丽一直流鼻涕，她只能不停地擤。感冒第三天，小丽突然觉得耳朵像被棉花塞住了一样，闷闷的，还有点痛，声音也听得不是特别清楚。妈妈赶紧带她到医院耳鼻喉科就诊。经过耳内镜、听力等相关检查后，医生确诊小丽得了中耳炎。请问：感冒为什么会引发中耳炎？

【任务目标】

1. 了解学前儿童呼吸系统的结构及生长发育特点；
2. 掌握学前儿童呼吸系统的卫生保健工作；
3. 具备关注学前儿童成长，保护学前儿童生命安全的意识。

一、呼吸系统结构与呼吸运动

人体在新陈代谢过程中需要大量的氧来氧化分解有机物质，释放能量，同时又会产生大量的二氧化碳。机体吸入氧气、排出二氧化碳的过程叫呼吸。呼吸系统的主要生理功能是进行气体交换，吸入氧气，排出二氧化碳，以保证人体在新陈代谢过程中对氧气的需要和维持机体内环境的相对稳定。

（一）呼吸系统的结构

呼吸系统由鼻腔、咽、喉、气管、支气管和肺组成（图 1-6）。

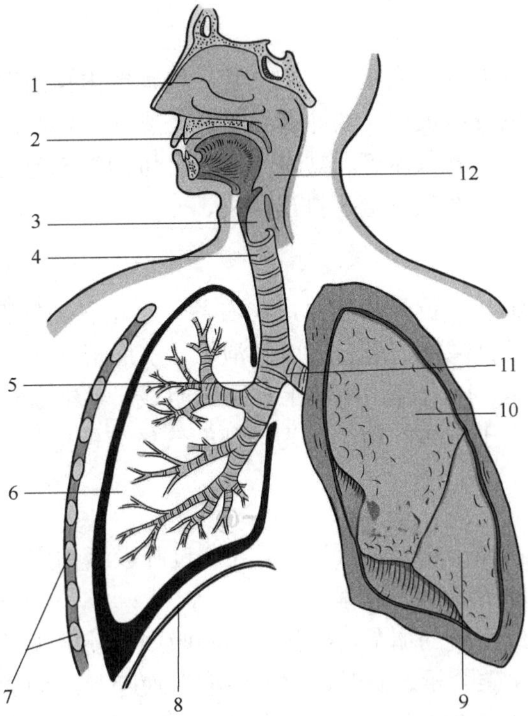

1—鼻腔；2—口腔；3—喉；4—气管；5—右主支气管；6—右肺；7—肋骨；
8—膈；9—左肺下叶；10—左肺上叶；11—左主支气管；12—咽。

图 1-6　呼吸系统组成

鼻腔、咽、喉、气管、支气管是气体进出人体的通道，肺是容纳气体和进行气体交换的场所。临床上把鼻腔、咽、喉称为上呼吸道，把气管、支气管称为下呼吸道。

1. 鼻腔

鼻腔由鼻中隔分为左右二室。鼻中隔前部是软骨，后部由骨组成。鼻腔的前部长有鼻毛，后部覆以黏膜。黏膜能分泌黏液——鼻涕，内含杀菌酶。黏膜内分布有丰富的毛细血管和嗅细胞。正是鼻腔的这些结构，使其具有阻挡灰尘，净化、湿润、温暖冷空气，杀灭细菌和感知气味的功能。另外，鼻腔对发音还有共鸣作用。

2. 咽

咽是呼吸道和消化道共用的一个肌性管道。在其后侧有与中耳相通的管道——咽鼓管，用以维持耳膜两侧气体压力的平衡。

3. 喉

喉是气体的通道，又是发声器官。向上开口于咽腔，向下与气管相连。由软骨作为支架，保证气流的通畅。在喉腔前部有一块形似树叶、上宽下窄的会厌软骨。有吞咽动作时，喉上提，会厌软骨就会遮盖喉口，防止食物颗粒进入气管。喉腔侧壁两边各有一条声带，两条声带平行排列，说话时气流的冲击引起声带震动，从而发出声音。

4. 气管、支气管

气管上端与喉相连，下端分成左、右支气管。气管壁内覆盖着长有纤毛的黏膜，能分泌黏液，黏液中含有免疫球蛋白，能抑制和杀死外来的病毒和细菌。黏液还能粘住进入呼吸道内气体中的灰尘、病原体等。黏膜上的纤毛可向喉部定向摆动，逐步把含有杂物的黏液（痰）推向喉部，经咳嗽把痰排出体外。

5. 肺

肺质地柔软，呈海绵状，位于胸腔内，左右各一。左右支气管分别进入左右肺中，在肺内形成树状分支，越分越细，最后形成肺泡管，上面形成大量肺泡，肺泡外面有大量的毛细血管和弹性纤维。肺泡壁由单层上皮细胞组成，毛细血管与肺泡壁紧密贴在一起，整体结构很薄，有利于气体的透过，为肺部的气体交换提供了有利条件。

（二）呼吸运动

胸廓有节律地扩大和缩小称为呼吸运动。人通过呼吸运动完成机体与外界气体的交换。呼吸运动包括吸气和呼气两个过程。

呼吸运动受中枢神经系统的调节，延脑中的呼吸中枢能够调节呼吸，使之有节奏地交替进行。当体内二氧化碳含量过高时，呼吸中枢会使呼吸运动加强，加快二氧化碳的排出速度，当体内二氧化碳含量降低到一定程度后，呼吸就恢复到正常水平。

二、学前儿童呼吸系统的生长发育特点

（一）呼吸器官的特点

1. 鼻腔狭窄，感染时易堵塞

学前儿童鼻腔较狭窄，黏膜柔嫩，血管丰富，缺少鼻毛，对空气的过滤及加温、加湿作用差，因此容易受到感染，引起鼻黏膜充血、肿胀、分泌物增多，造成鼻腔堵塞。

在鼻腔与眼睛之间有一条肌性管道——鼻泪管。学前儿童鼻泪管较短，鼻腔感染时易并发泪囊炎及结膜炎。

2. 咽、喉感染会影响呼吸和发声

学前儿童咽部感染会引起扁桃体发炎，造成咽喉疼痛。咽鼓管较宽、短、平，上呼吸道感染时，容易并发中耳炎。喉部细窄，声带稚嫩，喉部肌肉发育不完善，易疲劳，抗病能力较差，一旦感染发炎，会造成呼吸和发声困难。

3. 易患气管炎、支气管炎和肺炎

学前儿童气管和支气管管腔较成人狭窄，管壁比较柔嫩，弹性组织不发达，黏膜上纤毛数量少且运动能力较弱，防御能力较差，容易被感染而出现炎症。特别是小儿肺部弹性纤维较少，肺泡数量不足，容积较小。一旦肺部被感染，黏液分泌量增加，易发生黏液堵塞肺泡管现象，从而引起呼吸困难。

（二）呼吸运动的特点

学前儿童新陈代谢旺盛，机体需氧量相比成人多，加上呼吸表浅，所以学前儿童呼吸频率比较快。由于调节呼吸运动的神经中枢发育尚未完善，呼吸节律很不稳定。儿童年龄越小，呼吸节律性越差，呼吸频率越快（表 1-1）。

表 1-1　不同年龄个体的呼吸频率

年龄	新生儿	1 岁以内	1～3 岁	4～6 岁	7～18 岁
呼吸频率/（次/分）	43	24～40	20～30	20～25	12～20

三、学前儿童呼吸系统的保健措施

（一）培养学前儿童良好的呼吸卫生习惯

1）养成用鼻呼吸的好习惯，不要用口呼吸。充分利用鼻腔的保护性生理功能，发挥鼻腔对机体的保护性作用，减少呼吸系统疾病。

2）学会擤鼻涕的正确方法。擤鼻涕时不要同时堵住两个鼻孔，先按住一个鼻孔，擤完一个，再擤另一个。

3）咳嗽或打喷嚏时要注意用手帕捂住口鼻，不要面对他人。不随地吐痰，防止传染病传播。

4）不蒙头睡觉，保证呼吸到新鲜空气。

5）不挖鼻孔，防止鼻黏膜受损，避免鼻腔感染或引起鼻出血。

（二）保持室内空气清新

室内要保持良好的通风状态，使学前儿童能呼吸新鲜空气，以满足新陈代谢的需要，同时又能预防传染病。良好的通风可减少室内外温差，防止感冒。

（三）保护学前儿童的声带

幼儿教师在为学前儿童选择歌曲或朗读材料时，要充分考虑学前儿童的生理特点。过高过低的音调，过于复杂的节律，都极易使学前儿童声带疲劳。教育学前儿童用自然优美的声音说话和唱歌，不要大声喊叫。每次朗读、唱歌的时间不宜太长。不迎风大声呼喊、歌唱。

（四）防止异物进入呼吸道

不要让学前儿童玩扣子、玻璃球等小物件，更要防止他们将其放入口中，以防进入呼吸道造成危险。要教育他们进餐时保持安静，不要说笑打闹，应文明就餐，防止饭粒进入呼吸道引起剧烈的咳嗽。

（五）科学地进行体育锻炼和户外活动

体育锻炼和户外活动可以使学前儿童的呼吸肌变得强壮，呼吸深度增大，促使胸廓和肺发育，增大肺活量。经常的户外锻炼还能提高呼吸系统对病毒、细菌的抵抗力，预防呼吸道传染病。

【实践实训】

1）宣传手册发放：制作学前儿童呼吸系统疾病预防手册，内容包括学前儿童呼吸系统的结构、呼吸系统疾病的症状和预防方法等，向公众免费发放。

2）宣传视频播放：制作学前儿童呼吸系统疾病预防宣传视频并在公共场所播放，提醒公众注意学前儿童呼吸道传染病的预防。

3）社区宣传活动：在社区开展学前儿童呼吸系统疾病预防宣传活动，向居民宣传呼吸系统疾病的预防知识。

任务三 学前儿童循环系统保健

【情境导入】

可可，1岁，出生后4个月开始经常出现发绀症状，日渐加重，活动后气促，自幼喜欢在被大人竖抱时将两腿屈曲，大腿紧贴胸部。突然有一天吃奶时出现呼吸困难、发绀和晕厥现象。请问：可可可能存在什么问题？

【任务目标】

1. 了解学前儿童循环系统的结构及生长发育特点；
2. 掌握学前儿童循环系统的卫生保健工作；
3. 具备科学、严谨开展学前儿童循环系统保健工作的基本素质。

一、循环系统结构

人体在新陈代谢过程中，需要消耗大量的氧和营养物质。因此要依靠循环系统把肺部吸入的氧和消化器官吸收的营养物质输送到身体各器官、组织和细胞中去。同时，机体又会产生大量的代谢废物，如二氧化碳和尿素，也必须通过循环系统把它们输送到肺、肾和皮肤，排出体外。另外，内分泌腺分泌的激素也要依赖循环系统输送到全身。人体内环境保持相对稳定需要循环系统发挥作用。

循环系统包括血液循环系统和淋巴系统。

（一）血液循环系统

1. 血液循环系统的构成和功能

人体的血液循环系统是由心脏和血管构成的一个遍布全身的封闭的管道系统，血液在这个管道系统里连续不断地循环着。

血液循环系统由心脏、血管和血液3部分组成。

（1）心脏

心脏是血液循环系统的动力器官，它有规律地收缩与舒张，使得血液在全身不停地循环流动。心脏形状似桃形，位于胸腔内，在左、右两肺之间稍微偏左。心脏底部连有动脉和静脉血管，心尖游离向左下方，其大小近似本人拳头。心脏分为4个腔：左心房、右心房、左心室和右心室（图1-7）。

为防止血液回流，心脏内部有很多瓣膜。左房室之间有二尖瓣，右房室之间有三尖瓣。另外，心室与主动脉和肺动脉之间也存在瓣膜，瓣膜只单向开放，以防止血液倒流。

心肌有节律地收缩和舒张引起心脏的跳动，成人心脏每分钟跳动75次左右。心脏的跳动是和人体生理活动相适应的。在人体剧烈运动时，心跳加快，血液大量供往骨骼肌，以适应肌肉对氧和养料的大量需求；进餐后，消化器官的血量会大幅度增加，有利于食物的消化和吸收。

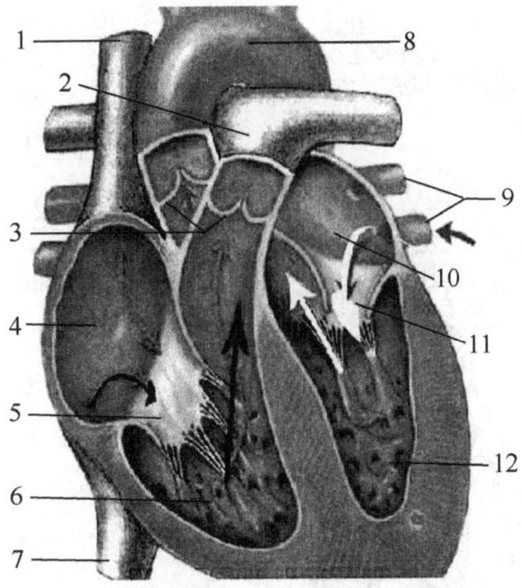

1—上腔静脉；2—肺动脉；3—动脉瓣；4—右心房；5—房室瓣；6—右心室；7—下腔静脉；8—主动脉；9—肺静脉；10—左心房；11—房室瓣；12—左心室。

图1-7　心脏结构

（2）血管

血管是血液流动的管道，分为动脉、静脉及毛细血管3种。

1）动脉。动脉是把血液由心脏输送到全身各组织的管道，在身体内分布的位置较深，管壁厚，弹性强，血液流动速度较快。主动脉又分化出颈动脉、腹主动脉和冠状动脉等，经过逐级分支，越分越细，直至形成毛细血管。这样，管壁越来越薄，血流速度也越来越慢，有利于物质和气体的交换。

2）静脉。静脉是把全身组织中的血液输送到心脏的管道。静脉管壁比较薄，弹性较小，血流速度慢，主要分布在身体的浅表位置。全身各处的毛细血管汇集变粗，形成静脉，末端为上、下腔静脉，与右心房相连。

3）毛细血管。毛细血管由动脉血管多次分支后形成，管径极小，管壁很薄，其中的血流速度缓慢，血液中的氧及营养物质透过管壁输送给组织细胞，同时把组织细胞中的代谢废物，透过毛细血管壁吸收到血液中，再输送到静脉血管中。

（3）血液

血液主要存在于心脏和血管中。在心脏和血管构成的这个封闭的管道里，血液不停地流动。血液由血浆和血细胞组成。血细胞包括红细胞、白细胞和血小板。

1）血浆。血浆中大部分是水分，另有少量蛋白质、葡萄糖和无机盐等。主要负责运输血细胞、营养物质和代谢废物。血浆中含有的纤维蛋白酶原和钙能帮助止血。

2）红细胞。红细胞呈双面凹陷的圆盘形状，没有细胞核，呈红色。主要负责转运氧和二氧化碳，平均寿命120天。成年男子红细胞数量密度为每立方毫米血液400万～500万个，成年女子为每立方毫米血液350万～460万个。

3）白细胞。白细胞比红细胞体形稍大，有中性粒细胞、嗜酸性粒细胞、嗜碱性粒细胞、单核细胞和淋巴细胞等5种。中性粒细胞、单核细胞能吞噬侵入人体内的病原体以及人体内不健康的红细胞，淋巴细胞具有免疫作用。白细胞数量低于正常值时，机体的

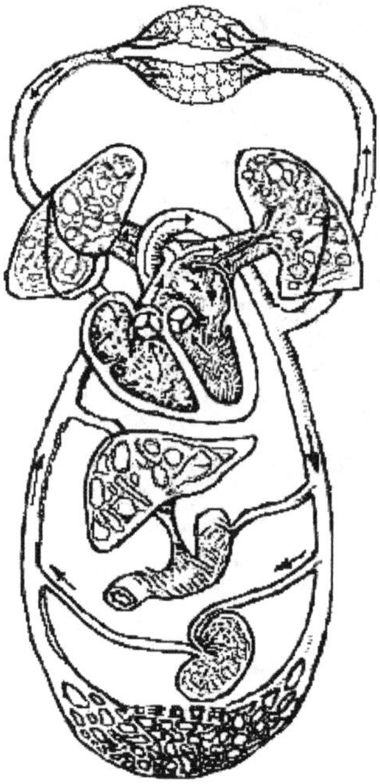

图 1-8 血液循环系统

抵抗力会下降；高于正常值时，表明机体被病原微生物感染。

4）血小板。血小板形状很不规则，血小板内含有凝血物质，当小血管破裂时，血小板参与血液凝集，防止大量出血。

2. 血液循环的途径

血液循环包括体循环和肺循环（图 1-8）。

1）体循环。血液循环路径为左心室射出，经过主动脉→全身各部组织中的毛细血管网（吸收二氧化碳，释放氧；释放营养物质，收集代谢废物）→上、下腔静脉→右心房→右心室。

2）肺循环。血液由右心室射出，经过肺动脉→肺泡壁毛细血管（排出二氧化碳，吸入氧）→肺静脉→左心房→左心室。

3. 血压

血液在血管中流动时，对血管壁产生的侧压力叫血压，通常所说的血压指动脉血压。心脏收缩时，血液流动对血管壁产生的最高压力称收缩压。心脏舒张时，血液流动对血管壁产生的最低压力称舒张压。

健康成人正常的收缩压为 90～130 毫米汞柱（1 毫米汞柱＝$1.333\ 22\times10^2$ 帕），舒张压为 60～90 毫米汞柱。

（二）淋巴系统

淋巴系统由淋巴管、淋巴结、扁桃体、脾脏等组成。淋巴循环也是血液循环的一部分。

1. 淋巴管

淋巴管是淋巴液流经的管道。组织液进入毛细淋巴管后称为淋巴液，淋巴液中绝大部分是水分，另外还含有组织细胞的代谢终产物。毛细淋巴管分布于全身，经过数次汇合形成较大的淋巴管，最后形成两根较粗的淋巴管，与上、下腔静脉连接在一起，淋巴液进入静脉，汇入血液循环。

2. 淋巴结

淋巴管道上大小不一的扁圆形小体叫淋巴结。淋巴结往往成群存在，身体浅表部位的淋巴结主要集中在颈部、腋窝和腹股沟等处。淋巴结对淋巴液有过滤作用，能杀灭异常的细胞及病原体。在此过程中，淋巴结自身会肿大、变硬，使人感到疼痛。因此，身体某处淋巴结肿大疼痛，往往是它所管辖的区域出现了病变。

3. 扁桃体

咽扁桃体（增殖体）位于鼻咽部，早期参与机体免疫。腭扁桃体位于口腔后壁两侧，扼守口腔入食道的大门。上呼吸道感染时易引起扁桃体发炎，导致机体发热，咽部疼痛。

4．脾脏

脾脏是人体内最大的淋巴器官，在腹腔左上方。受较大外力冲击时易发生破裂，会导致大量出血。脾脏能产生淋巴细胞和抗体，可增加机体的免疫能力，同时又可以储存大量血液，及时补充循环过程中血量的不足。

二、学前儿童循环系统的生长发育特点

（一）血液循环系统

1．血液

学前儿童体内的血液占自身体重的9%～12%（成人为7%～8%），年龄越小，血液占体重的比例越大。学前儿童血液中含水分较多，含凝血物质和盐类相对较少，身体一旦出血，凝血速度较慢。血液中的血红蛋白含量较高，增加了对氧的输送量。血液中的中性粒细胞较少，对侵入体内的微生物吞噬能力较弱，因此学前儿童抗病能力较弱，易患疾病。

2．心率较快

学前儿童心脏发育不完全，心肌收缩力较弱，每次收缩搏出的血量相对较少，这与学前儿童旺盛的新陈代谢不相匹配，因此只有依靠增加收缩次数来弥补搏出血量小的不足，故年龄越小，心脏射血能力越弱，心率越快（表1-2）。另外，心率快慢的个体差异较大，容易受运动、哭闹和体温升高等多种因素的影响。心率加快常见于兴奋、活动后、急性感染和心动过速等情况；心率缓慢常见于睡眠时、伤寒和严重营养不足等情况。心率常通过脉搏来测定。

表1-2　不同年龄个体的平均心率

年龄	新生儿	1岁以内	1～3岁	4～6岁	7～12岁	13～18岁	18岁之后
平均心率/（次/分）	120～140	110～130	100～120	80～100	70～90	60～80	60～100

3．血管

学前儿童血管相对较短，管径相对较粗，血液循环周期短，供血量大，因此有利于机体的生长发育和疲劳的解除。

（二）淋巴系统

学前儿童淋巴系统发育较快，淋巴结防御和保护机能相对比较显著。扁桃体在4～10岁防御机能最强，此阶段扁桃体也容易出现炎症。

三、学前儿童循环系统的保健措施

（一）合理地组织体育锻炼

体育锻炼可增强心脏的生理功能，使心肌收缩有力，增加心脏的射血量，促进血液循环。学前儿童的体育活动应以有氧锻炼为主，如做体操及慢跑等。组织体育锻炼，要根据学前儿童的年龄和体质特点，恰当安排活动内容和活动时间。运动前的准备活动和

运动后的放松整理活动十分必要，可以防止运动伤害。

（二）提供合理的营养

应为学前儿童提供合理的营养，保证学前儿童生长发育的需要。纠正学前儿童挑食、偏食的不良习惯，防止缺铁性贫血及其他营养素缺乏症。同时，应该限制饱和脂肪酸的摄取，尽早预防动脉硬化等疾病。

（三）机体发热时要卧床休息

机体发热时，心脏的收缩频率会相应增加，容易疲劳。因此要注意卧床休息，减少活动，降低心脏负担，维护机体的健康，保证个体的正常发育。

（四）衣服宽松适度，防止运动中的意外伤害

学前儿童的衣服要宽松适宜，特别是在进行体育锻炼时，衣服过小、过紧都会影响血液的循环及动作的完成，也不可过于宽大，以防绊倒造成损伤。

【实践实训】

1）设计简单有趣的游戏活动，如“模拟血液流动”“寻找心脏位置”等，让学前儿童通过实际操作来感受人体循环系统的运作过程。

2）去校内附属幼儿园进行实践演练。

任务四　学前儿童消化系统保健

【情境导入】

3 岁的妙妙上幼儿园了，白白的皮肤，大大的眼睛，特别惹人爱，可是一张口却是满嘴的奶龋齿。老师对妙妙妈说要保护好孩子的牙齿，妙妙妈却说：“小孩的乳牙早晚要脱落，好不好无所谓。”你认同妙妙妈的说法吗？

【任务目标】

1. 了解学前儿童消化系统的结构及生长发育特点；
2. 掌握学前儿童消化系统的卫生保健工作；
3. 具备科学、严谨开展消化系统保健工作的基本素质。

一、消化系统结构

人体在整个生命活动过程中，必须从外界获取大量营养物质作为生命活动的物质基础，如供生长发育、组织更新及保持恒定的体温等。人体新陈代谢过程中所需的各种营养物质和能量都是由食物提供的。食物经过消化系统作用后，变成小分子营养物质，然后通过消化道黏膜吸收到血液或淋巴管内，才能供全身营养需要。不能被消化吸收的食物残渣在大肠中形成粪便，由肛门排出体外。

消化系统由消化道和消化腺两大部分组成（图 1-9）。消化道由口腔、咽、食道、胃、小肠、大肠和肛门组成。食物经过消化道后，其中含有的营养物质被机体吸收，没有利

用价值的食物残渣被排出体外。消化腺主要有唾液腺、肝脏和胰腺。它们分泌的消化液经过导管输入消化道。另外还有一些小腺体位于消化道管壁上，直接开口于消化道，如胃腺、肠腺及舌腺等。食物的消化就依赖于这些消化液的作用。消化道内的食物，在消化液的作用下，被分解成可以被机体吸收的小分子营养物质的过程叫消化。经过消化后的小分子营养物质，透过消化道壁进入血液循环的过程叫吸收。

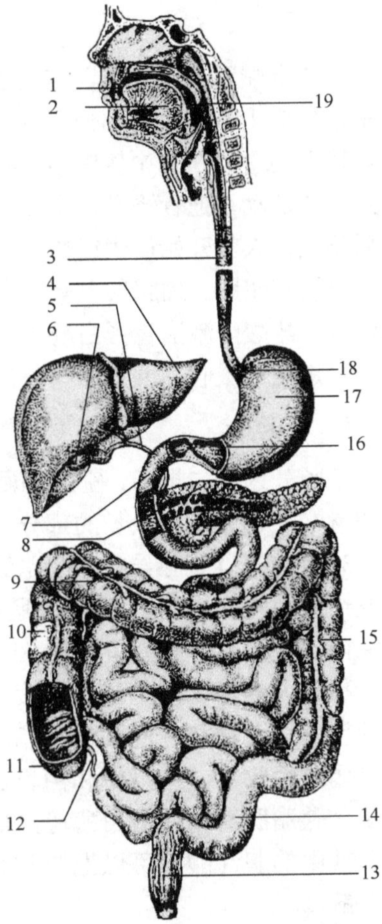

1—口腔；2—舌；3—食管；4—肝脏；5—胆总管；6—胆囊；7—十二指肠；8—胰；9—横结肠；10—升结肠；11—盲肠；12—阑尾；13—直肠；14—乙状结肠；15—降结肠；16—幽门；17—胃；18—贲门；19—咽。

图 1-9　消化系统

（一）消化道

1. 口腔

口腔内有舌、牙齿及唾液腺开口，有吸吮、咀嚼、消化、协助发音和产生味觉等功能。舌面上有大量的味蕾，用以感觉食物的各种味道。舌能帮助搅拌食物、吞咽，并能协助发音。牙齿是体内最坚硬的器官，有咬切、撕裂、研磨食物及辅助发音等功能。牙齿长在上下颌骨的牙槽里，牙齿的结构可分成 3 部分（图 1-10）：露出牙龈外的部分叫牙冠，长在牙槽中的叫牙根，牙冠、牙根之间的部分叫牙颈，牙颈外面包裹着牙龈。牙冠表面覆盖着一层非常坚硬的乳白色的釉质，对牙冠部分的牙本质起着保护作用。牙釉质损坏，不会再生。在牙根部位，牙本质外面是牙骨质。牙齿中的空腔叫牙髓腔，内部容纳的血管、神经和结缔组织称牙髓（图 1-11），牙髓负责牙的营养、生长和再生。

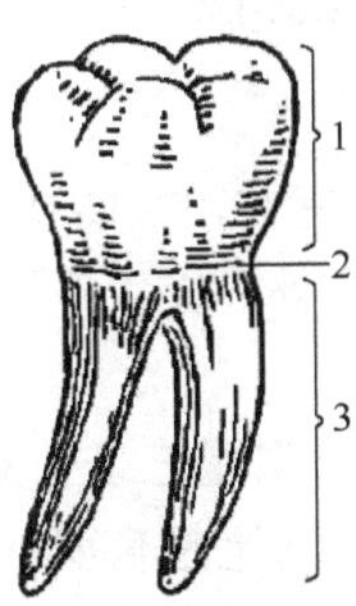

1—牙冠；2—牙颈；3—牙根。

图 1-10　牙齿的结构

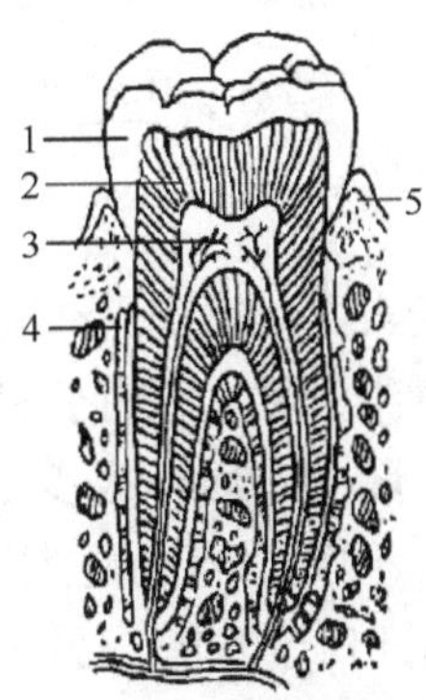

1—牙釉质；2—牙本质；3—牙髓；4—牙骨质；5—牙龈。

图 1-11　牙齿的形态

2. 胃

胃的上端和食道相连，连接部位称贲门；下端和十二指肠相连，连接部位称幽门。胃是消化道中最膨大的部分，位于腹腔左上方。胃的主要功能是暂时储存和初步消化食物。摄入的食物在胃中停留 3～4 小时就会变成半消化状态的食糜，然后借助胃的运动和幽门的活动，把食物送入十二指肠。食糜全部进入十二指肠的过程叫胃的排空。胃排空后不久，人就开始产生饥饿感。胃壁结构分为 4 层，由内向外依次是黏膜层、黏膜下层、肌层和浆膜。黏膜层上有很多胃腺，在胃腺分泌的胃液中含有胃蛋白酶原、盐酸和黏液等。盐酸能激活胃蛋白酶原，使之成为具有消化功能的胃蛋白酶，能够帮助食物软化，促进铁的吸收，并有杀菌作用。黏液能润滑和保护黏膜。

3. 小肠

小肠分为十二指肠、空肠和回肠 3 部分。上端和幽门相连，下端和盲肠相接，全长 5～7 米，是消化道中最长的部分。小肠与幽门相连的弧状结构部分是十二指肠，长度是 25～30 厘米，有胰腺导管和胆总管的开口，胰液和胆汁由此进入小肠。小肠壁的结构与胃壁结构相同，也分为 4 层。空肠和回肠肠壁上有大量的环状皱襞，皱襞上有许多绒毛，绒毛内含有丰富的血管和毛细淋巴管等，有利于物质的吸收。

小肠内的消化液主要有肠液、胃液、胰液和胆汁。肠液呈弱碱性，含有淀粉酶、麦芽糖酶、蔗糖酶、肠肽酶和脂肪酶等，对进入小肠的食糜进行进一步消化。胰液中含有弱碱性物质，用以中和由胃进入小肠的盐酸。胰液中还含有多种消化酶，如胰淀粉酶、胰脂肪酶和胰蛋白酶等，能把淀粉、脂肪和蛋白质彻底分解。胆汁中不含消化酶，其中的胆汁酸盐可以把脂肪乳化成较小的脂肪微粒，以便于胰、肠脂肪酶对其彻底分解。

3 种主要营养物质的消化分解过程：

$$淀粉 \xrightarrow{唾液、胰淀粉酶、肠淀粉酶} 麦芽糖 \xrightarrow{肠、胰麦芽糖酶} 葡萄糖$$

$$脂肪 \xrightarrow{胆汁酸盐} 脂肪微粒 \xrightarrow{胰脂肪酶、肠脂肪酶} 甘油、脂肪酸$$

$$蛋白质 \xrightarrow{胃蛋白酶} 朊和胨 \xrightarrow{胰蛋白酶} 多肽 \xrightarrow{肽酶} 氨基酸$$

4. 大肠

大肠包括盲肠、阑尾、结肠和直肠 4 部分，全长 1.5 米左右，主要功能是吸收水分、无机盐和少量维生素，把食物残渣形成粪便，排出体外。另外，在大肠中生活的一些细菌，可利用大肠内物质合成少量维生素 K 等。

1）盲肠、阑尾。盲肠是大肠的起始部分，与回肠相连。阑尾连于盲肠内侧，长 7～9 厘米，一端开口于盲肠，另一端为游离的盲端。通常认为阑尾是盲肠的退化部分。食物残渣、寄生虫和细菌侵入阑尾可引起阑尾炎。

2）结肠。结肠在盲肠和直肠之间，是大肠生理功能的主要行使部位。

3）直肠。直肠位于盆腔内，长 12～15 厘米，下连肛门。由较厚的环形肌层和黏膜构成，与肛门一起控制粪便的排放。

（二）消化腺

1. 唾液腺

唾液腺有 3 对，包括腮腺、下颌腺和舌下腺（图 1-12）。分泌物中含有淀粉酶及溶菌酶，能水解淀粉，杀灭细菌，清洁口腔。

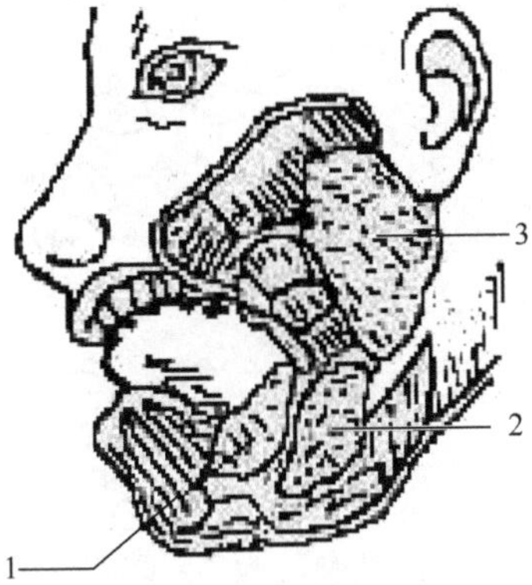

1—舌下腺；2—下颌腺；3—腮腺。

图 1-12　唾液腺

2. 肝脏

肝脏是人体内最大的消化腺，红褐色，质软而脆，位于腹腔右上部。肝脏能分泌胆汁，有助于脂肪的消化和吸收；蛋白质、脂肪和糖的分解、合成都在肝细胞内进行。肝脏可将多余的血糖转化成肝糖原，将氨基酸转化成蛋白质，暂时储存，当机体需要时，又可将这些物质释放到血液中去供机体利用。肝脏内含有吞噬细胞，有利于加强机体的防御功能。肝细胞可将代谢过程中产生的有毒的氨转化为无毒的尿素，经肾脏排出体外。肝脏是体内的主要解毒器官。

3. 胰腺

胰腺能分泌胰液，用于多种营养物质的消化。在胰腺的腺泡之间，还有一些特殊的腺细胞团，称为胰岛，其分泌物主要是胰岛素和胰高血糖素，它们直接进入血液，运往全身。胰岛素能够使血糖浓度降低，而胰高血糖素则能升高血糖浓度，它们有机配合，共同调节血糖浓度，使机体的血糖浓度保持相对稳定。

二、学前儿童消化系统的生长发育特点

（一）口腔

学前儿童口腔黏膜柔嫩，血管分布丰富，易破损出血，出现口腔感染。

1. 牙齿

牙齿的发育始于胚胎第六周，新生儿有 20 颗乳牙牙胚，出生后半岁左右牙齿开始萌出。2 岁左右乳牙出齐（图 1-13），包括磨牙 8 颗、尖牙 4 颗、切牙 8 颗。乳牙牙釉质较薄，牙本质较脆软，在酸性环境中易脱钙，导致龋齿。一般在 6 岁左右，恒牙开始萌出。13 岁左右，乳牙全部被恒牙代替。正常成人具有牙齿 28～32 颗（图 1-14），上下左右对称，包括磨牙 12 颗、前磨牙 8 颗、尖牙 4 颗、切牙 8 颗。因个体存在差异，第三磨牙（又称智齿）生长时间较晚，通常在 25 岁出齐，有人第三磨牙终身不能萌出。

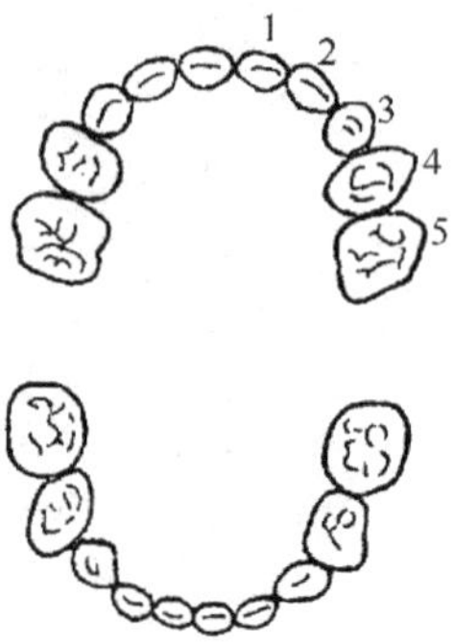

1—乳中切齿；2—乳侧切齿；3—乳尖牙；
4—第一乳磨牙；5—第二乳磨牙。

图 1-13 乳牙形态和数目

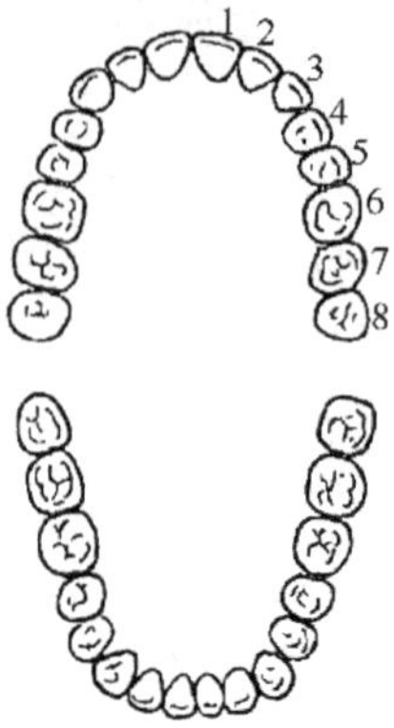

1—中切齿；2—侧切齿；3—尖牙；4—第一前磨牙；5—第二前磨牙；
6—第一磨牙；7—第二磨牙；8—第三磨牙。

图 1-14 恒牙形态和数目

2. 舌

学前儿童舌宽而短，由于舌的灵活程度不够，发音不太准确，协助吞咽的能力也相应较差。

3. 唾液腺

新生儿唾液腺还没有发育好，唾液的分泌量偏少，口腔较干燥。3 个月后唾液分泌量增加，六七个月后分泌旺盛，但婴儿的口腔较浅，而且吞咽唾液的习惯还没有形成，唾液往往流到口腔外，称为“生理性流涎”。此现象随着年龄的增长逐渐消失。智力有缺陷的小儿，口腔常半张着，涎流口外，称为“假性流涎”。

（二）胃

学前儿童胃壁肌肉薄，延展性能差，相对容量较小，且消化能力较弱。因此，提供的食物数量以及每餐时间间隔要充分考虑其年龄特点，以防造成饥饿或消化不良。婴儿胃呈水平位，贲门括约肌发育不完善，关闭不严，而幽门肌肉较紧张，控制食物的能力较差，喂奶后易出现溢奶现象。因此，在喂奶时应将乳儿体位稍微倾斜，喂奶后先将其竖起，轻拍其后背，过一会儿再让其平躺。

（三）肠

学前儿童肠管相对比较长，肠黏膜发育较完善，内有丰富的血管和淋巴管，吸收能力比较强。但因植物性神经的调节能力较差，容易因腹部受凉或食物问题出现肠道功能紊乱，导致腹泻或便秘。婴儿的肠道管壁较薄，肠的固定性差，若发生腹部受凉、突然改变饮食、腹泻等情况，可使肠蠕动加强并失去正常节律，就可能诱发肠套叠。发病后，婴儿表现为阵阵哭闹，蜷曲着腿，面色苍白，频繁呕吐，排“红果酱样”便。另外，婴儿在吃奶时，咽下大量的空气，肠道内积存大量空气，往往会发生“肠绞痛”，常在夜间惊醒、哭闹，排完粪便和放屁之后，就会安静下来，因此，给婴儿喂完奶后拍拍背，可以减少“肠绞痛”。

（四）肝脏

学前儿童的肝脏相对较大，在右侧肋骨下面能摸到肝脏下缘。早期由于肝脏发育不完善，胆汁的分泌量较少，所以对脂肪的乳化能力较差，不利于脂肪的进一步消化。因此，不应让学前儿童吃太油腻的食物。再者，肝脏对糖原的储存量太少，容易因饥饿发生低血糖，所以学前儿童的进食次数比成人要多。另外，学前儿童肝脏解毒能力也相对较弱，因此膳食中提供的蛋白质不宜太多，以防蛋白质在代谢过程中产生大量有毒物质，加重肝脏负担。

（五）胰腺

学前儿童早期胰腺的分泌能力较差，酶的活性较低，因此对淀粉和脂肪的消化能力较弱，主要依赖小肠液的消化。随着年龄的不断增长，胰腺的功能逐步加强，对淀粉、脂肪的消化能力不断提高。

三、学前儿童消化系统的保健措施

（一）保护牙齿

1）定期对牙齿进行检查。通常每半年要检查一次，以便能及时发现问题并进行相应的处理。

2）培养学前儿童早晚刷牙的习惯。让学前儿童及早学会刷牙，保持口腔和牙齿的清洁，预防龋齿。同时，要选择适合其年龄特点的牙刷和牙膏。

3）纠正对牙齿发育有影响的不良习惯，如托腮、咬唇、咬指甲、吮手指、啃咬铅笔及玩具等坚硬的东西，防止牙齿歪斜或釉质脱落，影响牙齿的正常生长和发育。

4）适当食用含钙质较高的食物，以保证牙齿良好的钙化，增加牙齿的抗龋能力。

（二）养成良好的进餐习惯

1）饭前洗手，饭后漱口，保持口腔清洁，预防病从口入。

2）进餐时细嚼慢咽，有利于食物的磨碎，可以使食物中混有较多的消化液，促进机体对营养物质的消化和吸收，同时可预防消化不良等疾病。

3）进餐定时定量，少吃零食，不挑食，以保证进餐时良好的食欲和获取全面的营养。

4）保持愉快的情绪，安静进餐。营造良好的就餐环境，保证学前儿童精神愉快，有利于食欲的提高。进餐时禁止嬉笑打闹，以免食物进入呼吸道，造成对机体的损伤。

（三）饭前饭后禁止剧烈运动

剧烈运动会使血液大量供往肌肉，导致消化系统供血不足，消化液分泌减少，剧烈运动后进食不利于营养物质的消化和吸收，久之会出现胃肠功能衰退，引起消化不良。另外，饭后剧烈运动还可能引起胃下垂和肠扭转等疾病，严重影响机体健康。

（四）培养学前儿童定时排便的习惯

定时排便，适当运动，多吃蔬菜水果等含粗纤维较多的食物，适量饮水等都可以促进肠道蠕动，预防便秘，及时排出机体内的有毒物质和食物残渣。

【实践实训】

1）以“食物的旅行”为主题，设计一份幼儿园大班消化系统活动方案，向大班幼儿介绍人体消化系统的结构及功能，帮助幼儿了解食物消化的过程。

2）制作人体消化系统画报，并去幼儿园为幼儿进行科普。

任务五　学前儿童泌尿系统和生殖系统保健

【情境导入】

丽丽近来感到尿急、尿频，有时尿痛，医生检查后说她患了“肾盂肾炎”，可能是不注意卫生造成的。该如何预防小儿“肾盂肾炎”呢？

【任务目标】

1. 了解学前儿童泌尿系统和生殖系统的结构及生长发育特点；
2. 掌握学前儿童泌尿系统和生殖系统的卫生保健工作；
3. 具备科学、严谨开展泌尿系统和生殖系统保健工作的基本素质。

一、泌尿系统和生殖系统结构

（一）泌尿系统的结构

人体新陈代谢产生的大部分代谢终产物通过尿液排泄到体外，泌尿系统是废物排泄的主要途径之一。泌尿系统能调节人体水盐代谢和酸碱平衡，能产生多种具有生物活性的物质，用于维持机体内正常的生理活动。

人体泌尿系统包括肾、输尿管、膀胱和尿道（图 1-15）。肾是尿液的形成器官，形成的尿液经输尿管流入膀胱，在膀胱内暂时储存。当尿液积蓄到一定数量后，在大脑皮质的控制下经尿道排出体外。

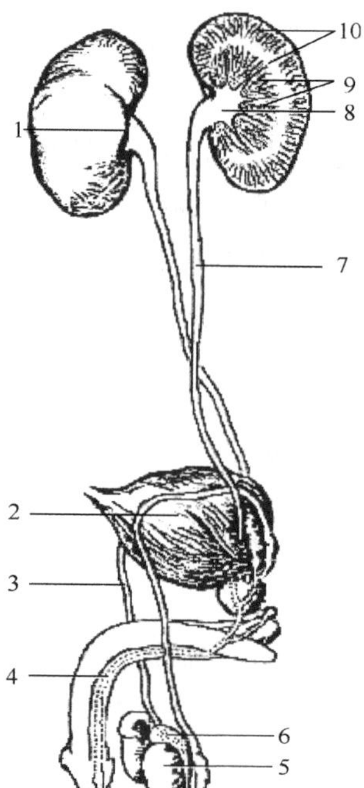

1—肾门；2—膀胱；3—输精管；4—尿道；5—睾丸；6—附睾；7—输尿管；8—肾盂；9—肾脏的髓质；10—肾脏的皮质。

图 1-15　男性泌尿系统和生殖系统模式图

1. 肾

肾位于腹腔后上部，在脊柱两侧，左右各一，左肾稍高于右肾。肾是实质性器官，形似蚕豆，红褐色，质地柔软，表面光滑，由肾实质和肾盂构成（图 1-16）。肾实质又分为皮质（呈红褐色，在外围）和髓质（在皮质内面，颜色较浅，内有集合管）；肾盂是肾中间的空腔部分。每个肾实质包含 100 多万个肾单位，肾单位由肾小体和肾小管组成，负责尿液的生成。因此，肾单位是肾脏结构和功能的基本组成单位。

- 肾
  - 肾实质
    - 肾单位
      - 肾小体
        - 肾小球（血管球）
        - 肾小囊
      - 肾小管
    - 集合管
  - 肾盂

图 1-16　肾的构成

当血液流经肾脏时，血浆中的小分子物质如水、无机盐、葡萄糖、尿酸及尿素等，都可以通过肾小球滤过到肾小囊中形成原尿。肾小囊下连肾小管，在原尿流经肾小管时，对机体有用的物质（如部分水分、无机盐、全部葡萄糖等）又被肾小管重新吸收，而剩余的部分，包括尿酸、尿素、水分、少量无机盐等，则称为终尿，即尿液。尿液经肾小管汇入集合管，再经集合管流到肾盂，通过输尿管把尿液导入膀胱，暂时储存。

2. 输尿管

输尿管是一对细长的肌性管道，上起肾盂，下至膀胱，负责把尿液由肾盂输送到膀胱。

3. 膀胱

膀胱是储存尿液的肌性囊状体。膀胱壁由黏膜、肌层和外膜组成。肌层由平滑肌构成，具有良好的延展性。膀胱在尿液充盈和排空时，容积差别很大。在膀胱和尿道连接处有发达的尿道括约肌，收缩时，关闭尿道口，防止尿液流出。在神经系统的调节下，括约肌舒张，可排放尿液。

4. 尿道

尿道是把尿液由膀胱排放到体外的肌性管道。女性尿道长 3～5 厘米，男性尿道长约 20 厘米。

（二）生殖系统的结构

生殖系统包括外生殖器官和内生殖器官。外生殖器官是完成体内受精的器官，内生殖器官是产生并排出生殖细胞的器官，而女性内生殖器官还有孕育胚胎的作用。

男性外生殖器官包括阴茎、阴囊，内生殖器官包括睾丸、附睾、输精管、精囊、射精管和前列腺等。

女性外生殖器官包括阴阜、大阴唇、小阴唇、阴蒂、前庭和前庭大腺，内生殖器官包括阴道、子宫、输卵管、卵巢。

1. 睾丸

睾丸位于阴囊内，左右各一。在青春期以后基本发育成熟，可产生精子，分泌雄激素。雄激素可激发并维持男性第二性征。

2. 卵巢

卵巢位于女性盆腔内，左右各一。在青春期以后基本发育成熟，可产生卵子，分泌雌激素。雌激素可激发并维持女性第二性征，同时参与调节女性的生理周期。

3. 输卵管

输卵管是一对呈喇叭状弯曲的肌性管道，长 7～15 厘米。下连子宫，上通卵巢，是卵子或受精卵由卵巢到子宫的通行管道。卵子受精一般是在输卵管的壶腹部完成的。

4. 子宫

子宫位于盆腔中，形如一倒置的梨。子宫壁较厚，由内膜、肌层和外膜构成，有很强的延展性，是月经形成及胎儿发育的场所。

二、学前儿童泌尿系统和生殖系统的特点

（一）肾的特点

学前儿童泌尿系统正处在生长发育初期，整体发育尚不完善，肾功能较差，对尿液中尿酸、尿素的过滤能力较弱。机体若受到病毒或细菌感染，治疗不及时，易并发小儿急性肾炎。

（二）膀胱的特点

学前儿童构成膀胱的平滑肌较少，弹性组织发育不完善，延展性能较差，尿液储存量少，排尿次数多。控制排尿的神经中枢发育尚不完善，容易出现无意识排尿，因此常发生尿床现象。

（三）尿道的特点

学前儿童尿道较短，黏膜薄、嫩，分泌的杀菌物质少，因此易发生尿路感染。

（四）生殖系统的特点

学前儿童生殖系统在出生后各部分结构已具雏形，10 岁前各部分器官生长发育十分缓慢，仍保持在幼稚状态。10 岁以后发育比较迅速。

三、学前儿童泌尿系统和生殖系统的保健措施

（一）培养学前儿童良好的排尿习惯

学前儿童的膀胱、尿道发育不完善，储存尿液和控制排尿能力较差，小便次数相对较多。因此，参加集体活动时间不宜太长，同时要提醒他们排尿，防止遗尿。但也要训练他们有意识地短时间抑制排尿，刺激膀胱的生长发育，扩大膀胱的容积，防止尿频。

（二）保持会阴部清洁卫生

学前儿童应养成每晚睡前清洗外阴的习惯。毛巾和器皿要专用，并且要经常消毒。便后要用洁净、松软的手纸，从前往后擦屁股。教育学前儿童不要玩弄生殖器，以免引起尿路感染。1 岁后可穿封裆裤，以保持会阴部清洁卫生，预防疾病和寄生虫感染。

（三）保证充足的饮水

适量饮水以满足学前儿童新陈代谢的需要，有利于及时排出代谢终产物，同时对预防尿路感染也有明显作用。

（四）便盆、坐便器等应按时消毒

厕所和坐便器等应每天清洗和消毒，防止传染疾病。

（五）教会学前儿童正确地认识自己的性别角色

学前儿童时期是形成性别角色和发展性心理的重要时期。每个个体都要形成一种与自己性别相适应的心理特征和行为规范，以利于将来能够更好地参与社会活动。

学前儿童性别角色的正确自认，对将来的身心健康发展有着重要作用。

【实践实训】

刚进入幼儿园的幼儿正处于初步掌握性别角色的阶段，请设计一份性别角色认同教育指导方案，帮助幼儿了解性别角色认同的多元发展。

任务六　学前儿童内分泌系统保健

【情境导入】

随着生活水平的提高，许多家长认为宝宝胖一些才健康，便给宝宝补充很多营养品，导致宝宝患上小儿肥胖症，有的甚至出现性早熟。请问：这种观点对吗？该如何对家长进行科普？

【任务目标】

1. 了解学前儿童内分泌系统的结构及生长发育特点；
2. 掌握学前儿童内分泌系统的卫生保健工作；
3. 具备科学、严谨开展内分泌系统保健工作的基本素质。

一、内分泌系统结构

内分泌系统由位于身体多个部位的内分泌腺和内分泌细胞构成。有的内分泌腺作为独立的器官而存在，如垂体、甲状腺等；有的与消化腺联合存在，如胰岛；有的存在于重要器官（如睾丸、卵巢）的内部。内分泌腺没有导管，又称无管腺。内分泌腺的分泌物叫激素，直接被释放到血液或淋巴液中。激素的量虽然很少，但功能十分强大，负责调节机体的新陈代谢、生长发育、生殖和免疫等生理活动。内分泌腺主要有垂体、甲状腺、性腺、胸腺等（图 1-17）。

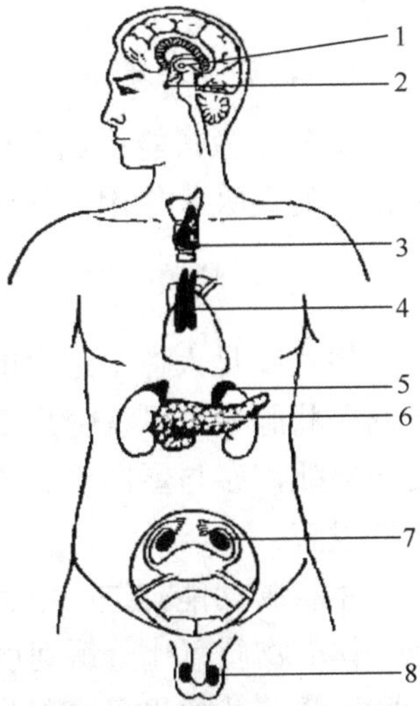

1—松果体；2—垂体；3—甲状腺；4—胸腺；5—肾上腺；6—胰岛；7—卵巢（女性）；8—睾丸（男性）。

图 1-17　人体主要内分泌腺示意

内分泌腺的分泌活动受神经系统直接或间接地支配。内分泌腺腺体之间在形式上虽然没有直接联系，但它们在功能方面密切相关。

（一）垂体

垂体是人体中最复杂的内分泌腺，位于脑的底部，大小如豌豆，重量不足1克。垂体分泌的激素种类繁多，主要有以下几种。

1. 生长激素

生长激素能加速细胞的分裂和组织生长，主要作用是促进骨骼生长，使人体长高。学前儿童可因生长激素分泌不足，生长发育缓慢，身材矮小，比例失调，称“侏儒症”，但智力一般正常。生长激素分泌过多可使学前儿童生长速度加快，身体生长过度，特别是四肢更为明显，称“巨人症”。

2. 促甲状腺素

促甲状腺素具有促进甲状腺发育、甲状腺素的合成和分泌功能。

3. 促肾上腺皮质激素

促肾上腺皮质激素可促进肾上腺皮质的发育和肾上腺素的分泌。

4. 促性腺激素

促性腺激素促进性器官及性腺的发育。

5. 促黑色素激素

促黑色素激素促使皮肤中黑色素细胞合成黑色素，加深皮肤颜色，增强抗紫外线能力。

6. 抗利尿激素

抗利尿激素能增加肾小管等上皮细胞对水的通透性，可促进肾小管和集合管对尿液中水分的重吸收作用，使尿液浓缩，减少尿量。

（二）甲状腺

甲状腺是人体中最大的内分泌腺，位于颈前部、气管上端甲状软骨的两侧。甲状腺分泌甲状腺素。甲状腺素主要调节机体的新陈代谢和生长发育等基本生理活动，能促进物质氧化，参与蛋白质、碳水化合物和脂肪等物质的代谢，促进机体的生长发育及脑细胞的发育。

甲状腺功能亢进，甲状腺素分泌量过多，会导致人体新陈代谢率上升，引起心跳加速、体内物质氧化分解速度过快，出现体重减轻、眼球外突及神经系统的兴奋性增高等症状。学前儿童也可表现为情绪波动较大，容易激惹，不安定，注意力不集中，学习不深入等。学前儿童患“甲亢”者较少，“甲亢”多见于6岁以上儿童。

甲状腺功能低下，甲状腺素分泌量不足，新陈代谢率降低，影响物质的代谢及神经系统的发育，会导致学前儿童患“克汀病”（又称“呆小症”），主要表现为身材矮小、身体比例不协调、上身长、下身短、神经发育迟缓及智力低下等。某些地区土壤或饮水中缺碘，使得甲状腺素分泌量少，可引起甲状腺的代偿性增生，导致甲状腺肿大，颈部变粗，故又称之为“地方性甲状腺肿大”。

（三）性腺

睾丸能分泌雄激素，促进男性生殖器官和男性性征的正常发育；卵巢能产生雌激素，刺激子宫、阴道和乳腺的生长发育，以及女性性征的出现。

（四）胸腺

胸腺位于胸骨柄后方。学前儿童早期胸腺发育较快。胸腺能分泌胸腺素，可激活淋巴干细胞，对机体免疫有重要作用。

二、学前儿童内分泌系统的保健措施

（一）合理营养，为内分泌腺的活动提供物质基础

在日常饮食中，注意多种维生素如维生素 A、维生素 B、维生素 C、维生素 D 及钙、铁等元素的供应。适量的蛋白质可保证内分泌系统的正常发育及其生理活动的正常进行。

（二）碘缺乏地区，学前儿童应适量补碘

因为甲状腺素的合成需要碘，机体内碘的摄入量不足会影响甲状腺素的合成，从而导致学前儿童生长发育迟缓。补碘应以从膳食中摄取为主，如经常吃海带、食用碘盐等。如果要服用碘片，必须在医生的指导下进行。

（三）保持精神愉快，避免学前儿童有思想压力

通常情绪激动、创伤或运动可使生长激素分泌量增加。长时间的思想压力会导致学前儿童内分泌紊乱，从而引发多种疾病，如肥胖等。

（四）充足的睡眠，有利于内分泌腺的分泌活动

充足的睡眠可保证内分泌系统正常生理活动的进行。例如，在正常的睡眠状态下，垂体的生长激素分泌量占全天分泌量的 70%以上，所以有“小儿长个在夜间”的说法。

【实践实训】

调查幼儿易患的内分泌系统疾病，分析发病的原因，并结合所学知识提出科学且有针对性的建议，最终形成调查报告。

任务七　学前儿童免疫系统保健

【情境导入】

小明在上幼儿园的第一个月就频繁感冒、发热，每次一感冒就得在家休息。家长求

助于教师：怎样才能提高孩子的免疫力？如果你是小明的老师，可以给小明妈妈什么样的建议呢？

【任务目标】

1. 了解学前儿童免疫系统的结构及生长发育特点；
2. 掌握学前儿童免疫系统的卫生保健工作；
3. 具备科学、严谨开展免疫系统保健工作的基本素质。

一、免疫系统结构

免疫是机体的一种自我保护性生理现象，其主要作用是识别并排除进入人体的抗原性异物（如病毒和细菌等），对机体内环境的平衡与稳定起着重要作用。

（一）免疫系统的组成和功能

1. 免疫系统的组成

免疫系统由免疫器官、免疫活性细胞和免疫分子组成。

免疫器官主要有以下几种。

1）胸腺。出生后胸腺发育比较快，到青春期达到高峰，重30～40克。青春期后逐渐退化，功能变弱。胸腺激素可诱导淋巴干细胞转变成T淋巴细胞，T淋巴细胞参与机体的免疫。

2）骨髓。学前儿童的骨髓主要是造血器官，但其中含有粒细胞、单核细胞和淋巴细胞，能过滤并消除死亡的体细胞。骨髓对机体有重要的免疫作用。

3）淋巴结。淋巴结是免疫功能的主要场所，能消除机体内的病毒和异物。淋巴结可产生和储存淋巴细胞，同时可引起体液和细胞免疫反应。

4）脾。脾是重要的免疫器官，内有大量免疫细胞，其中有B淋巴细胞、T淋巴细胞和巨噬细胞，参与机体免疫。

5）扁桃体。扁桃体能产生淋巴细胞和抗体，对机体有重要的防御和保护作用。

2. 免疫系统的功能

1）防止机体感染，使机体具有抵抗外来病原微生物感染的能力，保证机体处于正常的生理状态。

2）维持机体内部的相对稳定。免疫系统可以及时清除体内病变、损伤、衰老和死亡的细胞，保证自身功能的稳定。

3）对机体实施自我监控。免疫系统可以随时识别和清除机体内因突变产生的异常细胞，预防机体组织细胞形成肿瘤或发生恶变。同时对异体的组织有排斥和杀死作用。

（二）机体的免疫方式

机体的免疫方式分为非特异性免疫和特异性免疫。

1. 非特异性免疫

非特异性免疫是人类在进化过程中逐渐形成的，对各种病原微生物都有防御作用，主要靠机体组织、结构及正常的生理功能来实现。

1）屏障结构。皮肤和黏膜是人体的最外层防御结构，可有效阻止病原微生物侵入体内。皮肤的分泌物中也有杀菌物质，对机体的免疫起着重要作用。学前儿童年龄越小，其屏障功能越差，机体被感染的概率越大。

2）吞噬细胞。机体内的吞噬细胞能杀灭侵入人体的细菌等。学前儿童对病原微生物的过滤能力较差，吞噬细胞活性低，故易受感染，感染后易扩散。

3）体液因子。体液内有大量的溶菌物质，存在于体液和组织液中，能抑制和杀灭多种细菌。

4）体内屏障。人体的血脑屏障可防止中枢神经系统发生感染。学前儿童血脑屏障发育尚不完善，中枢神经被感染的机会较多。

2. 特异性免疫

特异性免疫指当抗原进入人体后可激发人体的免疫细胞产生一系列反应，最终产生抗体。特异性免疫具有很强的针对性。特异性免疫又分为被动免疫和自动免疫两类。

被动免疫包括自然被动免疫和人工被动免疫。自然被动免疫是指通过自然生活途径获得的免疫；人工被动免疫是指通过注射被动免疫制剂，使接受者获得一定时期的免疫力。被动免疫的特点是持续时间短，为一时性的。

自动免疫包括自然自动免疫和人工自动免疫。自然自动免疫指患过某种传染病或隐性传染病而获得对该病的免疫，如感染麻疹病毒，发病后可获得对麻疹的终身免疫；人工自动免疫是指接种疫苗、类毒素而获得的免疫，“计划免疫”就属于这一种。自动免疫的特点是持续时间长，有些是终身的。

（三）计划免疫

计划免疫是根据疫情监测以及对人群免疫状况的分析，按照规定的免疫程序有计划地利用生物制品进行预防接种，以提高人群的免疫水平，达到控制以及最终消灭相应传染病的目的。

1. 预防接种

预防接种就是将一定剂量的生物制品作为抗原，接种在小儿的体内，在抗原的影响下，小儿血清中产生相应的抗体，使小儿获得对疾病的抵抗力，从而降低某些传染病的发病率，这是预防传染病的有效措施。

目前，预防接种主要的疫苗有卡介苗、乙型肝炎疫苗、百白破三联制剂、脊髓灰质炎疫苗、麻疹活疫苗等，主要预防的传染病有结核病、乙型肝炎、百日咳、白喉、破伤风、小儿麻痹症、麻疹等。

2. 预防接种的程序

（1）基础免疫

一般情况下，6 个月以上的婴儿从母体获得的抗体已逐渐消失，容易感染疾病。为了达到保护儿童的目的，选择几种对儿童威胁较大的传染病的疫苗，在短期内接种到儿童体内，使他们获得对这些传染病的免疫力，并为今后的免疫打下基础，这种初次接种叫基础免疫。由于疫苗种类不同，完成基础免疫所接种的次数也有所区别。一般情况下，活疫（菌）苗因免疫效果好，只需接种一次就可达到基础免疫的效果。灭活疫（菌）苗因免疫效果较差，必须接种几次才能达到基础免疫的效果。

（2）加强免疫

经基础免疫后，儿童体内获得相当的免疫力。经一段时间后，免疫力下降到一定程度时，若重复接种一次，就可使免疫力再度提高，以巩固免疫效果，这种复种称为加强免疫。

3. 预防接种注意事项

儿童预防接种须注意以下事项。首先，为减轻预防接种的不良反应和避免接种局部感染，在接种前一天要事先对儿童及家长进行宣传教育，争取他们的配合。要合理安排儿童饮食，让儿童吃饱饭，不要空腹，不要进食刺激性较强或易致敏的食物，如含酒精的饮料及鱼、虾等。家长要为儿童洗澡，清洁皮肤，并为儿童穿上易穿脱的衣服。其次，接种时要进一步做好解释和教育工作，争取儿童的配合。

二、学前儿童免疫系统的保健措施

（一）采取有效的安全措施，保护机体屏障结构的完整性

养成良好的生活习惯，不挖鼻孔，防止鼻黏膜受损；活动时注意安全，预防皮肤损伤，保持皮肤的完整性。这些都有利于维持机体的免疫机能。

（二）合理营养，促进免疫物质的合成

学前儿童的生长发育非常迅速，需要大量的蛋白质作为物质基础，同时，抗体的合成也需要蛋白质。因此，学前儿童对蛋白质的需求量比较大，在膳食中要注意提高优质蛋白质的含量。

（三）认真组织学前儿童按计划进行预防接种

根据传染病发生的时间特点，托幼机构应密切配合防疫部门按免疫程序做好预防接种工作，避免漏种。通过预防接种加强免疫系统的防御机能，保证学前儿童正常的生长发育。

【实践实训】

1）结合所学内容，为幼儿园设计一份幼儿园体弱儿管理保育方案，提高幼儿的免疫力。

2）去校内附属幼儿园，向幼儿宣讲免疫系统知识。

任务八　学前儿童神经系统保健

【情境导入】

很多妈妈有这样的困惑：平时还算安静的宝宝，家里来了小朋友或者其他客人，就会特别兴奋，上蹿下跳，秒变小话痨，场面有些“失控”。你怎么解释这种现象呢？

【任务目标】

1. 了解学前儿童神经系统的结构及生长发育特点；
2. 掌握学前儿童神经系统的卫生保健工作；
3. 具备科学、严谨开展神经系统保健工作的基本素质。

一、神经系统结构

神经系统是机体内起主导作用的调节系统，其功能主要是使体内各器官、系统相互影响、相互协调，形成一个统一整体，有机地完成各种生理活动，保证机体的相对稳定及其与外界环境的相对平衡。

（一）神经系统的组成及其功能

神经系统分为中枢神经系统和周围神经系统两部分，如图 1-18 所示。

- 神经系统
  - 中枢神经系统
    - 脑
      - 大脑
      - 小脑
      - 间脑
      - 脑干（包括中脑、脑桥和延髓）
    - 脊髓
  - 周围神经系统
    - 脑神经
    - 脊神经
    - 植物性神经
      - 交感神经
      - 副交感神经

图 1-18　神经系统的组成

1. 中枢神经系统

中枢神经系统包括脑和脊髓。

（1）脑

脑位于颅腔中，由大脑、小脑、间脑和脑干构成（图 1-19），是神经系统的中枢部分，负责协调整个神经系统的活动。

1）大脑。大脑是调节人体活动的高级中枢，能够进行思维和意识活动。大脑由左、右两个半球构成。大脑皮质是由神经细胞体集中的灰质构成的，大脑皮质以内是白质，由神经

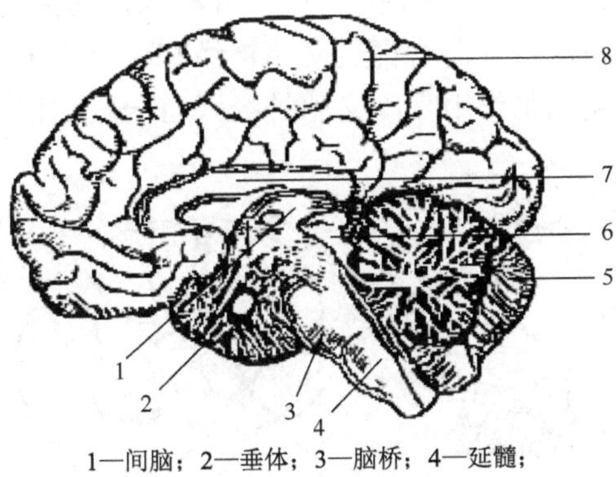

1—间脑；2—垂体；3—脑桥；4—延髓；5—小脑；6—中脑；7—胼胝体；8—大脑皮质。

图 1-19　脑内侧面

纤维构成。这些神经纤维把大脑左、右半球联系在一起，同时把大脑皮质与小脑、脑干和脊髓联系起来。

2）小脑。小脑位于大脑的后下方，有许多神经纤维与脑干、脊髓相接。小脑的主要生理功能是调整在运动时躯体的重心，用以维持身体的平衡，协调肌肉运动。如果小脑出现病变，就会导致个体眩晕、运动失调。

3）间脑。间脑由丘脑和下丘脑等许多部分组成，其中丘脑和下丘脑较为重要。丘脑是大脑皮质下较高级的感觉中枢，能对传入的神经冲动进行简单的分析。下丘脑是大脑皮质下调节植物性神经活动的较高级中枢，是人体对环境刺激产生情绪反应的高级调节部位，并且具有调节体温、食欲、干渴感觉的中枢。

4）脑干。脑干包括中脑、脑桥、延髓。脑干上连间脑，下接脊髓，背部和小脑相连。脑干中有调节呼吸、血液循环、吞咽等基本生理活动的中枢，脑干受损可危及生命。

（2）脊髓

脊髓位于脊椎管内，上部与延髓相连。脊髓内部结构分为灰质和白质。呈 H 状的灰质集中在中央，是神经细胞体集中的部位。白质位于脊髓的外围，是神经纤维集中的部位。白质中大量的上、下行的神经纤维束把周围传来的神经冲动传入脑，把从脑各部发出的神经冲动传至脊髓，再由脊髓传到周围。

2. 周围神经系统

周围神经系统包括脑神经、脊神经和植物性神经。

1）脑神经。脑神经共 12 对，分布在头面部器官、胸腔和腹腔的内脏器官。脑神经把接受的神经冲动传到脑，脑对这些冲动进行分析，产生意识或感觉，并把发出的指令传到相应的器官和部位，调节其活动。

2）脊神经。脊神经共 31 对，分布于皮肤、肌肉、关节、内脏和腺体等。脊神经将皮肤的外感受冲动和肌肉、关节的本体感受冲动传入脊髓，或者把来自大脑的信息传到内脏器官和腺体，以调节肌肉运动及内脏和腺体的活动。

3）植物性神经。植物性神经是脑神经、脊神经中分布到内脏、心血管和腺体的传出神经，支配内脏、心血管和腺体的活动。植物性神经包括交感神经和副交感神经两类。通常内脏器官都受交感神经和副交感神经的双重调节。交感神经兴奋一般对器官的活动起加强作用，副交感神经兴奋一般对器官的活动起抑制作用。

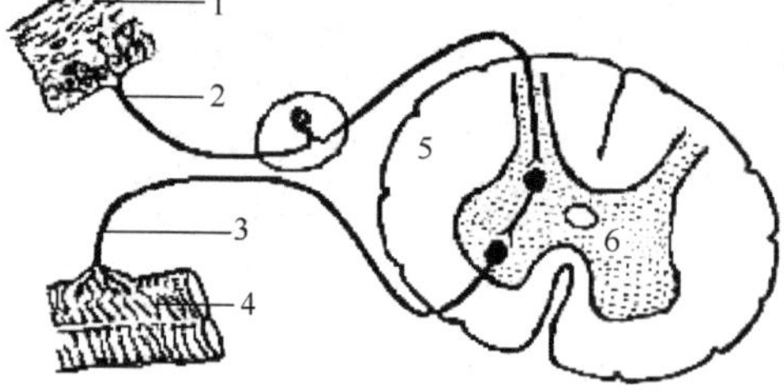

1—感受器；2—传入神经；3—传出神经；
4—效应器；5—脊髓的白质；6—脊髓的灰质。

图 1-20 反射弧

（二）神经系统的基本活动方式

神经活动的基本方式是反射，反射是人体对内部和外界各种刺激做出的规律性反应。完成反射活动的神经结构叫反射弧（图 1-20）。反射弧由感受器、传入神经、反射中枢、传出神经和效应器 5 个部分组成。

反射又分为非条件反射和条件反射。

非条件反射是先天就有、不学就会的反

射，如新生儿的吮吸反射。

条件反射是在非条件反射的基础上，经过一定的学习和训练，在大脑皮质参与下逐步形成的。条件反射是人和其他动物都具有的生理活动，但人类和其他动物的条件反射有着本质的区别。其他动物只能对具体事物的刺激发生反应，而人类还可以对语言文字的刺激发生反应。因此，人在语言文字的基础上建立了更复杂的条件反射，具有形成概念、判断、推理等抽象思维的能力。

脊髓的主要功能是传导和反射。构成白质的上、下行神经纤维束是脑通过脊髓与躯体、内脏联系的信息通道。在脊髓灰质中有许多低级中枢，可以完成多种反射活动，如膝跳反射、排尿反射等。但这些反射活动都是在脑的控制下进行的，失去脑的控制，这些反射活动就会放任自流，如高位脊髓横断者会出现大小便失禁等现象。

（三）大脑皮质活动的某些特性

大脑的最外一层是大脑皮质。大脑皮质有许多沟和回，这大大增加了大脑皮质的表面积。大脑皮质中的神经细胞之间又形成极为复杂的网络，构成各种心理活动的生理基础。大脑皮质的活动有它独特的规律，了解这些规律，可以帮助我们指导学前儿童科学用脑，开发其智力。

1. 始动调节

人在刚开始学习或工作时，大脑皮质的活动效率较低，然后逐步提高，称为始动调节。这是因为神经组织具有“惰性”，需要时间去克服这一弱点，并加以调整。这种始动调节在学习、生活、工作中均可体现。因此，在安排学前儿童教育内容、一日活动以至周活动、年计划时，应遵循这一特点。在教学中应由浅入深，由易到难，由简到繁，逐渐增加学习的难度和强度。

2. 优势原则

人们的活动效率与对应的大脑皮质区域是否处于优势兴奋状态有关。当人进行某项活动时，大脑皮质相关区域神经细胞产生兴奋，并可引起其他区域兴奋，加强自己的兴奋度。处于优势兴奋的区域时，人的反应能力最强，工作效率最高。据此，组织学前儿童活动时应尽量采用有趣的形式激发他们的兴趣，集中他们的注意力，调动他们学习和参加活动的积极性。

3. 动力定型

若一系列刺激总是按照一定的时间、一定的顺序先后出现，当重复多次以后，这种顺序和时间就在大脑皮质上固定下来，形成规律，每到一定时间，大脑就“知道”某种活动该干了，干起来很自然；每当前一个刺激出现，大脑就知道下面该干什么，提前做好准备。这种大脑皮质活动的特性就叫动力定型。动力定型建立以后，脑细胞以最经济的消耗，收到最大的工作效果。所谓“熟能生巧”“习惯成自然”，就是形成了动力定型的结果。因此，在学前儿童教育活动中，要掌握牢固的知识和技能，必须不断地进行训练、强化，以利于大脑皮质动力定型的建立和巩固。

4. 镶嵌式活动原则

大脑皮质的不同部位执行不同的任务，当进行某项活动时，大脑皮质只有相应区域处于兴奋状态，其他区域处于抑制状态，大脑皮质即形成了兴奋区与抑制区（也就是工作与休息）相互镶嵌的复杂方式。随着工作性质和活动方式的转变，兴奋和抑制不断转换，使各区域轮流休息，以保证大脑皮质的工作效率。

5. 睡眠

睡眠是大脑皮质的抑制过程。由于人的工作能力有限，当大脑皮质细胞工作超负荷时，其功能活动降低，处于抑制状态，以防止进一步的损耗，称为超限抑制，这是大脑皮质产生的保护性抑制。若继续超时学习、工作，就会加重大脑皮质细胞的损伤，大脑过度疲劳，出现头昏脑涨，反应迟钝甚至神经衰弱等现象。据此，要劳逸结合，防止学前儿童过度疲劳。维护学前儿童大脑卫生，充分的休息和足够的睡眠是最好的方法。

二、学龄儿童神经系统的生长发育特点

（一）脑的发育迅速

婴幼儿时期，脑的发育非常迅速。从出生到 7 岁，脑的重量增加将近 4 倍，此时脑的重量已接近成人（表 1-3）。同时，脑的机能也逐步复杂起来，为各种复杂的条件反射的建立提供了物质基础。

表 1-3　不同年龄个体的大脑重量

年龄	新生儿	1 岁	2 岁	3 岁	4～7 岁	8～16 岁	成人
大脑重量/克	390	810	1010	1080	1310	1350	1400

（二）中枢神经的发育

中枢神经的发育存在着不平衡性。脊髓和脑干在出生时已发育比较完善，而小脑的发育却相对较晚，直到 1 岁左右发育才比较迅速，5 岁左右发育成熟。所以，此时肌肉活动的协调性也增加了。

新生儿大脑在结构上与成人相似，但发育不成熟。大脑皮质的神经细胞随着年龄的增长而不断发育成熟（图 1-21），7 岁左右大脑皮质的发育已基本接近成人，此时儿童已具备对问题初步分析和综合的能力，能够形成比较抽象的概念，同时也具有了较强的模仿和想象能力，为知识的积累打下了基础。

脑的发育是否良好主要取决于两种因素的影响：一是遗传因素，它决定了脑的发育潜力；二是个体生长环境中各种因素的刺激作用，多元化的适度刺激可促进脑细胞的结构和机能的发育。优生优育为个体脑的发育提供了良好平台。

（三）大脑皮质的兴奋与抑制不平衡

学前儿童大脑皮质发育尚未完善，抑制过程形成较慢，兴奋占优势。兴奋持续时间较短，容易淡化，因此他们对事物保持有意注意的时间不长，常随兴趣的改变而转移注

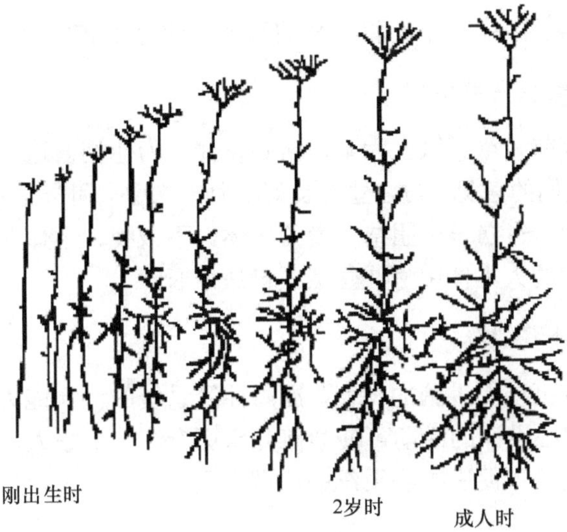

图 1-21　神经细胞的发育模式

意力。随着年龄增长，大脑皮质的生理功能逐步完善，兴奋过程和抑制过程都在不断加强，学前儿童的自控能力也越来越好。

（四）植物性神经的发育特点

学前儿童交感神经兴奋性较强，副交感神经兴奋性较弱，表现为心率和呼吸频率较快，节律性较差，胃肠消化能力及食欲易受情绪影响。

三、学前儿童神经系统的保健措施

（一）执行合理的生活制度

根据学前儿童的年龄特点，制定合理的生活制度，为各年龄段的儿童安排适宜的活动内容，动静结合，有劳有逸，使其生活有规律，养成良好的生活习惯，保证其神经系统的良好发育，为其进一步的发展奠定基础。

（二）保证学前儿童充足的睡眠

睡眠可使机体生理活动进入较广泛的抑制过程，使神经系统、感觉器官及骨骼肌等得到充分休息，可消除疲劳，积蓄能量，促进机体的发育。研究表明，学前儿童在睡眠状态下，垂体分泌的生长激素多于清醒状态下的分泌量。睡眠时间的长短因人而异。但从整体上来说，年龄越小，睡眠时间越长（表 1-4）。

表 1-4　不同年龄个体需要的睡眠时间

年龄	新生儿	1 岁	2 岁	4 岁	7～13 岁	成人
时间/时	20	15	13	12	10	8

（三）加强营养的供给

脑的发育需要多种营养物质，对优质蛋白质、脂类、碳水化合物和矿物质等的需求量很大。营养物质缺乏或品种单一将会影响脑细胞的分生和发育。

（四）营造良好的生活氛围

要关心、热爱学前儿童。以人为本，精心设计，为他们营造一个温馨、和谐的生活及学习环境。尊重他们的意见，与之建立良好的师幼关系，引导他们学会与人友好相处，互相关心、互相帮助，建立一个团结友爱的集体。不歧视、不体罚学前儿童，使他们在充满友爱和团结互助的大集体中愉快生活，健康成长。

（五）认真开展体育锻炼

适宜的体育锻炼可以促进脑的发育，提高神经系统的协调能力，使学前儿童的动作更灵活、更迅速。精心设计的活动可使学前儿童更专注、更投入，从而加强各器官、各系统的密切配合，进一步促进神经系统的协调发展。

【实践实训】

根据大脑皮质活动的特性帮助幼儿教师安排幼儿的一日活动，并说明原因。

任务九　学前儿童重要感觉器官保健

【情境导入】

爱模仿是幼儿的天性，幼儿喜欢看着妈妈化妆，对化妆品充满了好奇。有的幼儿会趁妈妈不注意的时候，拿着妈妈的化妆品往脸上乱抹一通。请问：幼儿可以化妆吗？

【任务目标】

1. 了解学前儿童皮肤、视觉、听觉等感觉器官的结构及生长发育特点；
2. 掌握学前儿童皮肤、视觉、听觉等感觉器官的卫生保健工作；
3. 具备科学、严谨开展重要感觉器官保健工作的基本素质。

一、皮肤

皮肤是人体的重要器官，覆盖在人体表面。皮肤可保护机体，抵御病原微生物的侵害。

（一）皮肤的结构

1. 皮肤的基本组成

皮肤可分为表皮层和真皮层。

（1）表皮层

表皮层由角质层和生发层构成。角质层是死亡的上皮细胞，附着在皮肤最外层，具有保护作用。生发层中含有分生能力很强的细胞群，不断产生新细胞。生发层内有黑色素细胞，能产生黑色素。黑色素可吸收紫外线，防止深层皮肤及组织受伤害。经常接受日光照射的皮肤，黑色素含量就高。

（2）真皮层

真皮层较厚，由致密结缔组织构成，内含丰富的血管、淋巴管和神经。真皮层下面为皮下组织，由疏松结缔组织和脂肪组织构成，对维持体温、储存热量和缓冲外来冲击起着重要作用。

（3）皮肤的附属器官

皮肤的附属器官主要包括皮脂腺、汗腺、毛发和指（趾）甲等。

皮脂腺是分泌皮脂的腺体，位于真皮层内，开口于毛囊。分泌物叫皮脂，有润滑和保护皮肤及毛发的功能。

汗腺位于真皮层和皮下组织中，开口于表皮层的汗孔。手掌、脚底的汗腺较多。

毛发除手掌和足底少数部位外，分布在全身。毛发根部在皮肤内，发根外有毛囊包裹。毛囊为毛发的生长提供营养。

指（趾）甲位于指甲床内，其生长靠指（趾）甲根部的表皮生发层的增生作用。

2. 皮肤的生理功能

皮肤有多种生理功能，对人体的健康起着重要作用。

（1）保护作用

皮肤是人体抵御外界有害刺激的第一道防线。皮肤表面的汗液、皮脂形成一层弱酸性防护膜，既可防止皮肤干燥，又能抑制细菌、病毒的生长繁殖。表皮内的黑色素能有效地阻止紫外线对内部组织的损伤。另外，皮肤结构致密、坚韧且富有弹性，能缓冲外来冲击，保护内部组织。

（2）感受外界刺激

在皮肤中分布有丰富的感觉神经末梢，能感受温、压、痛、触等刺激。

（3）分泌和排泄

皮肤可分泌汗液和皮脂。汗腺的分泌物——汗液中含有大量水分、少量矿物质及尿素等代谢终产物，可协助肾脏完成废物排泄。

（4）调节体温

皮肤内丰富的毛细血管和汗腺对调节体温有重要作用。皮肤既具有传热作用，又具有散热作用，尤其是散热作用更为重要。当气温较高时，皮肤血管就会扩张，血流量大增，可促进热量的散发，同时汗腺分泌量增加，促使皮肤表面的水分蒸发，使机体热量大量散失，降低机体温度。当气温较低时，皮肤内血管收缩，血液流量变小，同时汗腺分泌量大幅度降低，减少机体热量的散失。再者，皮下脂肪可起到较好的保存热量的作用，可维持体温。

（二）学前儿童皮肤的生长发育特点

1. 皮肤保护机能差，容易感染和受损

学前儿童表皮层较薄，大部分角质层尚未形成，皮肤抗病能力弱。皮下脂肪在 1 岁前比较多，稍大就会减少，3 岁后皮下脂肪量更少。通常在 7～8 岁后又逐渐增多。所以在学前儿童早期，因皮下脂肪量少，皮肤的缓冲性能差，碰撞时易导致皮肤破损。另外，皮脂腺分泌能力弱，皮脂的保护作用小，秋冬季节易发生皮肤皲裂。

2. 皮肤保暖性能差，体温不稳定

学前儿童皮下脂肪储存较少，保温性能差。皮肤里血管和毛细血管分布量大，流经皮肤的血液量较多，因此散热能力较强。再者，学前儿童汗腺发育已比较完善，分泌功能较强，也促进了散热。另外，神经系统对体温的调节作用相当不稳定。诸多因素导致学前儿童特别是婴儿不能适应外界温度的变化，甚至体温随气温的变化而明显改变。

（三）学前儿童皮肤的保健措施

1. 保持皮肤清洁

要注意培养学前儿童爱清洁的好习惯，常洗澡，勤理发，清除皮肤表面多余的皮脂，防止其阻塞皮脂腺口和汗腺口，以免出现炎症。在室外活动后，要清洗暴露的皮肤，预防皮肤病和传染病。

2. 坚持户外锻炼

户外活动可提高皮肤的适应能力。在秋季天气变凉时，要坚持定时的户外锻炼，同时用冷水洗手洗脸，以增强皮肤的抗寒性以及机体的抵抗力，以防天气寒冷时，出现皮肤冻伤。

3. 注意衣着卫生

学前儿童衣服宜宽松、舒适、保暖和透气。内衣以棉、麻制品为宜，避免对皮肤的刺激，防止皮肤过敏。鞋子大小适中，有良好的透气性，鞋底软硬适度，稍有后跟，以促进足弓的良好发育。

4. 使用中性洗涤剂及护肤品

学前儿童皮肤柔嫩，皮脂分泌量少，气温较低时，洗手洗脸后宜涂抹一些护肤油，防止皮肤皲裂。洗头、洗澡使用的洗涤用品应是学前儿童适用的类型。另外，不要给学前儿童涂口红、烫发和戴首饰等，防止对其皮肤造成不必要的伤害。

二、视觉器官

视觉器官（眼）是人体感受光线刺激的器官，由眼球及其附属结构组成。眼球能够形成物像，感受光线刺激，并把信息传到大脑皮质。眼眉、眼睑、睫毛和泪腺等附属结构对眼球有保护作用，如泪腺能分泌泪液，可清除异物，杀灭细菌，保持眼球润滑。

（一）视觉器官的结构

1. 眼球的结构

眼球由眼球壁及其内容物构成（图 1-22）。

（1）眼球壁

眼球壁由外膜、中膜和内膜构成。

1）外膜。外膜又称纤维膜，为眼球壁的最外层。外膜的前部（约 1/6）为角膜，无

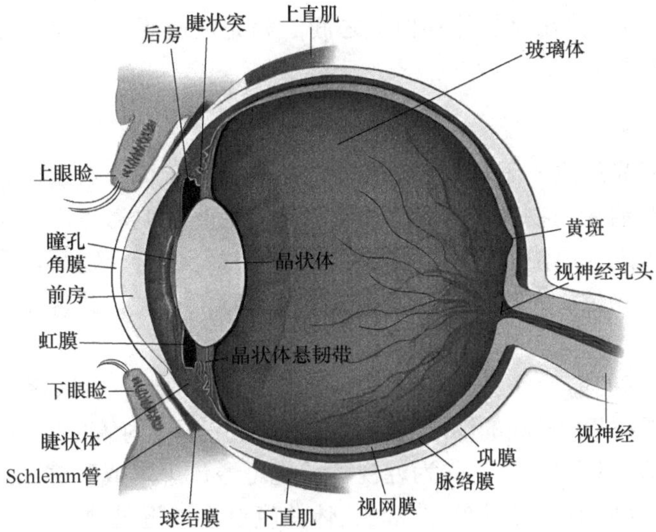

图 1-22　眼球结构

色、透明，富有弹性；后部（约 5/6）为巩膜，乳白色，不透明，坚韧。角膜上有丰富的神经末梢，感觉非常灵敏，任何微小的刺激或损伤都能引起疼痛。

2）中膜。中膜又称血管膜，位于巩膜内面，含丰富的血管和色素细胞，由前向后分别为虹膜、睫状体、脉络膜。虹膜呈圆盘状，棕黑色，中央有圆形的瞳孔，是光线进入眼球的通道。虹膜中有纵肌和环肌，负责调节瞳孔的大小，控制进入眼球光线量的多少。睫状体由平滑肌构成，借悬韧带与晶状体相连，负责调节晶状体的曲度。脉络膜内含丰富的血管和色素，呈棕黑色，负责眼球营养和防止光线的散射，有形成暗室的作用。

3）内膜。内膜又称视网膜，位于眼球的最内层。内膜上有大量的感光神经细胞，又称视细胞。视细胞分为视杆细胞和视锥细胞。视杆细胞是感受弱光刺激的细胞，含有感光物质视紫红质。视紫红质的合成需要维生素 A 的参与。当维生素 A 严重不足时，视紫红质的合成量减少，人在弱光中的视力减弱，看不清物体，称为夜盲症。视锥细胞能感受强光和色光的刺激。人的内膜上有 3 种视锥细胞，分别具有感受红、蓝、绿 3 种颜色的视色素，即红敏色素、蓝敏色素和绿敏色素。这些色素能够吸收特定频率的光，从而传递给大脑，产生相应的颜色，并转化为神经冲动，让人感知到相应颜色。

（2）眼球的内容物

眼球的内容物包括房水、晶状体和玻璃体，均无色透明，具有折光作用，使进入眼球的物体反射光线成像在视网膜上。

1）房水。房水是睫状体的分泌物，充满角膜与晶状体之间的空隙里。房水产生和排出的量保持相对平衡，如排出受阻，房水过多，眼内压升高，会导致视力障碍，即青光眼。房水的主要作用是折光、维持眼内压及维持角膜和晶状体的营养。

2）晶状体。晶状体位于虹膜与玻璃体之间，是双凸透明体，弹性较强，其曲度大小受睫状体的调节。晶状体变混浊，透明度下降，则引起视力下降，即白内障。

3）玻璃体。玻璃体在晶状体和内膜之间，为无色透明胶状物，其作用是折光、支撑内膜和维持眼球形状。

2. 视觉的形成

物体反射出的光线进入眼球，经过角膜、房水、晶状体、玻璃体等折光物质后，在视网膜上形成一个清晰的物像。内膜上的感光细胞在光的刺激下产生神经冲动，并将神经冲动沿视神经传入大脑皮质，产生视觉。如果光线经过折光物后，不能准确地在内膜上聚焦形成清晰的物像，大脑皮质也就不能形成清晰的视觉。此现象称为屈光不正，包括近视、远视等。

1）近视。眼球的前后径过长，或者是晶状体曲度过大，进入眼球的远处物体的光线经过折光系统折射后，形成的清晰物像落在内膜的前方，内膜上的成像是模糊不清的，因此，人就看不清远处的物体，称为近视。近视可通过手术或配戴凹透镜进行纠正。

2）远视。眼球的前后径过短，或晶状体曲度过小，近处物体反射出的光线经过折光系统折射后，形成的清晰物像落在内膜的后方，内膜上的成像是模糊不清的，因此，人就看不清近处的物体，称为远视。远视可通过手术或配戴凸透镜进行纠正。

（二）学前儿童视觉器官的生长发育特点

学前儿童视觉器官的生长发育主要有以下两个特点。

第一，学前儿童眼睛发育不成熟，眼球的前后径比较短，物像不能聚焦在视网膜，多为“生理性远视”。6 岁左右可发育为正常状态。

第二，尽管学前儿童多为“生理性远视”，但因其眼睛的晶状体弹性较大，调节能力强，所以能看清楚很近的物体。但是一旦形成不良的用眼习惯，长时间近距离观看物体，会导致睫状肌因过度紧张而疲劳，收缩乏力，使晶状体曲度过大，造成近视眼。

（三）学前儿童视觉器官的保健措施

1. 培养学前儿童良好的用眼习惯

学前儿童要注意以下几种情况。

第一，不要在光线太强或太弱的环境下看书和写字。

第二，看书或写字时，姿势要端正，眼睛与书本之间要保持 30 厘米左右的距离。

第三，不要躺着看书，不要在走路或乘车时看书，以免眼睛过度疲劳。

要根据学前儿童的年龄安排读书和写字时间，保证劳逸结合。学前儿童长时间用眼后，要进行户外活动或望远，以消除眼睛疲劳。

看电视及玩电脑游戏等更易引起眼睛疲劳。因此，要根据学前儿童不同年龄段的特点，合理安排时间。

2. 营造良好的室内采光条件

学前儿童的活动室窗户要大小适宜，合理利用自然光，保持眼睛视物舒适。光线不足时，要打开照明灯补充光照，保证光照充足。照明灯数量及分布要合理，防止形成明显暗影，影响学前儿童视力。

3. 保持眼睛清洁卫生

教育学前儿童不要用手揉眼睛，毛巾和手绢要清洁专用，以预防沙眼及结膜炎等眼病。

4. 定期检测视力

学前儿童正处在视觉发育的重要时期，也是矫治视觉缺陷效果最明显的时期，要定期为学前儿童检查视力，以便及早发现视觉异常问题，尽早矫治。

5. 预防眼外伤

教育学前儿童不要玩弹弓、气枪、注射器及竹签等容易对眼睛造成伤害的玩具。

三、听觉器官

听觉器官（耳）主要是收集和传导声波，使机体感知外界声音，同时还有感知体位变化的功能。

（一）听觉器官的结构

1. 耳的结构和功能

耳由外耳、中耳和内耳 3 部分组成（图 1-23）。

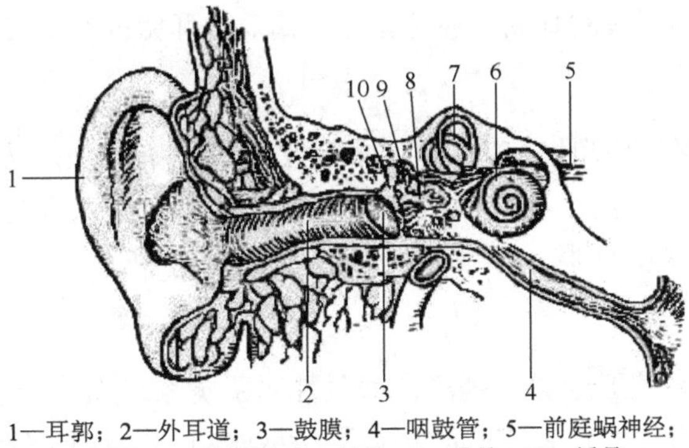

1—耳郭；2—外耳道；3—鼓膜；4—咽鼓管；5—前庭蜗神经；6—耳蜗；7—半规管；8—镫骨；9—砧骨；10—锤骨。

图 1-23　耳的结构

（1）外耳

外耳包括耳郭和外耳道。

耳郭有收集声波和确定声源方位的作用，表面覆以皮肤，内有弹性软骨作支架。外耳道是声波传入中耳的通道，内有皮脂腺和耵聍腺，分泌皮脂和耵聍，对外耳道有保护作用。

（2）中耳

中耳包括鼓膜、鼓室和咽鼓管，是一个不规则的空腔。鼓膜在外耳道的底部，为卵圆形半透明薄膜，与锤骨相接，在声波的冲击下产生震动，引起与之相连的听骨的活动，把震动传到内耳。在鼓室内有 3 块听小骨，分别是锤骨、砧骨和镫骨。3 块听小骨连结成一个曲折的杠杆系统，称听骨链。在鼓室中有一条和咽相连的小管，叫咽鼓管，负责调节鼓膜两侧气体压力的平衡，使鼓膜能正常活动。

（3）内耳

内耳由半规管、前庭和耳蜗 3 部分组成。在半规管和前庭内有感受机体位置变化的感受器，机体位置的改变能引起感受器的兴奋，并把兴奋由前庭蜗神经传入大脑皮质，产生位置变动感觉。同时大脑发出信号，通过脊髓传出，调节机体的平衡。

2. 听觉的形成

外界声波由耳郭收集，经外耳道传至鼓膜，引起鼓膜震动，通过 3 块听小骨把震动传到内耳，使耳蜗内的感受器产生兴奋，并沿听神经把兴奋传入大脑皮质听觉中枢，形成听觉。

（二）学前儿童听觉器官的生长发育特点

学前儿童外耳道较狭窄，外耳道骨壁还没有完全骨化。咽鼓管相对较短，而且比较平直，管腔较大。当鼻咽腔和咽部感染时，细菌容易上行引起中耳炎。

（三）学前儿童听觉器官的保健措施

1. 防止耳外伤

不要给学前儿童掏耳，防止损伤外耳道和鼓膜，引起外耳道感染或听力下降。由耵聍、脱落的上皮和灰尘等物形成的耳垢一般可自行掉落。若耳垢过多形成栓塞，可由医生取出。

2. 预防中耳炎

要教会学前儿童在感冒时清理鼻腔过多分泌物的正确方法，以免鼻腔分泌物通过咽鼓管进入中耳，引起中耳炎。在洗澡或洗头时，一旦污水进入外耳道，要及时清理，否则易引起外耳道感染或中耳炎。

3. 减少环境中的噪声

噪声不但对神经系统形成恶性刺激，而且能对听觉系统造成伤害，可导致听力下降。要提醒学前儿童感知有较大声音来临时捂住耳朵或张口，防止声波震坏鼓膜。学前儿童听觉比成人敏锐，在与他们讲话时不要大声叫嚷，以免造成其听觉器官疲劳，损伤其听力。

4. 及时发现听力较弱的学前儿童

平时要注意观察学前儿童的活动，及早发现听觉异常者。如果发现有学前儿童对较大声音反应不敏感，或者听人说话习惯侧着头、平时很安静、睡眠时不怕吵等，应及时查找原因，对症治疗。

【实践实训】

1）宣传手册发放：制作学前儿童皮肤保健手册，内容包括学前儿童皮肤的结构、特点、保健措施等，向公众免费发放。

2）宣传视频播放：制作预防近视宣传视频并在校内附属幼儿园播放，提醒幼儿注意用眼卫生。

项目二
学前儿童膳食的合理搭配

【项目导读】

营养是人体不断从外界摄取食物，经过消化、吸收和代谢，转化成机体需要的物质来维持生命活动的过程。学前儿童的生长发育需要大量的营养素，主要有蛋白质、脂类、碳水化合物、无机盐、维生素和水等六大类。加强营养要从孕期开始，要合理安排婴幼儿的膳食，以保证其健康成长所需要的营养。

任务一　学前儿童所需营养素分析

【情境导入】

小明，3 岁，近期常出现疲乏、食欲缺乏、容易疲劳的症状。经检查，发现其血红蛋白水平偏低。请问：小明怎么了？是什么原因导致的？

【任务目标】

1. 了解学前儿童所需营养素种类及生理功能；
2. 掌握各营养素食物来源及缺乏症表现；
3. 关爱学前儿童，关注学前儿童饮食健康。

一、认识营养和营养素

（一）营养

营养是指人体不断从外界摄取食物，经过消化、吸收和代谢，转化成机体需要的物质来维持生命活动的全过程。

进餐时，人们摄入的馒头和牛奶经过胃和小肠的消化，馒头中的淀粉转化成了葡萄糖，牛奶中的蛋白质被分解成小分子的肽和氨基酸，钙被氧化成钙离子，它们非常容易被小肠吸收，并经血液循环运输到全身，为人体所吸收。人们靠葡萄糖提供的能量去思考、学习和劳动，靠蛋白质增加肌肉，靠钙强壮骨骼。人们通过食物获取各种营养素来维持生长发育、体力活动及脑力活动的需要。

也就是说，营养是一个全面的生理过程，而不是专指某一种营养素或营养素的某一种成分的运用。

（二）营养素

营养素是指维持人体生存与健康、保证生长发育和生命活动所必需的营养成分，主要有蛋白质、脂类、碳水化合物、无机盐、维生素及水等六大类。其中，蛋白质、脂类及碳水化合物在体内氧化后可产生热能，供生命活动需要，称为产能营养素；无机盐、维生素和水称为非产能营养素。营养素主要有以下 4 个方面的功能。

1）供给机体生理活动所需的热能。

2）构成机体组织，为个体生长、发育及组织的修复提供物质基础。

3）在机体的生理活动中起调节作用，使之均衡、协调地进行。

4）提高机体的抗病能力。

二、产能营养素的摄取

（一）蛋白质

在自然界中，无论是形态渺小的微生物，还是个体庞大的动物和植物，只要是生命现象，就有与之相联系的蛋白质存在。因此，蛋白质是生命体的重要物质基础之一。

1. 蛋白质的组成

蛋白质是由多种多样的氨基酸组成的。研究发现，组成蛋白质的氨基酸有 20 多种，大致可以分为两类。

一类是必需氨基酸，即人体需要，但体内不能合成，必须通过食物供给的氨基酸。成人所需的必需氨基酸有 8 种：苯丙氨酸、甲硫氨酸、色氨酸、亮氨酸、异亮氨酸、苏氨酸、赖氨酸和缬氨酸。婴儿除需要上述 8 种外，还需要组氨酸。组氨酸对于成人来说是非必需氨基酸，但对于幼儿来说是必需氨基酸，必须在食物中适量补充。

另一类是非必需氨基酸，即人体可以合成或可由其他氨基酸转化而来的氨基酸。

食物中的蛋白质在人体内经消化酶的作用被分解为氨基酸后，才能被机体吸收和利用，然后再进一步合成人体蛋白。显然，机体对蛋白质的需要量实际上就是对氨基酸的需要量。

2. 蛋白质的生理功能

（1）合成和修补机体组织

蛋白质是生命活动的物质基础，人体的任何一个组织、细胞和器官中都含有蛋白质，它是合成人体组织和细胞的重要成分，在人体的化学组成中，其含量仅次于水，约占人体重量的 1/5。肌肉和神经组织中蛋白质成分最多，人脑中的蛋白质约占人脑干重的 50%，人脑功能越复杂的部位，蛋白质含量越高。皮肤、毛发、韧带、血液等都以蛋白质为主要成分。

学前儿童正处在身体的迅速生长发育中，身高、体重增加很快，这就需要大量的蛋白质作为原料。如果膳食中缺乏蛋白质，就会影响他们的身体发育和智力发展。

人体内的蛋白质处于不断的分解与合成的动态平衡之中。旧的组织不断分解、修补或更新，大量的蛋白质被合成作为原料。

（2）调节生理功能

蛋白质参与激素、抗体、多种酶、血红蛋白、肌红蛋白、肌纤维蛋白和肌原蛋白等具有重要生理功能物质的合成，促进机体内无机盐及维生素的吸收和利用，调节细胞内、外液的渗透压和体液酸碱平衡，并对遗传信息的传递起到重要作用。

蛋白质可以促进脑细胞的活动，其代谢与学习记忆有密切关系。

可见，蛋白质对保证体格与心理正常发育、维持个体的生存与活动均有重要作用。

（3）供给能量

在人体组织不断更新的过程中，有一小部分氨基酸没有被利用而转化成了能量，一般情况下，人体每天所需要的能量有10%～15%是由蛋白质提供的。蛋白质不是热量的主要来源，但当机体从食物中摄取的蛋白质过多或其他产能营养素摄入量不足时，体内蛋白质将作为热量的主要来源。

3. 蛋白质的营养价值

蛋白质营养价值的高低是以其所含必需氨基酸的种类、数量及比例为判断依据的。由于动物性蛋白质所含有的必需氨基酸的种类和比例与人体需要相近，故其营养价值较植物蛋白质为高。在植物蛋白质中，豆类尤其是黄豆，其蛋白质的营养价值较高。

将不同种类的蛋白质混合食用，其所含的必需氨基酸可以互相补充，提高营养价值，称为“蛋白质的互补作用”。谷类蛋白质含赖氨酸较少而含色氨酸较多，豆类蛋白质含赖氨酸较多而含色氨酸较少，如果将谷类和豆类混合食用，则可提高其中蛋白质的营养价值。例如，八宝粥将多种豆、米、果混在一起煮食，既提高其色、香、味，又有较高的营养价值。

4. 蛋白质的摄取

瘦肉、鱼类、奶类、蛋类是动物性蛋白质的主要来源；豆类、硬果类和谷类是植物性蛋白质的主要来源。其中，动物性食物中的蛋白质与豆类食物中的蛋白质所含的必需氨基酸比较齐全，而且比例适当，故又称为优质蛋白质。

大米、小米、玉米、小麦和高粱米等谷类食物是我国人民的主食，在一日三餐中占有相当大的比例，可为人体提供所需热能的70%和60%左右的蛋白质以及相当数量的B族维生素和无机盐等。这类食物虽然能够为人体提供大部分蛋白质，但是其蛋白质的组成中普遍缺少人体必需的赖氨酸和蛋氨酸，使谷类蛋白质的营养价值大大降低。

为弥补谷类蛋白质的不足，提高其蛋白质的营养价值，应选择含赖氨酸较高的食物与之搭配食用。一般来说，动物性食物如肉类、蛋类和乳类等都含有较多的赖氨酸，与米面搭配食用比较理想，可以弥补单种食品蛋白质中赖氨酸不足的缺陷。例如，日常膳食中的肉蛋粥、肉包、饺子、馄饨和肉蛋面等食品就是营养搭配较好的食物。

学前儿童生长发育旺盛，要求蛋白质的供给量相对比成人多。所以，学前儿童的膳食中必须有足够的蛋白质，而且最好有一半左右的优质蛋白质。

学前儿童如果蛋白质摄入不足，就会导致生长发育迟缓，体重减轻，易疲劳，易贫血，免疫力下降，创伤和骨折不易愈合。蛋白质严重不足时，会出现营养不良性水肿。

（二）脂类

脂类是脂肪和类脂的总称，是一类不溶于水而易溶于有机溶剂的物质。它是动物和植物体的重要组成成分。

脂肪是甘油和各种脂肪酸链脱水形成的甘油三酯的混合物，类脂是固醇、磷脂和脂蛋白等化合物的总称。

1. 脂类在体内的分布

脂肪和类脂在体内的分布有很大的不同。人体的脂肪绝大部分储存在脂肪组织中，即分布在皮下结缔组织、腹腔大网膜及肠系膜等处，常以大块脂肪组织形式存在，一般可占体重的10%～20%。人体内脂肪的含量受营养状况和活动量等的影响较大，故储存脂肪的含量并不恒定。类脂多与蛋白质疏松地结合，以复杂的脂蛋白形式存在。

2. 脂类的生理功能

（1）储存能量，供给热量

人体的脂肪细胞可以储存大量脂肪。当摄入的能量超过消耗的能量时，能量以脂肪的形式在体内储存。当能量摄入不足时，可以通过氧化体内脂肪释放出大量能量以供机体利用。1克脂肪在体内完全氧化所能提供的能量约为39千焦，比1克碳水化合物或1克蛋白质氧化时所提供的能量（约17千焦）多一倍以上，所以脂肪有体内“优质燃料”之称。脂肪是人体主要储存能量的方式，正常人体每日所需能量有20%～30%由脂肪提供。

（2）构成人体组织

脂肪是神经系统、脑、肝、肾等组织的重要组成部分。类脂是组成细胞的重要物质，摄入充足的磷脂对大脑的发育和代谢是有益的。

（3）提供必需脂肪酸

必需脂肪酸是构成人体组织细胞的重要成分，但在人体内不能合成，必须由食物脂肪供给。必需脂肪酸缺乏会影响儿童的生长发育，出现皮肤角化不全、伤口愈合不良、心肌收缩力下降、免疫功能障碍、血小板凝集、生长停滞等现象。例如，亚油酸是人体不能合成而必须由食物供给的必需脂肪酸，亚油酸缺乏将使生长停滞、体重减轻、皮肤呈鳞状并使肾脏受损，婴儿体内缺乏亚油酸易患湿疹。

（4）提供脂溶性维生素，并促进脂溶性维生素的吸收

食物脂肪中常含有丰富的脂溶性维生素，如鱼肝油中含有较多的维生素A和维生素D，植物油中含有较多的维生素E。

脂肪还能促进脂溶性维生素的吸收，食物中的维生素A、维生素D、维生素E、维生素K不溶于水，必须溶于脂肪后才能被人体吸收。所以，儿童膳食中如果长期缺乏脂肪，会患有维生素A、维生素D、维生素E、维生素K缺乏症。

（5）保护机体

脂肪层犹如软垫，使机体器官之间减少相互摩擦，并起保护和固定作用。另外，脂肪不易传热，犹如保温层，可以减少体内热量的散失，保持体温恒定。

（6）增进食欲

烹调食物时，脂肪油可以增加食物的美味，引起人们的食欲。

3. 正确认识胆固醇

胆固醇是类脂的一种，可从食物中摄入或在体内合成。

由于血液中胆固醇过高会引起动脉粥样硬化，导致高血压等，所以人们谈起胆固醇一般认为它是一种有害物质。实际上人体是不可缺少胆固醇的。

胆固醇是细胞膜和细胞质的重要构成成分，它不仅关系到细胞膜的通透性，而且是某些酶在细胞内有规律分布的重要条件。胆固醇还是血浆脂蛋白的组成成分，可携带大量甘油三酯和胆固醇酯在血浆中运行。胆固醇又是体内合成维生素D的原料，人体缺乏维生素D时，成年人易发生骨软化症，婴幼儿易患佝偻病。胆固醇还可在体内转变成肾上腺皮质激素，如皮质醇及醛固酮。

美国和瑞士科学家认为，血液中正常的胆固醇含量有一定的抗癌功能。所以，胆固醇过多会有害，但过少也会影响机体的正常生理功能，以保持在正常水平为宜。

4. 脂肪的摄取

脂肪按食物来源分为可见的脂肪和不可见的脂肪。

可见的脂肪是指那些已经从动植物中分离出来，能鉴别和计量的脂肪，如猪油、黄油、酥油、色拉油、花生油和豆油等烹调油。

不可见的脂肪是指没有从动植物中分离出来的脂肪，如食用的肉类、鸡蛋、奶酪、牛奶、坚果和谷物中的脂肪。

目前，我国居民主要的脂肪来源是肉类食品和烹调油。通过对科学营养知识的学习，主食动物脂肪的人在城市中已经越来越少，但由于猪肉含脂肪比较高，尽管人们没有专门去摄入动物脂肪，摄取的动物性食物中的脂肪仍然不少。牛羊肉中动物脂肪含量比较低，一般在10%左右，鱼类含脂肪量更低，一般为2%～8%。

植物脂肪和动物脂肪在成分上有很大的不同。植物脂肪或植物油中不饱和脂肪酸含量高，并且不含胆固醇，但可可油、棕榈油和椰子油例外，这几种油含较高的饱和脂肪酸。动物脂肪中主要含有饱和脂肪酸，胆固醇含量较高。但也有例外，海洋动物和鱼类的脂肪中含有一些不饱和脂肪酸，如鱼肝油中不饱和脂肪酸含量就很高。

（三）碳水化合物

1. 碳水化合物的分类

碳水化合物又名糖类，是自然界中分布广泛、数量最多的有机化合物，主要由碳、氢、氧3种化学元素组成。

食用植物体中碳水化合物含量最丰富，如根茎中的纤维素，种子及块茎中的淀粉，水果中的葡萄糖和果糖等，含量占食用植物体干重的80%左右。

碳水化合物按其分子结构，可分为单糖、双糖和多糖。

1）单糖：指不能被水解为更小单位的糖类物质，如葡萄糖和果糖等。

2）双糖：指能被水解为少量（2～6个）单糖分子的糖类物质，如蔗糖、乳糖和麦芽糖等。

3）多糖：指能水解为多个单糖分子的糖类物质，如淀粉、纤维素、半纤维素和果胶等。

除了单糖以外，其他糖类必须先经过唾液淀粉酶、胰淀粉酶分解为双糖，再经肠道的消化酶分解为单糖后，才能被小肠吸收。其他未被吸收的部分在回肠下部及结肠内受细菌作用而发酵分解，产生乳酸及其他低级脂酸，从而促进肠道蠕动。

2. 碳水化合物的主要生理功能

（1）提供热能

人体所需能量的50%～65%来自碳水化合物，神经系统所需的能量则完全由碳水化合物的代谢产物——葡萄糖来提供。因此提供能量是碳水化合物最主要的生理功能，1克葡萄糖完全氧化成为二氧化碳和水释放的能量约为18千焦。

由于碳水化合物可大量食用，且在人体内释放能量较快，因此，碳水化合物是人体内最经济、最主要的能量来源。

（2）解毒作用

当体内缺乏碳水化合物而以脂肪为能量的主要来源时，脂肪可能会因为氧化不全而产生酮体。酮体是一种较强的有机酸，在血液中达到一定浓度时即发生代谢性酸中毒。摄入足够的碳水化合物即可避免。

人体摄入的糖类，经过血液循环，供给人体使用。若有多余的糖，会以肝糖原的形式贮存在肝脏中，从而加强肝脏的解毒能力。

（3）构成组织和细胞

碳水化合物是组成人体组织和细胞的重要成分，占人体干重的2%～10%。这些碳水化合物与脂肪酸或蛋白质结合，构成糖脂、糖蛋白等，分布于细胞膜、细胞质和细胞间基质中，如核酸中的核糖、抗体中的糖蛋白、细胞膜中的糖脂等。

（4）膳食纤维对消化系统的保护作用

膳食纤维是食物中不能被消化的碳水化合物，它可刺激肠道蠕动，促进粪便排出，从而减少胃肠道疾病，防止便秘，也有利于防治肥胖。

3. 碳水化合物的摄取

碳水化合物是绿色植物经过光合作用形成的产物，动物体内没有能力制造碳水化合物，因此，人类膳食中的碳水化合物主要由植物性食品提供。

（1）谷类

谷类是人们一日三餐不可缺少的主食，米、面粉中富含淀粉，淀粉在人体内可分解成葡萄糖，葡萄糖氧化释放出能量。50克面食可提供能量711千焦左右。人体所需能量的50%左右从谷类食品中得到。

（2）块茎类

红薯、马铃薯、山药等富含淀粉，这一类食物也是碳水化合物的主要来源。

（3）蔗糖

白糖、红糖、砂糖、冰糖等都是纯碳水化合物，但食用过多会影响食欲。

（4）果糖

水果如苹果、桃、梨等富含果糖。部分蔬菜含有少量果糖。

（5）乳糖

母乳中含乳糖较多。牛奶、羊奶等动物乳中也含有少量乳糖。

学前儿童所需碳水化合物的供给量较成人多，由碳水化合物供给的热量要占总需要量的50%～70%。若碳水化合物供给不足，机体就要动用体内的脂肪和蛋白质来保证能量的需求，这样既不经济，也会引起生理机能的紊乱，影响学前儿童的生长发育。

三、非产能营养素的摄取

（一）无机盐

人体中的各种元素，除碳、氢、氧、氮主要以有机化合物如蛋白质、脂肪和碳水化合物的形式存在外，其余元素统称为矿物质或无机盐。

人体中已发现 20 多种必需的无机盐，占人体重量的 4%～5%。其中，含量大于体重 0.01%的称为常量元素，也称宏量元素，有钙、镁、钾、钠、磷、硫和氯等 7 种；含量小于体重 0.01%的称为微量元素，有铁、铜、锌、碘、氟、硒、锰、铬、钴、钼和镍等。在人体中，有些微量元素的存在数量极少，但生理功能非常重要，而且必须通过食物摄入，称为必需微量元素，目前包括铁、锌、碘、硒、铜、钼、铬、钴、锰、氟、硅、镍、硼和钒等 14 种。

1. 钙

钙是人体中生理功能十分重要而又较易缺乏的一种无机盐。

（1）钙的生理功能

1）构成骨骼和牙齿。人体中的钙约占体重的 2%。其中，99%的钙存在于骨骼和牙齿中，其余的 1%存在于血液、间质液和细胞内液中。骨骼中的钙可以释放到血液中，血液中的钙又可沉积到骨骼中，这种钙的更新一直在不断进行，维持着血钙的动态平衡。幼儿骨骼中的钙每 1～2 年更新一次，成人更新一次需 10～12 年，老年时钙的沉积更慢，但骨骼释放的钙多，易致骨质疏松。

2）钙是多种酶的激活剂，并参与血凝过程，在调节细胞膜的通透性和神经、肌肉兴奋性、神经递质的释放、激素的分泌、血液的凝固、保持正常的心力和肌力等方面有重要作用。当血钙浓度过低时，神经肌肉兴奋性增高，可发生抽搐。

（2）钙的吸收

食物中的钙通常只能被吸收 20%～30%，其余的钙随着粪便排出。

维生素 D 是促进钙吸收的主要因素，乳糖和多种氨基酸均可促进钙的吸收。食物中的草酸、植酸则可与钙离子结合成不溶性的草酸钙、植酸钙，它们不被人体吸收；食物中的纤维素也会妨碍钙的吸收；机体脂肪消化不良时，钙与未吸收的脂肪酸结合形成钙皂，降低钙的吸收率。故膳食中蛋白质供给充足、富含维生素D的食物有利于钙的吸收利用，而一些蔬菜，如菠菜、荠菜等含草酸较多，不宜与钙同食，以免钙的流失。在烹调中，可采取一些措施去除妨碍钙吸收、利用的因素，如先焯后炒，使蔬菜中的部分草酸溶于水，面粉经过发酵也可减少植酸含量。

人体对钙的摄入量并非越多越好。一般情况下，钙的吸收率与机体对钙的需要量成正比，学前儿童、孕妇、乳母等对钙有大量的需求，钙的吸收率可达50%左右；而一般人群如吸收过多的钙，可能会增加患肾结石的危险性，也可明显抑制铁的吸收，还可降低锌的利用率。

（3）钙的摄取

含钙丰富的食物中，以牛奶为最佳，牛奶不仅含钙量高，而且其中的钙容易被人体吸收利用。

另外，虾皮、小鱼干、紫菜、海带等海产品均是富含钙的食物，豆类（如黄豆、黑豆等）及豆制品（如豆腐、豆腐干等）也是膳食中钙的主要来源。

蔬菜中的绿叶蔬菜，如小白菜、油菜、芹菜等的含钙量也较高。

2. 铁

（1）铁的生理功能

1）造血原料。人体内的铁元素约有2/3存在于红细胞中，是组成血红蛋白的原料，参与体内氧的运输和利用。机体缺铁时，易患缺铁性贫血。

2）合成酶的原料。各种细胞色素酶、过氧化氢酶等是细胞代谢不可缺少的物质。机体缺铁元素时，酶的活性降低，会导致肌肉收缩力和机体免疫力下降，影响消化吸收，损害神经系统的功能。

（2）铁的吸收

动物性食物中的铁元素因与血红蛋白、肌红蛋白结合，可被肠黏膜直接吸收，因此动物性食物中的铁吸收利用率高。例如，肉类、鱼类、禽蛋类食物中所含的铁元素，吸收率可达20%左右。

植物性食物中的铁元素多以三价铁的形式存在，这种形式的铁需要在酸性介质，如胃酸及食物有机酸的作用下，被还原成二价铁，才能被肠黏膜吸收。所以，植物性食物中的铁元素吸收率低，如大米中的铁仅被吸收 1%左右。但如果同时摄入动物性食物和植物性食物，则可使植物性食物中铁的吸收率增加。

另外，谷类中的植酸、某些蔬菜中的草酸、茶中所含的鞣酸、咖啡中的多酚类物质均会降低铁元素的吸收利用。

（3）铁的摄取

动物性食物中的瘦肉、动物血、肝脏、鸡胗、猪肾、羊肾、鱼类、蛋黄等含铁元素丰富，植物性食物中的大豆、黑木耳、芝麻酱、干果、谷类、菠菜、扁豆、豌豆、芥菜叶等含铁元素较多。另外，红糖是一种含铁丰富的食品。

乳类食品含铁元素很少，以乳类为主食的儿童要注意补铁。

3. 锌

锌是人体必需微量元素之一。锌在人体内分布广泛，几乎所有器官内都含有锌。

（1）锌的生理功能

1）参与人体内多种酶的合成。锌与人体内 100 多种酶的合成有关，许多酶参与体内脂肪、蛋白质和碳水化合物的代谢，因此，锌元素在维持机体正常代谢中起着重要作用。

2）参与细胞内核酸及蛋白质的合成，与生长发育密切相关。儿童体内缺锌元素会妨碍核酸和蛋白质的合成，影响生长发育。缺锌儿童往往身材矮小，严重者可患侏儒症。

3）维持正常的味觉功能。儿童体内缺锌时，味蕾功能减退，出现食欲缺乏，导致厌食、偏食、异食，表现为喜食泥土、纸张、煤渣等异食癖症状。

4）维持头发、皮肤的健康。锌元素参与合成头发中的胶原蛋白和皮肤中的角蛋白，人体内缺锌时，头发干脆、褐黄、易分叉，皮肤干燥、易角化。

5）促进性器官发育。男性第二性征发育及女性的生殖各期发育都需要锌的参与。

（2）锌的摄取

不论动物性食物还是植物性食物都含有锌，但食物中的锌含量差别很大，吸收利用率也不相同。

含锌较丰富的动物性食物有牛肉、瘦猪肉、海产品、动物内脏、奶类、蛋类等；含锌较丰富的植物性食物有花生、玉米、谷类胚芽、麦麸、干果类等。谷类和蔬菜中的草酸、植酸可与锌结合形成不溶性物质，降低其吸收率。

4. 碘

碘是构成甲状腺素的主要原料。碘的生理功能是通过甲状腺素来实现的。

甲状腺素对细胞的代谢具有重要的调节作用，对机体的正常生长发育有直接影响。

碘缺乏时，甲状腺素合成不足，引起甲状腺肿大，叫“甲状腺肿”，又叫“粗脖子病”。

生活在碘缺乏地区的孕妇，由于自然环境中缺碘，自身摄取的碘不足，使胎儿的生长发育受到严重影响，特别是脑和内耳的发育出现严重阻碍。孩子出生后早期碘缺乏，甲状腺素合成不足，致使其生长发育迟缓，智力低下，表情呆滞，身体发育比例失调。最严重的后果是智残，称为“地方性克汀病”，也叫“呆小病”。

食用碘盐也是摄入碘的重要途径，多食用富含碘的食物就能达到预防碘缺乏病的目的。

食物中以海产品含碘最丰富，如海带、紫菜、海鱼、虾、干贝、海参等。

5. 氟

人体中的氟 90%存在于牙齿和骨骼中。氟在牙釉质及骨质中形成坚硬耐酸的氟磷灰石，防止龋齿并增加骨的强度。

食物中氟的含量与地方水质及土质有关。

正常情况下，人体每日需要氟 1～2 毫克。缺氟者易患龋齿。每日摄入量超过 4～8 毫克时，牙齿出现黄色斑点，失去光泽，导致斑釉症，而且骨质变脆。

（二）维生素

维生素是一类有机化合物，在人体内它既不构成身体组织，也不供应热能，但却是维持机体正常生命活动所必需的营养素。维生素的主要功能是调节人体的新陈代谢，尤其是与各种酶有密切关系，在物质代谢中起着重要的作用。

目前已知的维生素有 20 多种，它们大多不能在体内合成或体内合成不足，必须由食物供给。如果膳食中长期缺乏维生素，可引起机体代谢紊乱，导致维生素缺乏症。

维生素可分为脂溶性维生素和水溶性维生素两类。

脂溶性维生素主要有维生素 A、维生素 D、维生素 E、维生素 K。它们不溶于水，但溶于脂肪，在食物中，常和脂类共同存在。这类维生素在肠道的吸收也与脂类的吸收密切相关。吸收后的脂溶性维生素在肝脏内储存，如果摄入过量，在体内大量蓄积，会引起中毒。

水溶性维生素包括维生素 B 族（维生素 B_1、维生素 B_2、维生素 B_6、维生素 B_{12}、叶酸等）和维生素 C。水溶性维生素溶于水，不溶于脂肪，在人体内不能储存，几乎没有毒性。

1. 维生素 A

（1）维生素 A 的生理功能

1）合成视紫红质，维持夜视功能。在人的视网膜上有两种视觉细胞：一种叫视锥细胞，另一种叫视杆细胞。前者感受强光刺激，并能辨别颜色；后者感受弱光刺激，其中的感光物质叫“视紫红质”。维生素 A 的主要功能是合成视紫红质，以维持暗光下的正常视觉。

如果人体内缺乏维生素 A，会造成视网膜上的视紫红质合成障碍，导致暗适应能力下降，出现“夜盲症”。

2）维持上皮细胞的正常发育。维生素 A 是上皮细胞生长、发育必需的营养素。呼吸道、消化道、泌尿道以及皮肤的健康均与维生素 A 有关。泪腺上皮细胞的健全也不可缺少维生素 A。

如果缺乏维生素 A，可导致皮肤角化过度、干燥、粗糙，毛发干脆，易于脱落，并反复发生呼吸道、消化道感染；角膜及结膜干燥粗糙，眼泪减少，发生眼干燥症。严重的角膜病变，可使角膜软化、穿孔，甚至失明。

3）促进正常的生长发育，提高机体免疫力。

（2）维生素 A 的摄取

1）动物性食物中的维生素 A。各种动物的肝脏都含有丰富的维生素 A，动物的肾、心、肺、胰腺以及鱼类、乳类、禽蛋也含有一定量的维生素 A。

2）植物性食物中的胡萝卜素可在人体内转化成维生素 A。一般深绿色、橙黄色的蔬菜，如菠菜、豌豆苗、青椒、胡萝卜、南瓜、红心甜薯等含胡萝卜素丰富。杧果、杏等水果也含有较多的胡萝卜素。

维生素 A 摄入过多可致中毒，常因家长给儿童服用过多的浓缩鱼肝油或维生素 A 制剂所致。因此，服用鱼肝油或维生素 A 制剂时要严格掌握剂量，不是越多越好。

2. 维生素 D

（1）维生素 D 的生理功能

1）促进钙、磷代谢。维生素 D 在人体小肠内能够促进钙结合蛋白和磷结合蛋白的合成，从而促进小肠对钙和磷的吸收。维生素 D 可以增加肾对磷的重吸收。

2）骨骼的组成成分。钙和磷是骨骼和牙齿的重要组成成分，因此，维生素 D 在维持骨骼和牙齿的正常生长及钙化过程中起着重要作用。

儿童缺乏维生素 D 可患佝偻病。

（2）维生素 D 的来源

维生素 D 的种类很多，其中以维生素 D_2 和维生素 D_3 最为重要。

人体获得维生素 D 既可以从食物中摄取，也可以由皮肤合成。维生素 D_2 可由植物中的麦角固醇经紫外线照射后转变而成，维生素 D_3 可由皮肤中的 7-脱氢胆固醇经紫外线照射后转变而成。

维生素 D 的食物来源主要有普通食物、维生素 D 强化食物及鱼肝油。

普通食物中维生素 D 的含量并不丰富。

含脂肪多的海鱼、动物肝脏、蛋黄、奶油等含有较多的维生素 D。

鲜牛奶中加入一定量的维生素 D 进行食品强化，有利于维生素 D 的吸收。

鱼肝油中所含的维生素 D 极为丰富。但在以奶为主食的婴儿补充鱼肝油时，切忌过量，否则会引起维生素 D 中毒，早期表现为精神方面的改变，如烦躁、睡眠不安，同时食欲减退，继而出现恶心、呕吐、烦渴、多汗等，严重时可损害心、肾功能。

3. 维生素 K

维生素 K 的主要生理功能是刺激凝血酶原的形成，保证凝血顺利进行。

绿色蔬菜中含有较多的维生素 K，如菠菜、白菜。维生素 K 在海带、栗子中的含量较高，在动物肝脏、蛋黄、黄豆、米糠中的含量也较丰富。

人体肠道细菌也可以合成维生素 K，而且这部分占的比例较大，占总摄入量的 50%～60%。长期服用抗生素会抑制肠道细菌的繁殖，导致维生素 K 的缺乏。新生儿出血症往往就是新生儿肠道内细菌较少，合成的维生素 K 不足，凝血失常所致。

4. B 族维生素

B 族维生素主要包括 8 种维生素：维生素 B_1、维生素 B_2、泛酸、维生素 B_6、维生素 PP、生物素、叶酸、维生素 B_{12}（钴胺素）。下面介绍其中的几种。

（1）维生素 B_1

维生素 B_1 又叫硫胺素或抗脚气病维生素，是人体内碳水化合物正常代谢的必要物质，在糖类的氧化供能过程中发挥着重要的作用，尤其是神经系统所需要的能量主要依靠糖的氧化供应。此外，维生素 B_1 参与部分氨基酸和脂肪酸的代谢过程。因此，维生素 B_1 是机体物质代谢中的重要物质。

另外，维生素 B_1 对儿童的生长发育、对增进食欲也有重要作用。

维生素 B_1 不溶于脂肪，但溶于水，在碱性溶液中或遇热时极易被破坏。

维生素 B_1 存在于动物的肝、肾，以及瘦肉（特别是猪肉）、乳类、米糠、麦麸、酵母、豆类、硬果类等食物中。谷类加工过细会损失大量的维生素 B_1。食物中常含有抗硫胺素因子，故食物存放时间过长也会降低维生素 B_1 的含量。

人体内缺乏维生素 B_1 可导致消化、神经和心血管诸系统的功能紊乱。维生素 B_1 缺乏症即“脚气病”（人们常说的“脚气”是指霉菌所致的脚癣，与维生素 B_1 缺乏症无关），表现为容易疲乏，四肢无力，肌肉萎缩，感觉迟钝，甚至心力衰竭。乳母缺乏维生素 B_1 可导致乳儿脚气病的发生，主要表现为烦躁不安或嗜睡，眼睑下垂，哭声嘶哑或失音，吮奶无力。病情重者，因颈肌无力，致头后仰；四肢无力，手不能抓握，足不能站立。严重者可出现昏迷、惊厥甚至死亡。

幼儿膳食应注意粗、细粮搭配，每天吃豆类及其制品，以获取维生素 B_1。

（2）维生素 B_2

维生素 B_2 又叫核黄素，是机体多种辅酶的组成成分，这些辅酶与特定的蛋白质结合，形成黄素蛋白，在氨基酸、脂肪和碳水化合物的代谢以及细胞呼吸中起着重要的作用。

维生素 B_2 不足可引起物质和能量代谢紊乱，表现为口角糜烂、阴囊发炎、角膜溃疡、生长停滞等。

维生素 B_2 含量较多的食物有鸡蛋、肝脏、乳类、瘦肉、鱼等动物性食品，绿色蔬菜中也含有一定量的维生素 B_2，但含量不高。因此，在以植物性食物为主的人群中，维生素 B_2 缺乏者较为常见。

维生素 B_2 溶于水，在碱性溶液中和光照下易被破坏，但耐热、耐酸，不易被氧化。

（3）维生素 B_6

维生素 B_6 又叫抗皮炎维生素，参与体内蛋白质和脂肪的代谢，是促进人脑发育的重要物质。

婴儿缺乏维生素 B_6 会躁动不安，发生惊厥。学前儿童缺乏维生素 B_6 可导致生长停滞。孕妇缺乏维生素 B_6 会影响胎儿的脑发育。

维生素 B_6 含量丰富的食物有蛋黄、肉类、鱼类等，谷物和蔬菜中也含有少量的维生素 B_6。

维生素 B_6 溶于水，对光和碱敏感，加工和烹调过程中十分容易损失。

（4）叶酸

叶酸是 B 族维生素的一种，广泛存在于绿叶蔬菜中，微溶于水，易被光、酸、热破坏。人体内缺乏叶酸可造成 DNA 合成障碍，导致巨幼红细胞贫血，抑制淋巴细胞的免疫功能。维生素 C 对叶酸有保护作用。

（5）维生素 B_{12}

维生素 B_{12} 的生理作用与叶酸有密切的关系，人体内缺乏维生素 B_{12} 时红细胞发育停滞，寿命缩短；还会降低叶酸的生理功能。

学前儿童缺乏维生素 B_{12} 会出现记忆力减退、肌肉萎缩、运动失调。

维生素 B_{12} 存在于肉类、内脏、鱼、蛋、乳等动物性食物中，植物性食物中含量很少。

5. 维生素C

（1）维生素C的生理功能

维生素C又名抗坏血酸，它在人体内具有多种生理功能。

1）抗坏血病，并促进伤口愈合。坏血病是一种以多处出血为特征的疾病，表现为皮下、黏膜、肌肉、牙龈等多处出血，还可引起骨膜下出血，导致肢体在出血局部出现疼痛、肿胀。

维生素C能促进人体组织中胶原蛋白的合成，预防坏血病的发生，还有益于伤口愈合、止血。

2）参与胆固醇代谢。维生素C参与胆固醇的代谢，降低血液中胆固醇的含量，对防治心血管疾病有一定作用。

3）促进铁的吸收和叶酸的代谢。维生素C能使食物中的三价铁还原为二价铁，有利于铁的吸收，还能使叶酸被激活，可用于缺铁性贫血、巨幼红细胞贫血的辅助治疗。

4）增强免疫力。维生素C能增强人体免疫力，具有一定的防癌、抗癌作用。

5）保护和解毒功能。人体患重病或发生中毒时，可用维生素C辅助治疗。

（2）维生素C的摄取

新鲜蔬菜和水果是维生素C的主要来源。深色蔬菜（如韭菜、菠菜、芹菜、青椒等）和水果（如柑橘、山楂、鲜枣、柚子等）含维生素C较多。某些野果，如酸枣、刺梨等含维生素C非常丰富。

维生素C易溶于水，且极不稳定，在高温、氧化、接触碱类或铜器时会受到破坏。所以，在烹调中应注意减少维生素C的损失。

母乳喂养的婴儿一般不会缺乏维生素C。人工喂养儿须早添加富含维生素C的橘汁、番茄汁、菜水等，以预防维生素C缺乏症。幼儿多吃新鲜蔬菜和水果，也可获得足量的维生素C。

（三）水

1. 水的生理功能

（1）水是构成机体的重要原料

水是维持生命最基本的条件，是构成人体细胞及体液的主要成分。成人体液约占体重的60%，学前儿童约占70%，新生儿可占到80%左右。

（2）调节体温，保持体温恒定

人体通过血液循环，将体内代谢产生的热量均匀地分布到全身，如果人体内产生的热量过多，就会通过出汗散发多余的热量，以保持体温的恒定。

（3）加速体内化学反应

水是多种物质的溶剂，人体内的一切化学反应都有水的参与。

（4）运输作用

水在体内直接参与物质代谢，作为载体向体内各组织输送营养物质，促进人体细胞生长，并带走代谢产生的废物，以便排出体外。口服或注射的药物也需要水的运输才能发挥作用。

（5）润滑作用

关节、眼球及人体组织间的水还可作为润滑剂，起润滑作用。

2. 水的需要量

水的需要量取决于机体的新陈代谢和热量的需要。学前儿童新陈代谢旺盛，热量需要较多，故对水的需要量相对较大。另外，水的需要量还与人的活动量、气温、食物的性质等有关。

一个人每天约需 2500 毫升水，才能维持机体的水平衡。除从食物中摄入约 1000 毫升水和体内代谢产生约 300 毫升水外，每人每天尚需饮水 1200 毫升左右。

学前儿童膳食营养素参考摄入表

当人体失去的水分占体重的 2%时，就会感到口渴和尿少；失水达体重的 6%时就会全身乏力、抑郁、无尿；失水达体重的 10%时则会出现烦躁不安、眼球内陷、皮肤失去弹性、全身乏力、体温升高、脉搏加快和血压下降等现象；如果失水超过体重的 20%则会死亡。

如果短时间内大量饮水，吸收的水分很快进入血液，可以使细胞外液的渗透压降低，水分进入细胞内，造成细胞胀大而发生水中毒，会危及生命。

四、学前儿童所需能量分析

人体每时每刻都在消耗能量，这些能量是由食物中的产能营养素提供的。

如果食物中能量供给不足，人体就会消瘦，抵抗力下降；能量供给过多，多余的能量变成脂肪贮存起来，时间长了，人就会发胖。

能量单位用焦耳表示。

人体对能量的需要与其消耗量是一致的。学前儿童的能量消耗包括基础代谢、劳动和其他活动需要、食物特殊动力作用、生长发育所需能量和排泄丢失能量等。

（一）基础代谢

基础代谢是人体在清醒、安静、空腹和室温 20～25℃的适宜环境中，维持最基本的生命活动所需的能量，包括维持肌肉张力、体温和各系统器官组织的生理活动的需要。

基础代谢受体表面积、性别、年龄和内分泌腺分泌状态的影响，与体表面积成正比。

一般来说，男性基础代谢比女性高，学前儿童及青少年比成人高。学前儿童由于代谢旺盛，体表面积相对较大，所以基础代谢率比成年人高10%～15%。

（二）劳动和其他活动需要

不同程度的活动消耗的能量也不同，与肌肉活动量成正比，与活动强度、活动持续的时间、熟练程度、活动环境及气象条件等有关。活泼好动的儿童，比不好活动、不喜欢体育锻炼的儿童能量消耗要大得多。新生儿的活动主要是啼哭、吸奶、睡眠，因而这部分能量消耗不多，以后随着年龄的增长，儿童的活动量、活动时间及活动的复杂程度增加，这部分热能消耗量也不断增加。

（三）食物特殊动力作用

食物特殊动力作用是指机体对食物摄取、消化及吸收过程产生的热能消耗。这是消化和吸收食物所消耗的能量。食物特殊动力作用与进食的总热量无关，而与食物的种类有关。各类营养素的消化吸收所消耗的热能量不同，碳水化合物的消化和吸收耗能量约为其自身所产能量的6%，脂肪约为4%，蛋白质约为25%。对婴儿来说，食物的特殊动力作用所消耗的能量占总能量的7%～8%，而对混合膳食的儿童来说，则为5%左右。

（四）生长发育所需能量

这是学前儿童时期特有的热能需要，其需要量与其生长发育速度成正比。1岁以内生长速度最快，故生长发育所需能量也最多，每日每千克体重需125～209千焦能量，以后逐渐减低，到青春期又增多，这部分能量占总能量的30%左右。

（五）排泄丢失能量

每天摄入的食物不能完全被人体吸收，在排泄食物残渣时，会丢失一些没有被人体吸收的能量，正常情况下，这部分能量约占总能量的10%以下。

以上5个方面之和，即为儿童所需的能量。不同年龄儿童每日每千克体重所需的总能量大致如下：新生儿期，251～334千焦；出生后第2～6个月，460～490千焦；出生后第7～12个月，418～460千焦；4周岁，418～490千焦；7周岁，376～460千焦。

需要注意的是，相同年龄、同样体重的儿童，也会由于个体差异而使能量的消耗有所不同。

【实践实训】

1）宣传画制作：每个小组制作学前儿童生长发育所需营养素宣传画，并选出一名主讲人，讲解学前儿童生长发育所需的营养素有哪些，各种营养素对儿童的成长有什么作用。

2）以“我不挑食”为主题，设计一份饮食营养教育活动设计方案，并去校内附属幼儿园试讲，帮助小朋友养成良好的饮食习惯。

任务二 婴儿喂养

【情境导入】

现如今，很多妈妈在宝宝出生之后拒绝母乳喂养。她们认为刚经历过分娩，用母乳喂养宝宝会影响自己的休息。阿美就是其中的一个，她认为母乳喂养要频繁起来喂夜奶，休息不好，而且现在奶粉的营养一点儿也不比母乳差，母乳喂养完全没有必要。请问：母乳喂养相较奶粉喂养有优越性吗？

【任务目标】

1. 了解母乳喂养的优越性；
2. 掌握婴儿辅食添加的方法；
3. 呵护婴儿，守护婴儿健康。

一、提倡母乳喂养

（一）母乳的分泌

进入青春期后，女性的子宫、卵巢和乳房逐步发育成熟。

乳房由一大群乳腺组成。女性怀孕期间，乳腺生长迅速，乳房和乳头体积都相应增大。母体开始贮存营养，以便为母乳喂养提供所需的物质。

产妇分娩后最初几天分泌的乳汁称为初乳。初乳中含有婴儿生长发育所需要的各种营养物质，还含有能预防多种传染病的免疫分子。对于新生儿，母乳喂养非常重要。

母乳在最初的几天，颜色和稠度不断变化，但其营养价值和抗感染的功能却变化不大。如果最初几周按时给婴儿喂奶，则母乳的分泌量就会逐渐增加，以满足婴儿生长发育的需要。母乳可以满足婴儿最初4～6个月需要的全部营养素。

（二）母乳的成分

母乳与牛奶不同，它含有婴儿需要的最理想的营养成分，其主要成分为水、蛋白质、脂肪、乳糖、矿物质和维生素。

1. 水

水是人体每一细胞生存所必需的，没有水，人体就会处于脱水状态。母乳对婴儿来说是最为完美的，因为其中水与其他成分的比例恰好是平衡的。

2. 蛋白质

母乳内的蛋白质颗粒较小，容易消化，还含有免疫物质，能保护婴儿不受多种病菌的侵害。

3. 脂肪

婴儿吸收母乳中的脂肪要比吸收牛奶中的脂肪容易得多。通常情况下，母乳脂肪中含有足量的维生素A和维生素D。

4. 乳糖

母乳中乳糖的含量比牛奶中的含量高，它是一种容易消化的能源物质。乳糖在婴儿的肠道内变成乳酸，有助于肠道的正常功能，有助于人体吸收所需要的钙和其他矿物质。

5. 矿物质

母乳中的钙、磷等矿物质比例适宜，容易被吸收、利用，有利于婴儿牙齿和骨骼的发育。

6. 维生素

如果母亲摄入的维生素充足，其乳汁中的维生素足可供给婴儿最初 4～6 个月生长发育的需要，满足婴儿在营养和健康上的需求。

（三）母乳喂养的优越性

母乳喂养的意义不只是局限于喂食而已，母亲的乳汁也不能只被看作是一种“食物”。母乳喂养对婴儿的身心健康发展有非常重要的作用。

1. 母乳中含有婴儿所需的各种营养素

母乳是母体专为婴儿“生产”的一种食物，其营养成分全面、比例合理。母乳中还富含免疫物质，为婴儿抵抗腹泻、感染和食物过敏提供最好的保护。

2. 母乳喂养有利于母婴间情感的交流

在怀孕期间，母亲和胎儿紧密联系在一起，同呼吸、共循环，息息相关。出生后，通过喂哺，婴儿能听到熟悉的心跳声，感受到母亲肌肤的温暖，闻到母亲肌肤的气息，这对稳定婴儿情绪和身心的健康发展都有重要意义。此外，通过喂哺，母亲还能及时发现婴儿的冷暖及疾病，便于及早诊治。通过母乳喂养，母亲与婴儿之间形成了一种独特的亲密关系。当母亲怀抱婴儿喂奶时，会给婴儿以温暖、慈爱和安全感。

3. 母乳喂养既经济又方便

存在于母亲体内的母乳不会变质，永远是新鲜的，而且婴儿需要量越大，乳汁分泌越多。母乳的温度适宜、清洁卫生，并可随时供给婴儿，既经济又方便。

4. 母乳喂养有利于母亲健康

母乳喂养不仅能促使母亲产后子宫复原，减少出血，消耗母体多余的脂肪，维持母亲的健美体型，还可降低母亲乳腺癌和卵巢癌的发病率。

营养专家经过大量的研究后，从多方面证明母乳是婴儿出生后 4～6 个月内最佳的营养食品。只要母体条件允许，没有慢性疾病和其他不适合哺乳的疾病，且乳汁充足，就要大力倡导母乳喂养婴儿。

（四）哺乳期间的自身保健

乳母要特别注意自身的保健工作。

1）哺乳期间膳食应合理，进食足够的米、面类主食以及绿叶蔬菜、水果、鸡蛋、肉和鱼等，每天最少喝 6～8 杯白开水。禁止食用饮料、茶、咖啡和酒，以及辛辣、有刺激性的食物。

2）保持良好的精神状态，心情愉快，睡眠充足。

3）禁止吸烟。

4）坚持每天在空气新鲜的环境中适当散步。

5）若患急慢性疾病，如糖尿病、急性肾炎、心脏功能不全、病毒感染或精神疾病等不适合哺乳，应停止哺乳。

二、人工喂养和混合喂养

（一）人工喂养

母亲因种种原因不能喂哺婴儿时，可选用牛奶、羊奶或其他代乳品喂养婴儿，称为人工喂养。但不要轻易放弃母乳喂养，应尽量鼓励母乳喂哺至少到 4 个月，尤其是要尽量让新生儿吃到最初一周内的初乳。

人工喂养不如母乳喂养，人工喂养不当容易引起婴儿营养不良和消化功能紊乱。但如能选用优质乳品或代乳品，调配恰当，供量充足，注意消毒，也能满足婴儿营养需要，使其生长发育良好。

1. 常用乳制品及其调配方法

（1）配方奶粉

以牛奶或羊奶为基础，添加了婴儿所需的蛋白质、脂肪、碳水化合物、维生素、矿物质等营养素，成分更接近母乳，易消化吸收，是人工喂养的首选。配方奶粉分为一段（0～6 月龄）、二段（6～12 月龄）、三段（1～3 岁）等，需根据婴儿月龄选择。适用人群为健康足月儿、母乳不足或无法母乳喂养的婴幼儿。特殊儿童还需要选择特殊类型奶粉，如水解蛋白奶粉、豆基奶粉、特殊医学用途奶粉等。

1）调配方法。在喂奶前，需将奶瓶、奶嘴用沸水煮沸 5～10 分钟，或使用蒸汽消毒柜消毒。用 40～50℃温水按奶粉罐标注比例（如 1 平勺奶粉＋30 毫升水），先加水后加奶粉，轻轻摇晃至溶解，避免大力搅拌产生气泡，导致婴儿胀气。

2）喂养标准。新生儿每次 30～60 毫升，每日 6～8 次；1～3 月龄每次 90～120 毫升，每日 5～6 次；3～6 月龄每次 150～180 毫升，每日 4～5 次；6～12 月龄每次 200～250 毫升，每日 3～4 次。逐步以辅食为主，避免机械按“时间表”喂养导致过度喂养。避免加糖、蜂蜜，防止龋齿和肥胖；也不可添加米汤，否则会降低蛋白质的吸收率。

（2）牛奶

牛奶中富含蛋白质、脂肪，但其颗粒较大，不易消化吸收，可加水调剂。牛奶中矿物质成分较多，但含锌、铜较少，含铁量与人乳相仿，但吸收较差，其吸收率仅为人乳的 1/5。

（3）羊奶

羊奶的成分与牛奶相仿，含蛋白质与脂肪稍多，尤以白蛋白为高，故凝块细，脂肪球也小，易消化。由于其叶酸含量极低，维生素 B_{12} 也少，故用羊奶喂养时应添加叶酸和维生素 B_{12}，否则易引起贫血。

2. 人工喂养应注意的事项

1）乳品和代乳品的量和浓度应按婴儿年龄和体重计算，按婴儿食欲调整，切忌过稀或过浓。

2）奶瓶以直式为好，易清洗。奶嘴软硬合适，奶嘴孔大小视婴儿吸吮力而定，以奶瓶盛水倒置，水滴连续滴出为宜。

3）每次喂哺后所有食具应洗净并煮沸消毒。

4）每日喂哺次数和间隔时间与母乳喂哺相近，小月龄婴儿间隔时间可略长。

5）每次喂哺前可将乳汁滴几滴于手背或手腕处，试乳汁温度，以不烫手为宜。

6）喂奶时奶瓶斜度应使乳汁始终充满奶头，以免将空气吸入。喂哺后应直立抱起婴儿，轻拍婴儿背部帮助其排出胃内气体，以免婴儿打嗝导致溢奶。

（二）混合喂养

母乳不足需添加牛、羊等乳品或代乳品时称为混合喂养。只在母亲确实没有足够乳汁喂饱婴儿时，才补充乳品或代乳品。

采用混合喂养时，应是母亲先用母乳喂，然后再补充乳品或代乳品。如果先补充乳品或代乳品，则婴儿的食欲会很快得到满足，就不愿再吃母乳了。母乳是婴儿最宝贵的食物，即使量不多，也是其他食物无法代替的。要坚持母乳喂养，时间尽可能延长，乳品或代乳品只是母乳的补充品，而不是代用品。

三、添加辅食

婴儿在出生之后最先接触到的食物是母乳或婴儿配方奶粉，随着一天天的成长，母乳或婴儿配方奶粉已经无法提供足够的营养素来适应婴儿生长发育所需。所以，到了 6 个月大时，应开始给婴儿添加辅食。但是，在给婴儿添加辅食的同时，还应继续尽量延长母乳喂养的时间。

（一）添加辅食的原则

不当的辅食会引起婴儿的肠胃不适或过敏现象，因此添加辅食必须坚持以下原则。

1）由少到多：首次引入新食物时，从 1～2 勺（5～10 克）开始，观察 2～3 天无过敏或不适后，再逐渐增加分量。

2）由稀到稠：遵循“流食→半流食→软固体→固体”的顺序，如从米糊过渡到稠粥，再到软米饭。

3）由细到粗：食物质地从细腻泥糊状（如蔬菜泥）逐渐过渡到颗粒状（如碎菜）、小块状（如蒸软的水果丁）。

4）由单一到多样：每次只添加一种新食物，待适应后再引入下一种，便于观察过敏反应。

（二）添加辅食的方法

1. 6～8月龄

优先选择强化铁米粉，用配方奶或温水调配成稀糊状，每日1次，每次1～2勺；适应米粉后，依次引入根茎类蔬菜泥（如南瓜泥、胡萝卜泥）、水果泥（如苹果泥、香蕉泥），每种观察2～3天；7月龄后可添加蛋黄泥（从1/4个开始）、鱼肉泥（选择刺少的鳕鱼、三文鱼），丰富营养结构。

2. 8～10月龄

辅食过渡到浓稠泥糊状或小颗粒状，如烂面条、肉末粥；增加红肉（如猪肉、牛肉）泥、豆腐泥、动物肝脏泥，每周1～2次，补铁补锌；提供条状软食，如蒸软的胡萝卜条等，鼓励婴儿抓握进食，锻炼手眼协调能力。

3. 10～12月龄

接近家庭饮食，逐步尝试碎菜、软米饭、小饺子等小块状食物，培养咀嚼能力；添加全蛋、鸡肉、虾肉等，保证优质蛋白质的摄入；保持辅食原味，1岁内避免添加盐、糖、酱油等调味品。

（三）添加辅食的注意事项

1）过敏预防：高度过敏风险食物（如蛋清、花生、鱼虾），添加后密切观察婴儿有无皮疹、呕吐、腹泻等过敏症状。

2）进食安全：避免整粒坚果、果冻等易呛噎食物，进食时需成人全程监护。

3）顺应喂养：尊重婴儿食欲和食量，避免强迫进食；若出现拒食，可暂停2～3天再尝试。

【实践实训】

1）尝试为3月龄的婴儿冲泡奶粉。

2）在母婴实训室分别为4月龄、7月龄、9月龄的婴儿制作辅食。

任务三　幼儿膳食搭配

【情境导入】

不知道从什么时候开始，贝贝变得不太爱吃蔬菜了，最多偶尔吃吃青菜，其他的蔬菜一概不碰，如果妈妈硬塞给她，她就会立即吐出来。等到她想要大便的时候，就皱起眉头、涨红了脸。妈妈无数次对她说吃蔬菜的好处，可她就是不听。妈妈只能多给她吃一些水果和山芋之类的食物以代替蔬菜。请问：水果可以代替蔬菜吗？

【任务目标】

1. 了解幼儿膳食的特点；
2. 能够合理安排幼儿膳食；
3. 关爱幼儿，帮助幼儿养成不挑食的好习惯。

一、了解幼儿膳食

幼儿膳食的主要特点是从婴儿期的乳类为主、食物为辅转变为以食物为主、乳类为辅。膳食的烹调方法及采用的食品原料也越来越接近家庭一般膳食。但这种改变应与幼儿消化代谢功能的逐步完善相适应，不能操之过急，以免造成消化吸收紊乱。

（一）膳食构成

幼儿的膳食中，必须有足够的热能和丰富的营养素。各种营养素之间应保持平衡。如果断乳后只给幼儿白粥或白饭泡菜汤，则会造成幼儿蛋白质、脂肪供应不足，生长发育迟缓，抵抗力低下；如果只注意多供给幼儿蛋、乳和肉类等高蛋白食物，则碳水化合物供应不足，往往不能保证能量需要。有些幼儿很少吃蔬菜和水果，则会引起钙、铁等矿物质及维生素缺乏。总之，断奶后的幼儿，在考虑消化能力的前提下，膳食构成应做到数量足、质量高、品种多、营养全。

（二）合理烹调

所谓合理烹调，就是要照顾到幼儿的进食和消化能力，在食物烹调上下功夫。

1. 膳食要做到细、软和烂

面条要煮透，面食以发面为好，肉要切碎，鸡和鱼要去骨、刺，花生和核桃要制成泥或酱，瓜果去皮除核。含粗纤维较多的食物、油炸食品和刺激性食品应少吃。

2. 为幼儿制作的面食要小巧，方便幼儿食用

幼儿天性好奇，外形小巧、美观和气味芳香的食品能刺激食欲，促进消化液的分泌，增强消化吸收功能，也有利于幼儿用手拿食。

3. 防止食物中营养素流失

（1）防止米饭中营养素流失

蒸米饭和焖米饭可比捞米饭少损失约 5%的蛋白质、8.7%的维生素 B；淘米时间不宜太长，不宜用手搓洗，防止过多损失维生素 B 和维生素 C。

（2）减少蔬菜中维生素的损失

蔬菜要先洗后切，急火快炒。蔬菜切后再烫洗，可使维生素 C 损失 99%以上；炒菜、熬粥都不要放碱，以免水溶性维生素被破坏。

（3）食肉方法要正确

吃肉时要喝汤，这样可获得大量脂溶性维生素。高温油炸可将食物中的维生素 B_1 破坏殆尽，使维生素 B_2 损失将近一半，且不利于幼儿消化；熏烤的肉类食品幼儿应少吃或禁食。

（三）养成良好的饮食习惯

1. 按时、定量，控制零食

断奶以后的幼儿要逐步适应并形成一日三餐的习惯。由于幼儿的胃容量比较小，消

化、吸收功能差，可以在三餐之外加 1～2 次点心。控制幼儿的零食。教育幼儿不要贪食，以免引起消化不良。

2. 不偏食

偏食是一种不良的饮食习惯。有的幼儿挑食、偏食，如有的不吃青菜，有的不吃豆腐，有的不吃肉，有的不喝奶，有的不吃鸡蛋等，导致食物单调，营养不全，影响身体的生长发育。要教育和引导幼儿吃饭不挑食、不偏食。

3. 注意饮食卫生和就餐礼貌

教育和引导幼儿养成饭前洗手、饭后漱口的好习惯，不吃不清洁、不新鲜的食物，不喝生水等；在餐桌上不东挑西拣，吃饭时不嬉闹，懂得谦让。

二、合理安排幼儿膳食

（一）选择适合幼儿特点的食物

1 岁以上的幼儿消化功能逐渐增强，通常已有 8 颗以上牙齿，开始有咀嚼食物的习惯。可以从原来比较稀的半流质食物或较烂的食物改为较软的食物，食物形式应有所变化，不能像乳儿期那样单纯吃肉末或者鱼羹，可吃一些肉丸或鱼块，鱼块应该是无骨、无刺的。

1 岁以上的幼儿对于碳水化合物的需要量随年龄增长而不断增加，主要是由米、面等提供的。碳水化合物在谷、麦和稻中含量较高，并且这类粮食中含有较多无机盐、维生素 B 及维生素 PP，在选择食物时应该多选择粗加工的小米、白面及大米。

幼儿的食物中应该有足够的蔬菜和水果，因为维生素对幼儿生长发育很重要。有的幼儿不喜欢吃蔬菜，可通过改变烹调方法及食用方法，达到让幼儿摄入蔬菜的目的。

幼儿的年龄越大，可食食物的性质和种类就越接近成人。但应注意不要让幼儿食用太多酸、辣及油腻的食物。不适宜幼儿的饮食主要如下。

1）刺激性的饮料，如茶和咖啡等。

2）粒状的硬果，如花生米、核桃和杏仁等硬果。1～3 岁幼儿没有能力嚼碎这些硬果，易引起消化不良，或误入气管。但可以通过加工把这些硬果制作成花生糊或核桃糊供幼儿食用。

3）油炸的食物、多油的点心等。

4）带刺的鱼、有骨的鸡肉等。食用时，可去除鱼刺、鸡骨等。

（二）编制科学合理的膳食计划

编制膳食计划是调整膳食环境、保证幼儿合理营养的重要措施，也是幼儿园膳食调配和管理的重要环节。

1. 编制标准化食谱

（1）编制标准化食谱的原则

1）选择富含优质蛋白质、多种维生素、粗纤维和无机盐的食物，多选时令蔬菜、水果。

2）配餐要注重粗细粮搭配、主副食搭配、荤素搭配、干稀搭配、咸甜搭配等，充分发挥各种食物营养价值上的特点及食物中营养素的互补作用，提高膳食的营养价值。

3）食谱所列的烹调方法和食物应适合幼儿的消化能力。

4）常常变换食物种类，烹调方法多样化、艺术化。

（2）标准化食谱的设计

1）按照幼儿的能量需求，确定各年龄段、男女能量需求量。

2）各餐点热能合理分配。

3）确定三大产能营养素的摄入量。蛋白质、脂肪、碳水化合物供能占总热能的百分比分别为：蛋白质占10%～15%，脂肪占30%～35%，碳水化合物占50%～60%。

4）确定食物量。主食的品种与数量主要按照各类主食中碳水化合物的含量确定。一天的主食主要保证两种以上的谷类食物原料。副食中蛋白质的2/3由动物性食物提供，1/3由豆制品供应，计算各类动物性食物及豆制品的供应量。设计蔬菜的品种与数量，一餐选择三四种蔬菜。

（3）编制食谱的注意事项

1）食谱设计过程中应考虑各种营养素在烹调过程中的损失。

2）营养食谱的调整。根据食谱设计原则，结合食谱设计的实际情况，对个别的菜品原料进行调整，以达到各种营养素供应平衡。

3）根据幼儿园膳食收费标准和市场供应情况计算成本。

建立“一周食谱”黑板报，每周向保教人员、家长和幼儿公布当日和一周食谱。食谱每周更换一次，通过食谱的调整，提高幼儿进餐的兴趣。表2-1所示为某大班幼儿一周食谱。

表2-1　某大班幼儿一周食谱

星期	早餐	早点	午餐	午点	晚餐
星期一	馒头片夹酱豆腐（馒头30克，酱豆腐3克）、火腿肠（50克）、小米红糖粥（小米20克，红糖3克）、橘子（20克）	牛奶（200克）	米饭（大米50克）、番茄小丸子（猪肉30克，黄瓜30克，胡萝卜10克，番茄5克）、红烧豆腐（鸡蛋10克，豆腐30克，油菜20克）、虾皮小白菜汤（小白菜5克，虾皮1克）	哈密瓜（100克）、饼干（10克）、牛奶（200克）	炒面（面条40克，猪肉30克，胡萝卜15克，大白菜40克，豆腐干10克）、玉米羹（玉米5克，鸡蛋25克，青豆5克）
星期二	面包夹果酱（面包30克，果酱5克）、茶鸡蛋（鸡蛋25克）、胡萝卜米粥（胡萝卜5克，大米15克）、苹果（20克）	牛奶（200克）	三鲜水饺（面粉50克，猪肉35克，鸡蛋10克，虾仁10克，韭菜5克）、小西红柿（100克）、饺子原汤	香蕉（100克）、开心果（10克）、牛奶（200克）	营养炒饭（大米50克，豌豆10克，豆腐干10克，胡萝卜30克，火腿肠25克，鸡蛋20克）、小点心（什锦酥皮20克）、香菜冬瓜汤（香菜1克，冬瓜10克）
星期三	西葫芦蛋饼（面粉10克，鸡蛋50克，西葫芦20克）、小馄饨汤（小馄饨30克，香菜2克）、梨（20克）	牛奶（200克）	米饭（大米50克）、红烧肉（猪肉50克）、鸡蛋炒西红柿（鸡蛋30克，西红柿50克）、虾皮白萝卜汤（虾皮1克，白萝卜5克）	苹果（100克）、五香芸豆（10克）、牛奶（200克）	馅饼（面粉50克，猪肉30克，大白菜50克）、拌小菜（藕片、胡萝卜30克）、三鲜汤（豆腐5克，虾仁2克，鸡蛋5克，香菜1克）

续表

星期	早餐	早点	午餐	午点	晚餐
星期四	花生糖三角（面粉30克，红糖5克，花生米2克）、酱鸡翅（鸡翅50克）、玉米面粥（玉米面15克）、西瓜（20克）	牛奶（200克）	猪肉韭菜包（面粉50克，猪肉30克，韭菜30克）、素什锦（10克）、豆沙红枣粥（豆沙5克，大米15克，红枣5克）	草莓（100克）、大杏仁（10克）、牛奶（200克）	二米饭（大米30克，小米10克）、红烧平鱼（平鱼60克）、鸡蛋炒莴笋（鸡蛋40克，莴笋70克，胡萝卜10克，豆腐干10克）、虾皮黄瓜汤（虾皮1克，黄瓜5克）
星期五	双色蛋糕（30克）、小泥肠（50克）、江米粥（江米15克）、拌小菜（土豆丝5克，胡萝卜丝5克）	牛奶（200克）	米饭（大米50克）、腰果虾仁（腰果5克，虾仁20克，黄瓜50克，胡萝卜10克，青豆5克）、鸡蛋炒菠菜（鸡蛋25克，菠菜20克）、番茄蛋花汤（番茄、鸡蛋各3克）	梨（100克）、山楂糕（10克）、牛奶（200克）	香肠卷（面粉30克，香肠30克）、鸡蛋炒洋白菜（粉丝5克，洋白菜50克，胡萝卜10克，黑木耳2克，鸡蛋20克）、香菜豆腐条汤（豆腐5克，香菜1克）

2. 制定科学的膳食制度

膳食制度是指规定每日进餐次数、每餐间隔时间及合理分配各餐食品的数量和质量的一种制度。应建立科学的膳食制度，使幼儿膳食定时、定量。

膳食制度要根据不同年龄幼儿胃的排空时间、胃肠功能特点和生活作息时间来制定。

通常，幼儿一日膳食次数可定为三餐两点或三餐一点。一般要求早餐吃好，中餐吃饱，晚餐适量。要重视早餐的重要性，早餐不足或结构不合理，会使幼儿上午活动时身体能量供应不足，导致血糖过低，影响幼儿的身体健康。早、中、晚餐的数量和能量供应可参照3∶4∶3的比例进行安排。点心可根据不同情况安排上午、下午各一次或只安排下午一次。两餐之间的时间间隔要合适，不宜过长或过短，以3.5～4小时为宜。

食物数量要充足，质量要保证。全托幼儿每日热能供给不应低于供给量标准的90%，日托幼儿的全日热能供给不低于标准的80%，动物蛋白质不低于全日蛋白质供给量的1/3，以满足幼儿生长发育的需要。

（三）做好食物调配与烹饪，创设健康膳食环境

1. 根据幼儿的饮食心理特点，做好食物调配与烹饪

1～2岁的幼儿膳食由以母乳或牛奶为主转变为以粮食为主，由以半流质食物为主转变为以固体食物为主，此时要保证各种营养素的充分供给，膳食要定时定量，少食多餐，选择的食物要富含优质蛋白质，以保证幼儿生长发育的需要。一般不给幼儿吃过甜、过咸、过酸或过于油腻的食物，最好是荤素搭配、干稀搭配及咸甜搭配的粮、肉、蛋、菜等混合食品，使营养合理，膳食平衡。

3～4岁幼儿随年龄增长越来越喜欢吃形式多样的饭菜，能逐渐适应干稀搭配，喜欢各种花样的面点与各种配菜。他们喜欢色、香、味、形俱佳的饭菜，爱吃带馅的食品，可将幼儿平时不爱吃但营养丰富的猪肝和胡萝卜等制成馅，做成饺子或包子。可以将豆制品变换花样，使他们乐于接受，增加对营养素的摄入。

对于5～6岁的幼儿，要优先提供富含蛋白质、无机盐和维生素的食物，食谱常换

花样，主食也要多样化，如米饭、花卷、包子、面条和水饺等。幼儿的膳食要特别强调多样化，粗粮细作，细粮巧作，经常变换花样，这样才能调动幼儿的食欲。

通过科学烹饪，食物不仅保持良好的色、香、味、形，还能适合幼儿的消化能力和膳食心理特点。任何菜肴都应讲究刀法，整齐、多变的线条和图案能给幼儿新鲜感，促进食欲。膳食烹饪还要注意尽量减少营养素的损失和破坏，炒菜时不要加水太多，菜汤和菜一同食用；淘米次数不要过多，以减少维生素的损失。

2. 创设愉快、健康的进餐环境，培养良好的饮食习惯

（1）创设良好的进餐环境

进餐环境包括生理环境和心理环境两方面。

健康的生理环境是指餐厅光线充足，空气流通，温度适宜，餐桌与餐具清洁美观，大小适宜，室内布置优雅整洁。健康的心理环境是指膳食气氛和谐，不强迫幼儿进食，不体罚、不批评，保持幼儿情绪愉快。在进餐过程中，师幼之间要相互交流，融知识教育、情感交流、行为与习惯的训练于一体。还可播放一些轻松、优美的音乐，以促进食欲。进餐环境中的噪声、喧闹、拥挤和污染会抑制幼儿大脑皮质，影响进食的质量和食物的消化吸收。

（2）培养良好的饮食习惯

良好的饮食习惯有助于幼儿的膳食平衡，有利于消化器官的生理活动和预防疾病，能促进幼儿良好道德品质与文明行为习惯的养成。不良饮食习惯有很多，如偏食、挑食、咸食、暴饮暴食、喝生水、生吃未洗净的瓜果蔬菜、吃腐败变质的不洁食物及餐具共用等。饮食习惯深受环境的影响，幼儿的不良饮食习惯常常是模仿成人、缺乏训练、娇惯或放纵所致。

要注意调整各种影响幼儿饮食习惯的环境因素，家长与教师要做好示范，幼儿园和家庭应要求幼儿定时、定量和定点进餐，细嚼慢咽，不偏食、不挑食、不暴饮暴食、不剩饭洒饭。幼儿进餐时间每次至少半小时，但也不宜太长。要创设良好的相互模仿与学习的环境，在进餐过程中巩固良好的饮食习惯。

【实践实训】

根据学前儿童生长发育的特点和食物营养素的含量，为幼儿园大班、中班、小班儿童各编制一份营养食谱。

项目三 学前儿童心理保健

【项目导读】

心理健康是一种良好的、持续的心理适应状态。党的二十大报告提出“重视心理健康和精神卫生”，这就要求学前教育工作者从幼儿的角度去认识和对待学前儿童的心理健康和精神卫生，不断增强学前儿童的心理素质。学前儿童心理健康表现在智力发展正常、情绪健康稳定、性格良好、行为统一协调、良好的行为习惯等方面。心理障碍是在特定情境和特定时段内由不良刺激引起的心理异常现象。学前儿童的问题行为是指那些在频率、强度或持续时间上显著偏离同龄儿童正常发展范围的行为，这些行为可能导致儿童社交困难、学业障碍，并可能预示着未来的心理障碍。学前儿童常见的心理障碍和问题行为有过度焦虑、恐怖、口吃、夜惊、梦魇、攻击性行为、说谎、强迫症、精神发育不全以及遗尿、偏食厌食等。学前教育工作者必须了解学前儿童的典型心理问题的表现、成因与防治措施，及早发现，及时引导与治疗，有效促进学前儿童的健康成长。

任务一　学前儿童常见心理障碍预防

【情境导入】

轩轩，男孩，6 岁，语言发展从小就较晚，1 岁半以后才开始说话，2 岁以后才会讲完整的句子。入园前便有口吃现象，但不严重，没有引起家长的重视。上大班之后口吃现象比以前突出。平时与同学交谈，越着急越说不出话来；遇到集体讨论发言时，说上几个字便卡壳，急得满脸通红，嘴唇颤抖，有时还流口水。不过，在朗读课文或唱歌时并不口吃。轩轩的性格较内向，用他母亲的话说，“腼腆得像个姑娘，还有小性子”。如果你是轩轩的老师，应该如何帮助他克服口吃呢？

【任务目标】

1. 了解学前儿童常见心理障碍症状及原因；
2. 掌握学前儿童常见心理障碍的预防措施；
3. 关爱学前儿童，关注学前儿童心理健康。

心理障碍是在特定情境和特定时间内由不良刺激引起的心理异常现象。心理障碍属于正常心理活动中暂时性的局部异常状态。如果长期持续的心理障碍得不到适当的调适，不能从中解脱出来，易导致精神疾病的产生。

学前儿童常见的心理障碍多表现为情绪障碍、语言障碍、睡眠障碍、孤独症等。

一、情绪障碍识别及预防

儿童情绪障碍源于儿童期的神经症样症状，表现为焦虑、恐惧、抑郁等情绪异常。

（一）儿童焦虑症

儿童焦虑症是在儿童时期发生的一种以恐惧与不安为主的情绪体验，常伴有自主神经功能的异常。这种恐惧与不安无具体的指向性，但儿童总觉得将有不好的事情发生，犹如大祸临头一般惶惶不安。儿童焦虑症是一种较为常见的情绪障碍。

1. 识别

焦虑儿童表现为不安、烦躁、不愉快、胆小、害怕，对环境变化敏感等。当焦虑症发作时，表现为过度烦躁、焦虑不安，同时伴有睡眠不好、做噩梦、讲梦话、食欲缺乏、心跳加速、气促、大量出汗、尿频等自主神经功能失调的症状。儿童夜间往往不敢单独睡，怕黑暗，常需要成人陪伴，常伴夜间遗尿。这类儿童常因学习成绩差、对陌生环境反应敏感而担心、害怕，甚至恐慌不安，哭闹不停，对别人的看法非常敏感，常常担心被别人嘲笑，对尚未发生的情况表现得过分关注，并伴有无根据的烦恼。对日常一些微不足道的小事也显得过分焦虑。

2. 原因

儿童焦虑症与先天素质和后天环境因素都有密切关系。造成儿童焦虑症的主要原因有以下几方面。

（1）遗传因素

大约有 15%的焦虑症儿童，其父母也患有焦虑症。研究发现，在具有焦虑症状同卵双生儿中，同病率为 50%。这类儿童本来就有敏感、自信心不足、自尊心强的性格特点，容易紧张、多虑。他们的家长也常有敏感、多虑的表现，而且对孩子的教育方法不当。

（2）家庭环境

与父母突然分离、不幸事故、亲人病重或死亡及父母离异等会造成儿童无安全感，易产生焦虑。有的家长对孩子过于苛求，只知“望子成龙”，而不考虑这些要求是否超过了孩子的智力发展水平，孩子慑于家长的权威，整天处于紧张状态，久而久之，便会导致过度焦虑反应。另外，有的家长对孩子过于溺爱，对其百依百顺，这同样使孩子不能正确地估计自己，当孩子走出家庭，在社会上或学校中碰到一些不顺心的事情时，就容易发生过度焦虑。

（3）环境适应不良

儿童不能适应环境的变化易导致焦虑。例如，儿童离别焦虑，即儿童与亲人离别而引起的严重焦虑反应，常在学龄前期表现为不愿离开亲人，不肯独睡，不愿上学，怕亲人一去不复返；在亲人离开时出现焦虑，在亲人离开后出现抑郁、悲伤、退缩等症状，有时伴有头痛、恶心、呕吐等躯体症状。

3. 防治

首先，家长和老师要正确对待儿童，注意循循善诱。对儿童学习的期望要考虑到儿童的年龄、智力水平等，不能马虎，也不能苛求，不溺爱，也不放纵，使正在长知识、长身体的儿童从小得到健康的成长。

其次，要注意儿童的学习负担不要太重，要讲究教育方法，要保证儿童有足够的睡眠时间和充分的娱乐时间。

此外，还要帮助儿童树立克服困难的信心，培养坚强的意志和开朗的性格，这对于防止焦虑症的出现具有十分重要的意义。

对于已经出现严重焦虑症状的儿童，要进行心理治疗，采用支持性心理疗法、行为疗法等。有的还需要配合药物治疗，如服用抗焦虑药物、安定等。但这类药物要在医生指导下使用，不可随便服用。

对于轻症儿童，先要弄清楚儿童发生焦虑反应的原因，取得其信任与合作。凡属客观原因的，能够解决的问题应尽量给予解决。家长要充分认识儿童焦虑症的实质，对环境适应不良的儿童应防止太多的环境变化，有焦虑倾向的父母要认识到自己本身的个性缺陷，不断克服，防止对儿童产生太多的不良影响。属于主观原因的，要帮助儿童正确认识这些原因与发病的关系，逐渐引导儿童从主观上努力克服焦虑。当症状逐渐消失后，要引导儿童多参加一些集体活动，消除过去那种紧张的心理，锻炼其克服困难的意志，培养其开朗的性格，防止症状复发。

（二）恐怖症

恐怖症是指对某些物体或某些特殊环境，明知不存在真实的危险却产生异常强烈的恐惧心理，常伴有焦虑情绪、自主神经系统功能紊乱症状以及回避行为。

正常儿童对一些物体和特殊情境，如黑暗、动物、昆虫、死亡、登高、雷电等会产生恐惧，但其恐惧的程度轻、时间短，时过境迁之后恐惧心理很快消失，这为正常情绪反应，不属于恐怖症范畴。如果这种恐惧情绪持续不退，严重影响到儿童正常的生活、学习、交往等，就属于不正常了。

恐怖症根据内容可分为三大类：对身体损伤的恐怖，如怕流血、怕受伤、怕死亡；对自然事件的恐怖，如怕黑暗、怕动物、怕高台；社交性恐怖，如怕上台回答问题、怕当众表演等。

1. 识别

若儿童恐怖表现达到了下列程度之一，可怀疑患恐怖症。

1）所害怕的实际上并无危险，或者虽有危险，但恐惧程度超过了应有限度。

2）对一种事物的特别恐惧感一直存在，不随年龄增长而消退，并由此引发退缩和逃避行为，影响正常生活和学习。

3）出现恐惧症状后虽经百般劝慰和解释，仍无法消除，并反复出现急于逃避的情绪。

患儿通常有自知力和自制力，只有当对特定的对象产生恐惧后，才表现出强烈的焦虑和逃避反应。

2. 原因

少数儿童的恐怖症有遗传倾向，即受到先天气质因素的影响。但多数恐怖症的起因是后天的，以经验为基础，不良的社会环境、家庭及学校不良的教育等都可成为发病的原因，而突然的意外惊吓会促使症状出现。例如，有儿童幼时与小猫玩耍，突然被猫咬伤，以后他见了猫就怕，甚至怕所有与猫有关的东西或带毛的东西（如含有猫的图片、毛茸茸的玩具）。

罹患恐怖症的儿童多数敏感、胆小，容易受外界的影响。父母的不良性格、错误的教育方法，如常用鬼怪、黑暗等来吓唬儿童，会加重儿童的胆小和害怕心理。此时如果再碰到意外的惊吓，如狗咬、猫抓、目睹车祸、被人耻笑或被人欺负等情况，先天遗传和后天环境的交互作用强化了儿童的恐惧感，就会促使儿童突然发病。

3. 治疗

恐怖行为如持续存在会干扰儿童的正常生活，影响其认知发育和社会适应性发展，所以须尽早治疗。

儿童恐怖症宜做综合治疗，原则上以心理治疗为主、药物治疗为辅。

（1）心理治疗

在支持疗法和认知疗法的基础上，加行为疗法，能取得较好效果。行为疗法可采用系统脱敏法、阳性强化法、冲击疗法等。

（2）放松或生物反馈治疗

通过训练主动放松全身或采用生物反馈治疗仪进行全身放松治疗可取得一定效果。

此外，音乐及游戏对儿童恐怖症治疗效果也较好。

（3）药物治疗

对症状较为严重的儿童给予小剂量药物治疗。药物治疗必须在医生的指导下进行，根据病情适量增减。

另外，老师和家长要采用讲科学、讲事实、讲道理的方法讲解事实真相，加以疏导，决不可用黑暗、鬼怪故事来吓唬儿童；儿童也不应看恐怖的电影、电视，胆小、敏感的儿童尤其如此。老师和家长还应鼓励儿童多参加集体活动，丰富儿童的知识，可以利用游戏方法，让他们逐渐去接近他们害怕的动物或事件，以培养其勇敢的精神。家长还应指导儿童有效地适应各种紧张情境和事件，有意识地增强儿童的应变能力。

（三）抑郁症

儿童抑郁症属于儿童情感性障碍范畴，是以持久的、显著的情绪异常（高涨或低落）为基本症状的一种精神疾病，表现为长期抑郁，伴有言语、思维和行为改变。在缓解期间精神活动正常，有反复发作的倾向。

1. 识别

（1）情绪低沉

情绪低沉表现为不愉快、悲伤、孤僻、哭泣、自我评估过低、不愿去幼儿园，对日常活动丧失兴趣，也有的表现为易激惹、好发脾气、执拗等。

（2）行为迟缓

行为迟缓表现为动作迟缓、活动减少、退缩、萎靡不振，严重者可呈类木僵状态，如思维迟钝、低声细语、言语减少、语流缓慢、自责自卑，年龄稍大的儿童可有罪恶妄想。有些儿童可能表现出反向症状，如不听从管教、对抗、冲动、攻击性行为或其他不良行为等。

（3）躯体症状

躯体症状表现为各种各样的躯体不适，如头痛、头昏、疲乏无力、胸闷气促、食欲减退、睡眠障碍等。

正常儿童情绪的发展和变化具有显著的生理、心理年龄特征。学前儿童大都有情绪不稳定、易变性和冲动性的特征，其情绪变化常受外界环境的影响，这不属于病理状态。

2. 原因

（1）遗传

家族内发生抑郁症的概率为正常人口的8～20倍，且血缘越近，发病概率越高。异卵双生儿同病率约为20%。自幼分开抚养的同卵双生儿，后期同病率也高达66.7%。有调查发现，儿童抑郁症中约71%有精神病或行为失调家族史。

（2）生物化学因素影响

药理研究表明，中枢去甲肾上腺素和5-羟色胺及受体功能低下是导致抑郁症的原因。人们常以胺代谢障碍假说来解释抑郁症的发病机制。

（3）社会心理因素

具有先天易感素质的儿童，在经历创伤性体验后容易促发情感性障碍。有调查发现，抑郁症儿童精神刺激事件比对照组多3倍。失败的活动过频、过强时，易形成习得性无助感，进而可产生绝望感及抑郁症。幼年亲子情感剥夺、丧失父母、父母离异、早年亲子关系不良均可增加发生情感性障碍的概率。

（4）个性因素

抑郁症还与儿童自身个性特质有关。有些学者认为急性抑郁症儿童，病前个性多为倔强、违拗，或为被动攻击型人格；慢性抑郁症儿童则病前多表现为无能、被动、纠缠、依赖和孤独，往常有抑郁发作史；隐匿性抑郁症儿童病前则有强迫性和癔症性格特征。

3. 治疗

（1）药物治疗

随着医学的发展，抗抑郁的药物种类也越来越多，有三环类、四环类抗抑郁药物，还有SSRI（serotonin-selective reuptake inhibitor，5-羟色胺选择性再摄取抑制剂）类、SNRI （serotonin-noradrenalin reuptake inhibitor，5-羟色胺去甲肾上腺素再摄取抑制剂）类抗抑郁药物。现在常用的是艾司西酞普兰、米氮平、安非他酮、喜普妙（氢溴酸西酞普兰片）、百忧解（盐酸氟西汀胶囊）等。治疗抑郁的药物很多，用药时要因人而异，进行个体化治疗。

（2）行为治疗

行为治疗主要以心理支持为主，在给予关爱鼓励的同时，想方设法让患儿感知和认识到自身存在但以往未曾意识到的能力，并且尽可能创造体验成功的机会，或指导患儿回想获得过成功的经历。在患儿周围营造活跃友好的氛围，通过团体活动来扩大患儿进行人际交往的机会。若能够引起患儿的兴趣、希望，并帮助其增强信心，提高其参与意识及竞争意识，则可使症状减轻。

对于儿童抑郁症的治疗，一般采用心理和药物两方面的综合性治疗方法。北美研究人员推出的“音乐治疗”法和意大利的研究者们推荐的“阳光治疗”法，也不失为儿童和青少年抑郁症的辅助治疗方法。

二、语言障碍识别及预防

若儿童到了一定的年龄阶段，尚不能有与之相适应的语言表达，可被认为语言发育障碍。

（一）口吃

口吃为语言的流畅性受到破坏，言语节律与韵律受到阻断，表现为声音、音节或单词不由自主地重复或延长，讲话频繁出现踌躇或停顿，以致破坏讲话的节律与韵律。

1. 原因

因为口吃行为与神经语言中枢有关，而神经系统又是人体最为复杂的结构，因而口吃被认为是世界上最奇怪、最复杂的疾病之一。口吃行为通常与以下几个因素有关。

（1）模仿

处在语言学习阶段的儿童，对外界所有的事物都有强烈的好奇心，经常模仿和学习大人的行为。例如，如果家庭成员中有人口吃，或者在电视或电影场面中出现口吃情节时，出于强烈的好奇心和模仿兴趣，有的儿童会模仿和学习，时间长了便会成为口吃者。

（2）神经损伤

学前儿童的神经系统受到损伤时，大脑皮质功能活动性降低，容易导致神经过度紧张。再加上学前儿童情绪不稳定，有时神经特别脆弱，有时特别兴奋，这时，对于处在学习语言阶段的儿童来说，也极易形成口吃。

（3）社会心理因素引起的精神紧张

学前儿童突然受惊吓或者害怕，或受到严厉的惩罚、打骂，甚至强烈的声音刺激导致精神紧张，也有可能造成口吃。因而，学前儿童在处于生长发育阶段时，需要良好的家庭环境。据研究，学前儿童在 7 岁前家庭关系不和睦，长期处于恐惧、焦虑、愤怒、紧张的情绪之中，或者父母对孩子要求过于严格，期望过高，缺乏对孩子的正常关心，也是造成口吃的重要原因。

（4）环境的改变与突然的精神刺激

环境的改变，如转学、迁居、父母离异、寄养，突然的精神刺激，如受惊吓、严厉的体罚、辱骂等，都易于使学前儿童发生口吃。

另外，口吃也与性格有关。有些学前儿童性格内向、害羞，不愿与人交往，再加上神经过度紧张，在与人交流时便会出现口吃。

近期有些研究表明，口吃也可能与儿时大脑受损或额叶发育异常有关。

2. 矫正

口吃治疗有其时间性，最佳治疗时期应在 6 岁之前。

一旦学前儿童持续出现口吃现象，家长要及早带孩子就医。要让学前儿童放松，必要时可以给学前儿童服用一些安定类、抗焦虑类或者抗抑郁类药物来配合治疗。另外，还要注意增强学前儿童的自信心，对学前儿童进行行为训练。在学前儿童出现口吃时，不要打断，而应该及时正确引导。还可以对学前儿童进行节律性训练，如让他说顺口溜等，同时可配以仪器治疗。对口吃进行治疗，应倡导综合性治疗方法，单一的治疗效果往往不太理想。

另外，要正确矫正学前儿童口吃，必须为其创造一个良好的语言环境，增强其自信心，更应本着早发现、早治疗的原则，努力帮助其矫正。

口吃不是生理缺陷，亦非学前儿童有意无意的过失，而是心理一时紧张和习惯形成的。口吃虽可矫正，但预防更为重要，必要时可请专家给予指导。

（二）语言发育迟缓

语言发育迟缓是指幼儿 2 岁时尚不能说单字，或至 3 岁时尚不能说短语。

1. 原因

学前儿童语言发育迟缓有很多原因。

1）严重的营养不良或者慢性的消耗性疾病，会影响学前儿童语言中枢的正常发育。

2）生活环境比较单一，或者长期受到忽视，缺乏锻炼和教育机会也会导致学前儿童语言发育缓慢。

3）父母溺爱，孩子不需要开口，各种需求就能得到满足。有的父母在孩子刚开始学说话时，总是表现得非常明白孩子的需求，甚至孩子只需要一个手势或者说一个字，就可以达成心愿，这就导致孩子没有动力说完整的话。

4）父母中有人比较内向，话语较少，也就少了一半的语言刺激，这也是学前儿童语言发育迟缓的原因之一。

另外，听力障碍、孤独症、精神发育迟缓、儿童精神病等都可能导致语言发育迟缓。

2. 防治

如果学前儿童出现语言发育迟缓的现象，首先要考察家庭情况，看看是否有利于学前儿童的语言发展；然后考察学前儿童的健康因素，如听力是否有问题，是否有慢性消耗性疾病，饮食是否合理。排除掉这些因素之后，可以从社会心理环境入手，要让学前儿童多一点和其他孩子交往的机会，促进学前儿童的语言表达能力；当学前儿童试图用表情和手势来表达需求的时候，成人可以假装不懂，给学前儿童制造口语表达的机会；每天坚持积累词汇，锻炼学前儿童说话表达的能力。

学前儿童语言发育迟缓在治疗上主要采用神经营养治疗，促进大脑发育，完善语言功能。另外，情境言语训练可有效开发语言功能。

三、睡眠障碍识别及预防

足够的睡眠和良好的睡眠习惯对儿童身心健康有重要影响。我国 1～6 岁的儿童睡眠时间普遍不足，根据国际权威期刊 *JAMA Network Open* 发布的上海儿童医学中心江帆教授团队的研究结果，我国 6 岁以下儿童睡眠问题发生率为 30%～40%，高于欧美国家的 20%～30%。有近五成学前儿童睡眠有问题，包括梦呓、磨牙、鼾症、梦魇、夜惊、梦游等。另外，在医院的儿童保健门诊中，也发现有越来越多的孩子存在睡眠问题。

学前儿童的睡眠障碍有多种形式，如入睡困难、睡眠不安、夜惊、梦魇、梦游等。

（一）夜惊症

夜惊症常见于 2～5 岁儿童，一般在入睡后半小时左右发作，表现为突然惊叫、哭闹、惊恐表情、手足乱动、呼吸急促、心跳加快、出汗、瞳孔散大。每次夜惊发作可持续 1～10 分钟，发作过后再入睡，醒后完全遗忘。一般随着年龄增长，夜惊可自行消失。

1. 原因

小儿夜惊症与以下几方面原因有关。

（1）大脑发育不完善

中枢神经系统的抑制功能，尤其是控制睡眠觉醒的大脑皮质细胞发育不成熟，功能不完善，对学前儿童的睡眠会有一定的影响。这是学前儿童生理发育过程中的自然现象。如果学前儿童发作夜惊的情形不是很明显或偶尔发生，父母不必过分在意。这种状况是一时性的，随着学前儿童的成长，身体各部分发育逐渐成熟，症状会逐渐消失。

（2）心理因素

紧张的情绪、过大的心理压力和心理刺激，如焦虑、压抑、紧张不安或受到严厉的惩罚、亲人离去、父母离异等都可能导致学前儿童夜惊。有些情绪刺激是暂时的，如白天玩得太疯狂、睡前看了恐怖惊险的影片或听了恐怖故事，使学前儿童受到惊吓或紧张。

（3）病理因素

大脑神经营养供应不足，大脑发育异常，大脑皮质中枢、丘脑、垂体等大脑器官之间的相互调节不好，内分泌等原因造成的肥胖，以及严重的钙缺乏症，都可能是导致夜惊发作的病理性原因。

鼻咽部疾病导致呼吸不畅，肠道寄生虫病使学前儿童的睡眠受到干扰，也可导致夜惊。

中医则认为，夜惊多因学前儿童禀赋不足，脾胃娇嫩，平日偏食，胃纳不振，营养摄入不足而造成阴虚，或病后体虚，或过于贪玩疲惫，以致气阴耗伤，心神虚怯所致。

（4）睡眠环境不良

卧室空气污浊、室温过高、盖被过厚、手压迫前胸或晚餐过饱等均是夜惊的诱因。

2. 防治

（1）养成良好的作息习惯，注意睡眠卫生

应不开灯睡眠，保持室内空气流通，睡姿正确，睡前不要吃过多的东西等，以使大脑正常发育并得到充分的休息。

（2）解除学前儿童的心理压力，不惊吓学前儿童

尽量避免那些可能引发学前儿童夜惊的事情发生，从客观上解除学前儿童的心理压力，以讲故事、做游戏的方式对学前儿童进行有针对性的心理疏导，让他们解除焦虑、放松身心，培养他们坚强的意志、开朗的性格。上床后，家长亲切地陪孩子说说话，或共同听一段轻松的音乐，往往能让孩子心情愉快地入睡。

（3）白天适度控制学前儿童的活动量

适当的活动量不仅可以增强学前儿童的体质，使学前儿童的身体得到锻炼，还能促进脑神经递质的平衡，完善脑的功能。而且学前儿童白天的活动多了、累了，晚上也容易睡得深，提高睡眠质量，但也不可太疲劳。

总的来说，防治夜惊要避免白天过度兴奋、劳累，要合理安排生活，消除睡眠不安的各种因素，养成按时睡眠的好习惯；药物治疗可给予苯二氮䓬类、苯巴比妥等；针灸可取安眠、内关等穴位。

（二）梦魇

1. 识别

梦魇是指睡眠过程中出现噩梦，梦中见到可怕的景象或遇到可怕的事情，如被猛兽追赶、突然跌落悬崖等，因而呼叫呻吟，突然惊醒，醒后仍有短暂的意识模糊、情绪紧张、心悸、面色苍白或出冷汗等。对梦境中的内容能回忆片断，发作后依然入睡。

梦魇在儿童中很常见，多见于3～7岁的儿童。

梦魇发生在有梦的快速眼动睡眠阶段。因为快速眼动睡眠多在后半夜，所以梦魇在后半夜发生的机会更多。做噩梦时，心跳和呼吸会增快，但是不会有显著的植物性神经反应。儿童从梦魇中醒来，常常会哭，会说害怕，家长的安慰能使他们安静下来继续入睡。

2. 矫治

在学前儿童发生梦魇时，可尽快将其唤醒并给予安慰，待情绪稳定再让其入睡。一般不需要药物治疗。发作频繁的可以在临睡前口服阿普唑仑片，连服几晚。平时应当避免看恐怖的影视片、听恐怖的故事，有心理压力和躯体诱因的应做对症处理，解除各种诱发梦魇的因素之后，一般就不会再频频发作。另外，随着年龄的增长，梦魇的发作也会自然减少或停止。

（三）梦游症

1. 识别

学前儿童梦游症较为常见，往往伴有夜间遗尿。主要表现为熟睡中突然坐起或下床活动，如穿好衣服、下床行走、徘徊走路、东抚西摸或做些游戏动作。但此时意识朦胧、表情茫然、动作刻板，或口中念念有词。大约数分钟或半小时后，又上床安静入睡，醒后完全遗忘。

2. 原因

部分患儿有家族遗传史；或患有脑部疾病、脑外伤，治愈后，大脑皮质细胞内抑制功能减退；也可能是白天过于兴奋或紧张、不安等不良情绪得不到缓解所致。

3. 矫治

1）家长不要对孩子的梦游太在意，特别是不要在孩子面前取笑其在梦游发作时的表现，以免使其背上精神负担。

2）家庭中加强安全保护措施，以免学前儿童梦游发作时发生意外伤害。

3）对经常发生梦游症的儿童，可以求助医生（包括心理医生）。

随着学前儿童的成长和大脑功能的完善，梦游症一般会自行消失。

学前儿童睡眠障碍还有睡眠不安和入睡困难等。睡眠时经常翻动、无故哭闹、磨牙、说梦话，有的学前儿童不愿上床睡觉，或是迟迟不能入睡、浅睡或早醒。引起这类睡眠障碍的主要原因可能是躯体疾病、饥饿、口渴或过饱、养育方式不当、睡眠习惯不良，或其他精神因素和环境因素。其矫治须在了解导致睡眠障碍原因的基础上，采取相应的治疗方法和对策，如养成良好的睡眠习惯，按规定时间睡觉，避免睡前有任何兴奋活动或看惊恐的电视节目，减轻心理负担。

四、孤独症识别及矫治

（一）识别

孤独症发生于 3 岁以内儿童，起病缓慢，主要的心理障碍如下。

1. 社会交往障碍

学前儿童由于孤独、退缩，对亲人没有依恋之情，不能领会表情的含义，也不会表达自己的要求和情感。他们仿佛生活在一个自我封闭的壳里，与外界建立不起情感联系，因此孤独症又被称为自闭症。

2. 语言障碍

在孤独症儿童群体中，约有 75%的孤独症儿童存在语言发育迟缓；另有一些孤独症儿童一直处在缄默状态，终身难以获得语言能力；也有部分孤独症儿童 2～3 岁前曾有表达性言语，但以后逐渐减少，甚至完全消失。孤独症儿童常常存在模仿言语、刻板重复言语现象，且颠倒使用人称代词；虽然会背儿歌、背广告词，但很少用言语进行交流，且不会提出话题、维持话题或仅靠刻板重复的短语进行交谈，纠缠于同一话题。

3. 行为异常

（1）重复、刻板行为

孤独症儿童常以奇异、刻板的方式对待某些事物，如重复敲打一个物体；或长时间把一个东西转来转去，或长时间做身体摇摆、挥手臂等刻板动作，兴趣十分狭窄，要求周围环境和生活方式固定不变，因此很难适应幼儿园的生活。

（2）伤害行为

当孤独症儿童不情愿做某事时，他们会哭闹、扔东西以表达自己的不满。当孤独症儿童急于做事却不如意时，他们会咬手、撞墙以“惩罚”自己，这些行为属于伤害行为，这些突然袭击式的攻击性行为使孤独症儿童无法与同龄儿童正常交往，成为阻碍他们融入社会的重要原因之一。

4. 其他

孤独症儿童可能有感知障碍、认知障碍、癫痫发作等表现。

（二）原因

孤独症的发病年龄早，似乎从出生起就预示了发病趋向。孤独症主要由生物性因素所致，早期生活环境的影响也不容忽视。

生物学因素主要是指孕期和围产期对胎儿造成的脑损伤，如病毒感染、先兆流产、宫内窒息、产伤等。

早期生活环境缺乏情感交流，无语言交往，也是促成发病的诱因。

（三）矫治

孤独症康复训练的重点主要放在能力的提高上。由于孤独症儿童的主要心理障碍是适应困难和语言障碍，所以康复训练应以最终进入社会为主要目标。康复训练主要有生活自理训练、语言训练、购物训练等。

要为孤独症儿童创造正常的生活环境。最好上普通幼儿园，这样可以使他们尽早进入社会。这样做需要家长和老师密切配合，共同制订康复计划。

要有信心。国内外孤独症康复训练的结果表明，绝大多数孤独症儿童随着年龄的增长和训练的加强，症状会有不同程度的改善。

【实践实训】

分组去幼儿园调查幼儿常见的心理障碍问题并进行归类，根据所学知识，提出有针对性的建议，最终形成调查报告。

任务二　学前儿童常见心理问题行为矫治

【情境导入】

晨晨是一名3岁的幼儿，他在幼儿园经常用玩具打其他小朋友，用脚踢其他小朋友，有时还出言侮辱小朋友。请问：晨晨存在什么问题行为？是什么原因导致的？如何进行矫治？

【任务目标】

1. 了解学前儿童常见心理问题行为的症状及原因；
2. 掌握学前儿童常见心理问题行为的矫治方法；
3. 关爱学前儿童，关注学前儿童心理问题。

一、识别心理问题行为

学前儿童心理问题行为是指那些与普通学前儿童的一般行为相比而言，所表现出的过度、不足或不恰当的行为。通常包括以下几种情况：社会行为，如攻击、破坏、说谎、嫉妒、过度反抗或任性等；不良习惯，如习惯性吮吸手指、咬指甲、活动过度等；生理心理发展问题，如习惯性痉挛、注意分散、反应迟缓、遗尿症、不自主排便等排泄机能障碍、偏食、厌食、冷漠、口吃、多动症、孤独症等。这些心理问题行为不仅会阻碍学前儿童正常的心理发育和发展，影响学前儿童的生活和学习，而且也有可能是成年期心理障碍和社会适应不良的先兆。

在幼儿期，问题行为是普遍存在的。从理论上讲，在某种意义上的问题行为可称为“不正常行为”，而行为本身就是在正常和不正常之间发展的连续体，绝大多数学前儿童的行为居于两者之间，因此，一般学前儿童都存在一些问题行为，只是程度不同而已。根据上海市精神卫生中心儿童行为研究室对上海市 5680 例 4～4.5 岁幼儿的调查，在被调查儿童中有问题行为者比例高达 29.7%。深圳罗湖区妇幼保健院的调查也显示，深圳 26%的学前儿童不同程度地存在行为问题。

人的心理、行为的发展是一个渐进的过程，而早期的心理、行为发展决定了心理演进的整个过程。学前儿童行为异常可预测成年后发生精神障碍的危险性。

二、矫治

（一）攻击性行为

攻击性行为是一种能引起别人的对立或争斗的行为。这类行为在学前期和学龄初期儿童中较为常见。主要表现为：儿童受到挫折时心情焦躁不安，采取打人、咬人、抓人、踢人、抢东西、扔东西等行为，引起同伴或成人与其对立，或者使他人受到伤害，产生痛苦。

1. 成因分析

（1）生物因素

研究显示，部分儿童之所以出现频繁的攻击性行为，与其大脑两半球均衡性发展与协同功能较差有关。有些攻击性强的儿童存在某些基因缺陷。

（2）家庭因素

大多数儿童的攻击性行为是学习和模仿的结果。有些家长惯于用暴力惩罚的方式来教育孩子，结果孩子也以同样的方式来对待其他儿童，表现出攻击性行为。例如，有的家长只要孩子做错事，就不分青红皂白地打一顿，孩子挨打以后，容易产生抵触情绪，这种情绪一旦“转嫁”到别人身上，就会逐渐形成攻击性行为。

另外，家长对孩子的娇宠放纵，教育孩子时缺乏严肃、科学的态度，也是滋生攻击性行为的温床。如果家长对孩子过于频繁的攻击性行为不加制止和引导，而是任其发展，到孩子成年后，这种攻击性行为就可能转化为犯罪行为。

（3）环境因素

美国心理学家班杜拉通过一系列实验证明，攻击是观察学习的结果。学前儿童模仿性强，是非辨别能力差，因此，学前儿童很容易模仿其周围的人或影视镜头里人物的攻击性行为。经常看暴力影视片、玩暴力性游戏的学前儿童，容易出现攻击性行为。

另外，如果一个学前儿童在偶然几次的攻击性行为后，得了“便宜”，尝到了“好处”，其攻击性行为的欲望便会有所增强。若再受到其他学前儿童的赞许，其攻击性行为就会日益加重。

2. 矫正方法

心理学家认为，攻击是宣泄紧张和不满情绪的消极方式，对学前儿童的发展极其有害，必须加以矫正。

（1）创造良好的家庭环境

研究表明，生活在一个有良好家庭气氛，有充裕玩耍时间，玩伴、玩具丰富的环境中的学前儿童较少发生攻击性行为。家长应为孩子提供足够的玩耍时间和玩具，不让孩子看有暴力镜头的电影、电视，不让孩子玩有攻击性倾向的玩具，不在孩子面前讲有攻击色彩的语言。

（2）养成文明的行为习惯

教给学前儿童友善待人。当学前儿童出现攻击性行为时，家长要及时正确处理，使学前儿童认识到什么行为是错误的，应该怎样做才对，并养成文明的行为习惯。

（3）引导学前儿童合理宣泄情绪

烦恼、挫折、愤怒是容易引起攻击性行为的情绪因素，要引导并教会学前儿童通过合理的途径宣泄自己的消极情绪，把烦恼、愤怒宣泄出来。

（4）培养学前儿童丰富的情感

有些学前儿童会通过虐待小动物发泄内心的愤怒或不满，并将这种行为迁移到物体或他人身上。家长可以与孩子一起饲养小动物来培养其怜爱之心。这种鼓励亲善行为的方法，是纠正学前儿童攻击性行为的行之有效的途径。

（5）对学前儿童的攻击性行为“冷处理”

所谓“冷处理”，就是在一段时间里不理他，用这种方法来惩罚他的攻击性行为，如把学前儿童关在房间里，让他思过、反省等。这种方法的好处在于不会向学前儿童提供呵斥、打骂的攻击原型。如果把这种方法与鼓励友善行为的方法配合使用，效果会更好。

（6）引导学前儿童进行移情换位

家长应从小培养孩子的移情能力，告诉孩子攻击性行为会给别人带来痛苦，导致严重后果。同时让孩子站在对方的位置想一想：如果你是受害者，你将会有怎样的感觉和心情呢？让孩子从本质上消除攻击性行为。

（7）善用转移注意法

在学前儿童遇到挫折，产生不满或愤怒情绪时，多用一些有趣的事情来转移学前儿童的注意力，这样可以培养兴趣、陶冶性情，以达到“根治”的目的。例如，消耗能量，在学前儿童情绪紧张或怒气冲冲时，可以带他去跑步、打球或进行棋类活动；培养艺术兴趣，绘画、音乐是陶冶性情的最佳途径。引导学前儿童经常从事这类活动，有助于其恢复心理平衡，逐渐消除攻击性行为。

（8）家长以身作则，做孩子的表率

家长必须注意自身修养，不要因自己对某些事情不顺心而在孩子面前毫无顾忌地攻击别人。夫妻之间要避免在孩子面前争吵、打骂，为孩子树立良好的榜样。

（二）说谎

在日常生活中，经常会碰到学前儿童“说谎”的情况。

1. 成因分析

（1）认知能力差

学前儿童年龄小、个子小，他们所观察、体会到的事情和成人自然不一样。因此，他们说的话有时就会显得很夸张，如“我家里有一个像房子一样大的气球”。

学前儿童，特别是3岁左右的学前儿童，正是想象力丰富的时候，但是还没有能力辨别事情的真实性，常常会把想象的事当成真的事来说。例如，有个小男孩心里想，要是有只小狗就好了，他就可能会对别人说，“我有一只很漂亮的小狗”，大人听了觉得孩子是在说谎，其实，他并不是故意的。

（2）为了逃避某些事情

学前儿童不愿去幼儿园或不想吃早餐，常常会对家长说“我肚子疼”，“我已吃饱了，再吃要吐了”。学前儿童有时害怕惩罚或责备也会说谎。

（3）为了引起注意

学前儿童有通过别人的注意来肯定自己的存在的特点。如果在学前儿童的经历中，说话不诚实比较能引起成人的关注，学前儿童就可能用这种方式来引起他人的注意。

（4）模仿

学前儿童年龄小，无法判断事情的是非。如果家长平时谈话中泄露了自身说谎的事实，孩子就会认为，父母可以说谎，孩子也可以说谎。

2. 矫治方法

1）成人要做出好榜样，不弄虚作假，要诚实，避免谎话和借口。

2）教育学前儿童诚实是一种美德，而且让学前儿童明白说谎的后果。一旦学前儿童说了谎，成人应与其商量，下一次遇到类似情况用哪些更好的办法代替说谎。

3）平时多关心学前儿童的生活，对学前儿童的要求要切合实际，帮助学前儿童提高认知能力，区分真实和想象。

4）营造宽容的气氛。学前儿童做错事，要做调查研究，并鼓励学前儿童改正错误。不要用严厉的惩罚来威胁学前儿童，否则会让其说更多的谎，以便不被发现其错误。

（三）强迫症

强迫症是一种反复出现、无法摆脱而又毫无意义的观念、情绪或行为。在儿童期，强迫行为多于强迫观念，年龄越小这种倾向越明显。强迫症多见于 10～12 岁的儿童，在学前儿童中也常有发现。患儿智力大多正常。

一个正常的学前儿童，在发育的早期，也可能有轻度的强迫性行为。例如，有的学前儿童走路时，喜欢用手抚摸路边的电线杆等。这类行为不伴任何情绪障碍，而且会随年龄的增长而消失。

1. 识别

强迫症状一般表现在以下两个方面。

（1）强迫思考

强迫思考的内容包括某一种想法、冲动、观念、脑内浮现的声音或感觉等。

（2）强迫行为

强迫行为是具有强迫倾向者有时也明白这样的想法和做法很不合理、很不舒服，可是无法阻止这类思考的出现及盘踞在脑海中，直到强迫思考自动消失后才能松一口气的行为。患者也明明知道重复某些行为毫无意义而且会引人侧目，可就是无法不去做。通常强迫行为与强迫思考的内容有关。常见的强迫思考无奇不有，如怕脏、怕灾难会降临、怕想到不吉利的事，强迫行为则表现在重复清洗、重复检查，以及其他可以解除因强迫思考带来焦虑的行为。强迫症患者可能只有强迫思考，也可能只有强迫行为，有的则两者兼具。

2. 成因分析

一般认为，学前儿童的神经活动特点、性格、父母不良性格的影响、教育方法不当等均与强迫症的发生有关。

患儿病前常有过于严肃、拘谨、胆小、呆板、多虑、不活泼的表现。患儿的父母也常有胆小怕事、过分谨慎和拘谨、缺乏自信心、遇事迟疑不决、事后反复检查、过于克制自己、呆板、缺乏兴趣爱好等不良性格特征。

父母对孩子过于苛求，如对清洁卫生过分要求，生活中刻板的规矩过多等，可能是诱发强迫症的原因。学前儿童严重的疾病、外伤，突然受严重的精神创伤，或长期处于过度的精神紧张状态，精神负担过重等，均可成为诱发因素，促使症状出现。

3. 矫治方法

对强迫症患儿除应请心理医生诊断和药物治疗外，还应在医生的鼓励和指导下，通过反复训练和实践，主动矫正那些令人苦恼的观念、意向或行为。治疗中应注意以下几点。

（1）树立信心

对于有强迫症的学前儿童，要帮助他们自觉认识和克服自己的性格弱点，指导他们处理问题要当机立断，帮他们出主意、想办法，克服遇事犹豫不决的弱点，让他们了解人的一生中必然要遇到各种各样的事情，不可能对每一件事情都处理得那么合适与周全，出现一些失误是在所难免的。鼓励学前儿童对自己要有正确的评价，要看到自己的力量，树立战胜疾病的信心，多方面创造条件，让学前儿童获得成功，帮助学前儿童提高自信心。还要注意丰富学前儿童的业余生活，当强迫症状出现时，分散学前儿童的注意力，以减少他们不必要的疑虑。

（2）意念训练

学前儿童出现不可克制的强迫现象时，要帮助他们用意念努力对抗强迫现象，使紧张恐惧的心情放松，告诉学前儿童这种行为没有任何意义，并分散学前儿童的注意力。当然，做到这点是非常不容易的，要有毅力，经过反复训练，强迫现象才会逐步消失。

（3）行为对抗疗法

对单纯用意念不能对抗的强迫现象，可以采用“行为对抗疗法”帮助矫正。对抗疗法基本上是一种操作性条件反射过程，把对抗刺激与强迫行为反复多次结合，形成一种新的条件反射，使之与原来的强迫行为相对抗，消除原有的错误行为。具体做法是：叮嘱儿童在右手腕套上用三股皮筋组成的橡皮圈，一旦出现不可克制的强迫现象，如反复计数、反复检查等，就立即拉弹右手腕上的橡皮圈，以对抗强迫现象，橡皮圈的拉弹力量以手腕皮肤稍有疼痛感为宜。经过一段时间的反复训练，当拉弹橡皮圈 3～5 次能对抗强迫现象的时候，就可以取下橡皮圈。以后再出现强迫现象，就能立即想到手腕上橡皮圈的对抗力量，用自己的意念消退强迫欲念。

（4）培养多方面的兴趣和爱好

鼓励强迫症患儿多参加集体活动，多与外界接触，培养其多方面的兴趣和爱好，如唱歌、跳舞、听音乐、打球、跑步等，以建立新的大脑兴奋灶，去抑制强迫症状的兴奋灶，转移对强迫症状的高度注意力，这样可大大促进症状的消失。

（5）纠正父母不良性格特征

如果强迫症患儿的父母有性格偏异，如特别爱清洁、过分谨慎、过于刻板、优柔寡断、迟疑不决等，要予以纠正，否则会影响患儿强迫症状的康复，并且不利于其以后的心理发展。

（6）药物治疗

严重的强迫症患儿由于其强迫症状影响了日常生活和学习，因此必须进行药物治疗。临床实践表明，使用氯丙咪嗪结合其他药物，对于以强迫观念为主的强迫症疗效比较理想，但必须在医师的指导下，由小剂量开始使用，且需要连续较长时间的药物治疗，才可控制强迫症状。

（四）多动症

多动症又称脑功能轻微失调，或注意缺陷障碍，是一种以注意障碍为突出表现，以多动为主要特征的儿童问题行为。世界卫生组织将多动症分为4种类型：①单纯的活动和注意障碍，以注意持续时间短暂和容易分散，以及活动过度为主要表现，无明显的品行障碍或其他特殊技能的发展迟缓；②伴有发展迟缓的多动症，如伴有言语发展迟缓、笨拙、阅读困难或者其他特殊技能的发展迟缓；③多动症伴有品行障碍，但没有发展的迟缓；④其他。

根据我国有关报告，学前儿童中多动症的发生率为1.5%～2%，其中男孩的发生率明显高于女孩。

1. 识别

罹患多动症的儿童活动过多，缺乏自我控制能力；注意力不集中、不稳定。无抵御环境干扰的意志力量；情绪不稳，多冲动行为，做事不考虑后果，任性而行；行为不良，好打架斗殴，爱发脾气，横行霸道，不服管教；学习困难，成绩低劣；智力发育虽基本正常，但学不进去，有厌学情绪。

多动症患者在婴幼儿期就有异常表现，如易兴奋、喂养困难、不易养成大小便定时的习惯等。以后活动增多，动作不协调，尤其是精细动作差，注意力不稳定，行为无目的，情绪易冲动并缺乏控制能力。进入幼儿园后，由于注意力不集中，话多，小动作多，常常违反纪律，遭人反感。多数患儿到青春期症状明显减轻，少数患儿在成年后还留有性格上的缺陷。

过去由于对此病缺乏认识，常把这类有严重行为障碍的儿童视为调皮捣蛋、桀骜不驯，一味批评惩罚，不但收不到预期效果，反而造成家长与子女之间、教师与儿童之间的心理对抗。

2. 成因分析

多动症的病因迄今无定论。一般认为，产前、产时和产后的轻微脑损伤为最主要的原因；也有人认为与遗传、脑外伤、某些传染病、环境污染、铅中毒等因素有关；还有人认为与教育方式不当、精神紧张及不良的家庭、社会环境影响有一定关系。

3. 矫治方法

目前对多动症的治疗有以下几种方法。

（1）行为治疗

1）训练儿童采用合适的认知活动改善注意力，克服分心。例如，让儿童数出一堆杂乱无章堆放的小木棍的根数。

2）通过特定训练程序，减少儿童过多活动并纠正其不良行为，培养儿童自我控制能力。例如，让儿童把小皮球向上抛起、接住、再抛起、再接住，连续20次。在儿童行为趋向良好时及时予以肯定、表扬，以增强其自信心。

（2）培养儿童有规律的生活和规范其行为

在生活中帮助儿童建立可视化的日常规律，制定清晰的每日流程表，尽量固定儿童作息时间，固定生活细节，形成条件反射。另外，用结构化任务规范行为，将任务分解成小步骤，降低执行难度，同时设定明确的规则边界，用简单易懂的语言制定行为规则，逐步延长儿童的专注时间。

（3）药物治疗

要先进行详细的生理和神经系统检查，查明病因，再在医生的指导下酌情用药。

（五）害羞与社交退缩

害羞是一种在他人面前感到不自在和受抑制、躲避与他人接触的倾向。研究表明，几乎每个人都有过害羞的经历。害羞者在交往中能考虑对方的想法，但又不适当地把对方想象成不断在观察自己所有思想和行为的“观众”，于是在交往中就表现出浑身不自在。

社交退缩是害羞较为严重的结果和表现形式。学前儿童社交退缩是指学前儿童在无特殊原因的情况下恐惧与人交往，害怕陌生的环境，沉默寡言，性格孤僻、内向、胆怯，常常游离于群体之外。但在自己熟悉的环境中，与熟悉的人在一起则没有此种表现。

1. 成因分析

害羞与社交退缩的原因既有遗传方面的因素，也有心理、社会等方面的后天因素，但后天因素是主要的。

（1）气质性因素

生性腼腆、胆小、好独处，性格比较内向、拘谨，不爱活动，不愿接触他人，家长又经常阻止其交友和外出的学前儿童容易产生害羞和退缩行为。

（2）生活环境或家教不当

居住环境周围缺乏同龄伙伴和交往对象，父母早逝或离异，都会使学前儿童产生孤独感。

研究表明，独生子女害羞的发生率较高。这主要是因为独生子女从小缺乏玩伴，家长对子女过于溺爱，过分照顾和迁就，导致他们习惯于在自己的小圈子内生活，迈向新的环境时不由自主地产生退缩行为。另外，父母的过度惩罚和过多负性评价、偏见，喜欢拿别人的长处比较子女的缺点也是造成他们社交退缩的原因。

（3）挫折经历

过去在交往中产生过不愉快的体验，如被人呵斥、抢白而产生自卑。

（4）父母本身的影响

父母本身是沉默和害羞的，子女不能从父母身上学会正确、有效地应对环境的方式。

2. 矫治方法

（1）创设开放式的家庭环境

社交退缩会给学前儿童带来一些心理问题，使得学前儿童难以应对各种人际交往而变得自卑和胆怯。家长要为孩子创造一个开放式的家庭环境。如果家长能在孩子社会交际处于萌芽阶段时，不失时机地为其提供各种各样的社会生活和人际交往体验，就可以预防孩子出现社交性退缩。倘若孩子对社交已有了畏惧情绪，家长要鼓励其勇敢地走出去，与同伴交往，而不能迁就孩子，把孩子禁锢在家里。

（2）及早参与集体生活

学前儿童很早就有交往的愿望，这也预示着他们交往心理的萌芽。他们强烈希望与同龄人交流沟通，仅仅和成年人特别是只与父母交往已经不能满足他们交往的社会性需要了。此时，就要让学前儿童尽早参与集体生活。如果将学前儿童及时送入幼儿园，在集体生活中满足他们交往的愿望，可以使学前儿童的交际能力获得良好发展。

（3）增加对消除学前儿童害羞和社交退缩的指导

首先要树立他们的自尊心和自信心。家长和教师要对害羞和社交退缩学前儿童付出爱心，从心理上接纳他们，使他们体会到怎样才是被尊重和尊重人，从中学会自我肯定。孩子如能自尊自信，在交往时就能做到自然、大方，不会轻易委屈自己迎合他人，不会因为拒绝他人而感到尴尬，也不会因为不知如何与他人相处而避免和别人在一起。特别是幼儿教师，要注意和学前儿童特别是社交退缩的学前儿童建立起良好的人际关系，重视师幼双向沟通，让他们多发表意见，多参与集体活动。

社交退缩儿童往往缺乏社交技能。教师在社交指导时要特别注意帮助他们把那种防卫式的交往态度转变为开朗、接纳而进取的态度，让他们练习微笑、眼神接触、舒适地站和坐的姿势等。

（4）有效运用矫正技术

行为矫正技术、游戏治疗、经验性矫正技术是矫正学前儿童社交退缩的 3 种常用方法。

（六）精神发育迟缓

精神发育迟缓又称精神发育不全，其主要特征为精神活动的发育停留在比较低的水平上，突出地表现为智能低下，适应环境的能力很差，同时又伴有其他行为障碍，不能适应正常生活和社会的需要。因而它不是一种单一的疾病或某个器官的缺陷，而是一种在身心各方面都有反映的症状。

精神发育迟缓一般发生在婴幼儿期，特别是在 2 岁前，受先天或后天各种有害因素的损害，脑的正常发育受阻，导致精神发育尤其是智力发育受阻。脑发育基本成熟后（通常指五六岁后）各种因素引起的精神发育障碍、智力低下则不包括在精神发育迟缓的范畴以内。

（1）出生前阶段（胎儿阶段）

以下两种变异易导致儿童精神发育迟缓。

1）遗传异常，主要指基因异常、染色体异常所致的神经系统发育不良、畸形、遗传性代谢缺陷等。特别是代谢缺陷，种类繁多，且随着遗传学检查方法的进步，还在不断增多。

2）胎儿期获得性异常，包括这一时期母亲受到感染（特别是病毒感染）、腹部受到放射线照射、服用某些药物或受到毒物损害，以及母亲营养不良或患其他严重疾病等。

怀孕的头 3 个月是胎儿神经系统结构初步形成的阶段，这一阶段的致病因素对脑的损害特别严重，常可引起明显的畸形。

（2）围产期（分娩期）

早产、难产、分娩过程中的脑损伤、新生儿窒息引起的脑缺氧等都会导致儿童精神发育迟缓。

（3）出生后阶段

这一阶段虽可延伸到 18 岁左右，但最关键的是学龄前期，其次为小学年龄期。

出生后的头两年脑部发育最快，同样的致病因素在此时期对脑产生的影响要比以后严重。而且，这一阶段可能碰到的致病因素更多，除了前两阶段造成的脑损害仍可继续作用外，还有一些其他可能的感染，如颅脑外伤，各种原因引起的脑缺氧、中毒，内分泌或代谢疾病，疫苗接种后脑炎，癫痫，婴幼儿期严重营养不良或其他疾病，因为盲、聋而影响智力发育，以及严重缺乏受教育的机会等。

近年来研究表明，听觉、视觉、触觉的刺激是促进脑神经纤维发育增生的重要因素。著名的印度“狼孩”就是因为早期丧失学习人类语言的机会，以至于后来即便经过精心教导也不能学会说话，因为此时其脑发育已经定型。可见，在婴幼儿期如果不能及时给予各种感觉刺激，就会影响脑的发育。目前，感官刺激在学前儿童教育中正日益受到重视。

（七）其他相关心理问题行为

1. 厌食

厌食是一种由多种原因引起的病理生理异常的综合征，如消化系统疾病或全身性疾病导致厌食，但较多为生理性厌食，即功能性厌食。

（1）原因分析

不良的饮食结构和饮食习惯是厌食的主要原因；其次是挑食，不吃蔬菜，饭前喜吃糖果等零食，以及吃饭不定时等。从营养学的角度讲，厌食在某种程度上是由于体内缺锌而致。有的家长溺爱孩子，勉强或强迫孩子进食，也可能会引起神经性厌食。

厌食无明显的季节性。长期厌食会严重影响学前儿童的生长发育，易导致营养不良、贫血等不良后果。

（2）矫正方法

1）饮食要定时定量。以良好的进食环境与食物本身的色、香、味激发学前儿童的兴趣与食欲，并注意饮食多样化，少让学前儿童吃零食。

2）解决学前儿童缺锌问题。首先，保证学前儿童从膳食中摄取足够的锌，如每天提供一定的牛羊肉、瘦猪肉或贝类食物。缺锌的学前儿童常伴随严重缺钙，多给学前儿童吃含钙多的食物，如牛奶及奶制品、豆制品等。其次，补充钙、锌复合制剂是快速解决学前儿童偏食、厌食最有效的途径之一。

3）尽量少给学前儿童吃不易消化的、油腻的食物。对于学前儿童特别爱吃的食物不要一次性让其吃够，应少食多餐。

4）进食时要营造一种轻松愉快的环境和气氛，让学前儿童集中精力吃饭，不要边吃边玩。

5）药物治疗学前儿童厌食，可在医生指导下使用胃蛋白合剂，或用鸡内金煮粥等中药疗法。

2. 吮吸手指

婴儿吮吸手指极为常见，也是婴儿处于“口腔探索期”的一种正常现象。随着年龄的增长，这种行为会逐渐消失。若在幼儿期仍然有这种幼稚的动作，且成习惯，就应该纠正。

（1）原因分析

幼儿吮吸手指，多因心理上得不到满足而精神紧张、恐惧、焦虑，未获得父母充分的爱，又缺少玩具、音乐、图画等视听觉刺激，或生活环境单调，孤独时以吮吸手指自慰。

幼儿若经常吮吸手指，心理上会处在紧张、不安的状态之中，既怕受责备，又忍不住把手指放在嘴里，而时时处在内心冲突之中。

（2）矫治方法

可用玩具、图片等幼儿喜爱之物，或幼儿感兴趣的活动去吸引幼儿的注意力，冲淡其吮吸手指的欲望，逐渐改掉毛病。

幼儿一般喜欢在入睡前吮吸手指。家长可给孩子讲轻松的故事，轻轻拉着孩子的手，渐渐地，孩子入睡前就不再有此习惯性动作。

3. 咬指甲癖

幼儿经常控制不住地将长出的手指甲咬去，称为咬指甲癖。

（1）原因分析

1）因情绪紧张、感情需求得不到满足而产生，多见于幼儿及学龄儿童。

2）家长或小伙伴中有此癖，模仿习得。

（2）矫正方法

1）家长要关爱孩子，尽量消除可致孩子心理紧张的因素。

2）让学前儿童多在户外活动，与小朋友一起游戏，将注意力分散到其他事物上。

3）鼓励学前儿童纠正坏习惯，切勿打骂、讽刺，以免其产生自卑心理；也不要在指甲上涂抹苦药。

4）为学前儿童勤剪指甲。

4. 习惯性阴部摩擦

学前儿童将两腿交叉摩擦会阴部，有时会倚床角、墙角或跨栏进行，多于入睡前、睡醒后或独自玩耍时发生。此时，儿童多面部潮红、眼神凝视、表情不自然等。

（1）原因分析

大多为外阴部瘙痒引起，如外阴部湿疹、蛲虫夜间爬至肛门外产卵引起瘙痒。男孩可因阴茎包皮与阴茎头粘连，引起包皮炎，使阴茎头瘙痒而发生摩擦行为。

（2）矫正

注意学前儿童外阴部清洁卫生，治疗局部感染，清除局部刺激因素，驱除蛲虫等；发作时分散其注意力，如唤醒他，或给以玩具；睡醒后立即叫其穿衣起床，避免发作；切忌责怪、打骂、羞辱、讥讽，以免加重其心理压力；衣裤不宜太紧，被褥不可太厚；鼓励其多参加各种集体活动。

5. 遗尿症

学前儿童 5 岁以上仍不能控制排尿，发生不随意排尿，夜间尿床，白天尿裤，即为遗尿症。遗尿症大多在夜间熟睡时发生，可分为原发性和继发性两类。

1）原发性遗尿。多因控制排尿的能力迟滞所致，并无器质性病变，多半有家族史，多于夜间发生，每周 1～2 次，或每夜 1 次甚至几次。健康欠佳、劳累、过度兴奋、紧张、情绪波动等可使症状加重。有 50%的患儿经 3～4 年，发作次数逐渐减少而自愈；有一部分持续至青春期或成年，往往造成严重的心理负担，影响情绪、性格和学习。

2）继发性遗尿。大多由于全身性疾病或泌尿系统疾病（如糖尿病、尿崩症）等引起，其他如智力低下、精神紧张不安、受到惊吓、环境改变后不适应、泌尿道畸形、感染，尤其是膀胱炎、尿道炎、会阴炎症、蛲虫刺激等也可引起遗尿现象。

遗尿症的矫正措施如下。

1）合理安排学前儿童生活起居，避免白天过分劳累，夜里睡得太深。

2）患儿遗尿时不能责骂、讥讽、处罚等，以免加重其心理负担。

3）晚餐后不宜进行易兴奋的活动，睡前排尿，可在患儿经常遗尿时间（多在熟睡后 2～4 小时内）之前将其叫醒排尿，使其习惯于睡觉时自觉排尿。

4）睡前少喝水。

5）可遵医嘱进行药物治疗。

【实践实训】

1）观察分析：去幼儿园对幼儿的行为进行观察记录，分析幼儿行为是否存在问题，是什么原因导致的，并提出具体的指导建议，最终形成一份观察报告。

2）社区宣传：在社区开展学前儿童常见心理问题行为宣传活动，向居民宣传心理问题行为预防相关知识。

项目四
学前儿童常见疾病预防和护理

【项目导读】

学前儿童由于年龄和自身的解剖生理特点，较容易受环境中各种不良因素的影响，导致发生一些常见疾病和传染性疾病，这不仅影响其生长发育，严重时还可能导致残疾甚至危及生命，对其健康成长造成巨大的威胁。因此，必须贯彻“预防为主”的方针，采取有效措施，预防各种常见疾病和传染性疾病的发生。

任务一　新生儿常见疾病预防和护理

【情境导入】

贝贝出生十几天后出现吐奶、呛奶、拒奶、嗜睡、轻微咳嗽等症状，贝贝妈妈带贝贝去医院检查，结果是新生儿肺炎。贝贝妈妈很困惑：贝贝不发热，只是轻微咳嗽，怎么就是肺炎呢？请问：新生儿肺炎的症状是怎样的？如何辨别新生儿肺炎？

【任务目标】

1. 了解新生儿特殊的生理现象；
2. 掌握新生儿常见疾病症状及防治措施；
3. 具备爱心、耐心、细心的良好品质。

疾病是机体在一定的病因作用下发生的损伤与抗损伤的斗争过程。引起疾病的原因很多，大致可以分为外部原因与内部原因两个方面。

外部原因有生物因素（细菌、病毒、寄生虫等）、理化因素、生活条件、气候季节的变化等。外部原因在疾病的发生中有着重要作用，没有这些因素，相应的疾病就不会发生。但是在不少情况下，尽管有同样的外因作用，最终疾病的发生与否，还与机体的内部原因有重要关系。

内部原因包括机体的防御免疫机能、遗传因素、个体发育水平、内分泌机能状态、营养状况、精神因素、个体年龄、性别等。这些方面的异常可以作为病因，直接引发疾病，遗传性疾病（色盲、色弱等色觉功能障碍等）就是这种情况。有时内部原因的变化也可以促成疾病的发生，如学前儿童容易患病就与其年龄、自身的解剖生理特点有密切关系。

新生儿期是人脱离母体、结束“寄生”、“独立生活”的开始，是人生长发育的重要阶段，新生儿由于其特有的生理特点，随时随地都可能受到各种病原体的侵袭，这不仅影响其生长发育，严重时还可能导致残疾甚至危及生命，对其健康成长造成巨大的威胁。因此，必须贯彻“预防为主”的方针，采取有效措施，做好新生儿的护理工作，预防疾病的发生。

一、新生儿护理

（一）新生儿的特殊生理现象

新生儿是人生的一个特殊时期，常会出现一些看似疾病的现象，但又不需要治疗，一般会在 2 周内自行消失。这些现象被称为“新生儿的特殊生理现象”。

1. 生理性体重下降

新生儿的皮肤面积按体重与成人相比，要大 3 倍，皮肤水分蒸发量比成人大 4 倍。新生儿出生后第 1～2 天内哺乳量少，又排出胎粪和尿液，因此新生儿出生 2～4 天的体重比出生时下降 3%～5%，一般不超过 10%。第 4 天以后体重开始回升，一般在 7～10 天就会恢复到出生时的体重。若体重下降超过 10%，或回升过缓、过慢，应找原因，可能是喂养不当或摄入奶量不足所致。

2. 新生儿黄疸

50%～70%的新生儿出生 2～3 天会出现皮肤黄染情况，这种现象称为新生儿生理性黄疸，早产儿则 100%出现黄疸。对于这种性质的黄疸，只要新生儿其他系统的健康状况良好，饮食正常，则不必为之紧张。因为足月儿在出生后 10～14 天黄疸会自然消退，早产儿约在 21 天后自然消退。

3. 乳房增大和假月经

男女新生儿均可发生乳房增大，常见于出生 3～5 天内，乳房如蚕豆或鸽蛋大小，有时可挤出奶汁。这是由于孕母雌激素对胎儿的影响，出生后雌激素中断所致，不必处理，在 2～3 周内消失。如果好奇去挤掉新生儿乳房奶汁，易感染或损伤乳腺管组织。

女婴出生后第 5～7 天，可见阴道少量出血，持续 1～2 天自止。这是由于孕母在妊娠后期雌性激素进入胎儿体内，胎儿出生后，来自母体的雌性激素突然中断，因而形成类似月经的出血，称为假月经。一般不必处理，但应注意新生儿会阴部的清洁卫生，不宜让新生儿洗盆浴。如果出血过多或时间过长，则应及时请儿科医生检查诊治。

4. 马牙与螳螂子

在新生儿的齿龈切缘上，常有白色隆起状物，像排列的小牙齿，俗称“马牙”或“板牙”。它是由上皮细胞增生堆积而成的，一般不会影响新生儿吃奶，更不会影响其日后萌牙，在出生后 2～3 周内会自然消失。有的父母挑去了孩子的“马牙”，往往会造成病菌感染，带来不良后果。

另外，每个新生儿口腔内两侧颊部各有一个隆起的脂肪垫组织，称为“吸奶垫”，俗称“螳螂子”。它有助于产生负压，帮助新生儿吸奶汁，有的家长不了解这种正常生理现象，用刀子划破“螳螂子”，这种做法是不科学的，易导致细菌感染，诱发新生儿败血症。

（二）预防意外

从出生到1个月的婴儿称为新生儿，这是胎儿脱离母体开始适应新环境的时期。胎儿寄生在母体子宫内，周围是羊水，体温恒定，安全舒适，其营养、排泄都通过胎盘完成。胎儿一出生，其与母体的联系被剪断脐带的“咔嚓”声中断，来到另外一个天地，嘈杂的声音、干燥的空气、强烈的光线刺激都干扰着新生儿的机体，幼小的生命既需要及时调节呼吸、循环、消化等功能以适应新的环境，还需要抵抗病菌的入侵，这对新生儿是一个艰巨的任务，成为新生儿发病率、死亡率高的主要原因，因此，应采取适当的保健措施，以预防意外的发生。

1. 高度警惕新生儿的异常表现

新生儿的异常表现有以下几个方面。

1）吮吸不好、呕吐、口水多，腹胀、腹泻，体重在10天内不能恢复到出生时的体重。

2）有尖叫声、惊厥、抽搐或哭声低，肌肉紧张或无力，拥抱反射减弱或消失。

3）皮肤有出血点、瘀斑或出血。

4）心率低于100次/分或高于140次/分。

5）呼吸超过50次/分，呼吸不规则，呼气有声，呼吸时脑部抽动或下颌牵动。

6）面部青紫或苍白。

7）肢体不温、水肿、硬肿。

8）脐部皮肤感染、皮疹、结膜炎。

以上现象，往往是一种或几种同时存在，如发现上述情况应及时找有经验的医生诊治。

2. 新生儿的保健

1）婴儿刚出生时，应注意清除其口腔内的黏液，以保持呼吸道畅通。

2）用消毒好的剪刀剪断脐带，断面应予以消毒，并用消毒纱布包扎，以防感染。

3）注意保温。新生儿的体温调节能力差，故体温较低，易受寒冷刺激，应注意保温，但也不宜过度升高室温，室内温度保持在24℃上下为宜。

4）保持眼部清洁。

5）新生儿洗澡可在出生2～3天后进行，可水浴，水温在40℃左右，肥皂含碱质要少。不宜将新生儿全身浸入水中，严防将脐带弄湿。

3. 其他注意事项

（1）预防窒息

窒息是新生儿常见的意外伤害。新生儿头大而沉，颈部无力支撑起头部，当新生儿的口鼻被松软的东西堵住时，新生儿往往无力挣脱，以致发生窒息。例如，母亲把新生儿搂在怀里睡觉，只图喂奶方便，孩子一哭就将奶头塞到孩子的嘴里，母亲睡着了，松软的乳房堵住了孩子的口鼻；家长带新生儿外出，为了保暖，用厚毯子把孩子的头盖上了；枕头太松软，捂住了新生儿的脸等。许多悲剧就这样发生了，因此家长一定要注意新生儿的安全。

（2）不要猛力摇晃新生儿

新生儿头部约占身长的 1/4。虽然脑组织外面有脑脊液和脑膜的保护，但在受到猛力摇晃的时候，脑组织仍然可能因震荡而受到损伤，甚至发生脑部毛细血管破裂出血。无论脑震荡还是脑血管出血，都可危及生命。轻度的脑出血，也许在婴儿期不会出现身心发育的异常，但却是学龄儿童发生“多动症”的诱因之一。所以，不要猛力摇晃新生儿，以免损伤其头部。

（3）拍照不宜用闪光灯

出生前，胎儿在子宫这一“暗室”里度过了漫长的 10 个来月。出生后，新生儿对光的刺激非常敏感。这一点与成人有很大的不同。成人的眼睛受到强光刺激时，可通过瞬目、缩瞳、流泪等生理反应进行调整，以保护视网膜不受伤害；而新生儿上述生理反应还不完善，强光的刺激可能引起角膜和视网膜的灼伤。所以，为新生儿拍照时，宜采用自然光，或采用侧光、逆光，不要用闪光灯直接照在新生儿的脸上。同样，也不宜让阳光直射新生儿的脸部。

二、新生儿常见疾病的护理

（一）新生儿常见疾病症状识别

1. 发热

发热表现为新生儿体温超过正常体温（36.3～37.2℃）。发热的常见原因有保暖过度、接种疫苗、病菌感染等。

2. 体温不升

体温不升表现为新生儿体温低于正常体温，通常在 36℃以下。体温不升的常见原因有：居室寒冷，保暖差；或患有严重的疾病，表现为新生儿体温不升，同时很少有活动，哭声低微，无食欲，脸色苍白等。

3. 吃奶异常

吃奶异常常表现为呛奶、吐奶、拒奶等。

4. 呼吸异常

新生儿呼吸较表浅，呼吸频率为 40～44 次/分。若呼吸明显加快，伴有气粗、憋气，而且脸色苍白或青紫，应视为呼吸异常。

5. 大小便异常

新生儿若在出生 24 小时未排胎便，应检查有无消化道先天畸形；若 24 小时未排尿，首先应考虑水分是否摄入不够。

6. 皮肤异常

正常新生儿皮肤红润、温暖、弹性好。若新生儿皮肤上出现皮疹、脓疱或淤瘢，应引起注意，及时带其就医。

（二）新生儿常见疾病的防治

1. 脐炎症

（1）病因

出生后洗澡，未能护脐，水湿断脐处；断脐带时剪、扎、包裹物品消毒不严，导致脐部感染；脐部护理不当，脐蒂为衣服摩擦过早脱落等。

（2）防治方法

若脐部有少许渗出液，可涂上 1% 的紫药水，帮助消炎；天气暖和时可将脐部暴露在日光下，每日一次，每次 10 分钟，有利于脐部愈合，但要防止着凉；如小儿发热、脐部红肿，应服消炎药，必要时注射青霉素或其他抗生素。

预防是关键。断脐带时剪、扎、包均要严格消毒；断脐后，应勤换尿布与敷料，保持脐部干燥；洗澡时，要防止沾湿脐部；脐蒂脱落前后，如发现渗出液，应及早处理，避免发展成脐疮。

2. 鹅口疮

（1）病因及症状

鹅口疮又称为“雪口”，是由白色念珠菌引起的。新生儿口腔黏膜破损后，常受霉菌的感染，口腔黏膜出现乳白色小点，并逐渐融合成大片白膜，致使新生儿烦躁不安，精神欠佳，食欲下降，吃奶量减少，甚至发热。

鹅口疮有两种类型：一是心脾积热型鹅口疮，表现为面赤唇红、口臭、便秘、拒奶、烦躁不安、小便黄短、口腔黏膜充血、覆盖乳白色片状物等；二是虚火上浮型鹅口疮，表现为口腔黏膜呈现乳白色片状物，充血不明显，口干不渴，或出现低热盗汗等。

（2）防治方法

保持口腔清洁，可用 1%的盐水洗口；奶具要保持清洁，哺乳后喂些温开水，清洁口腔，以减少感染的机会；父母患有皮肤病的，要注意防止霉菌的交叉感染，特别是患“鹅掌风”的，不要直接接触新生儿，要随时用肥皂洗手；补充维生素 B、维生素 C 等，改善小儿身体素质；小儿用的毛巾、被褥、衣服要勤洗、暴晒。

3. 新生儿硬肿症

（1）病因及症状

新生儿硬肿症又叫新生儿硬皮病，是一种新生儿皮肤和皮下脂肪变硬或兼水肿的疾病，多见于早产儿和未成熟儿，多发生于寒冷季节。

新生儿硬肿症发病原因目前尚不完全清楚，可能与新生儿生活能力弱、体温调节功能低下、冬季室温过低、水分和热量供应不足或患其他感染性疾病有关。另外，由于新生儿皮下脂肪含固体脂肪酸较多、熔点较高，遇冷空气刺激则发生皮下脂肪凝固，可形成冷硬板状样皮肤。

患儿体温常低于35℃，皮肤变硬、发红或水肿，哭声低微，反应差，吮吸无力。常见硬块最初出现于面颊部及大腿内侧，严重时躯干、四肢变硬，甚至全身僵硬，呼吸困难，常合并肺炎、肺出血、败血症而夭折。

（2）防治方法

做好孕期保健，预防早产并合理保温。室内温度保持在20℃左右，婴儿与母亲同睡保温；每日给患儿喂维生素E 3次，每次5毫克，或每日肌内注射维生素E 5毫克，疗程为3～5天；或遵医嘱药物治疗。

4. 新生儿脱水热

（1）病因及症状

新生儿出生2～5天内，如发热、哭闹或烦躁不安，但无感染及感染中毒症状，称新生儿脱水热。

主要原因是新生儿体内水分不足，母乳不够，饮水量少，加之室温过高，呼吸和皮肤蒸发水分多等，导致新生儿体内缺水，临床上可引起小儿发热，医学上称之为新生儿脱水热。

（2）防治方法

在新生儿出生后数天内，要注意补充水分，如及时喂奶，并喂些温开水，同时避免室温过高、保暖过度。治疗可口服或静脉补液。

5. 新生儿肺炎

（1）病因及症状

肺炎是新生儿时期的常见疾病之一，也是引起新生儿死亡的主要原因之一。

新生儿肺炎主要是胎儿在子宫内吸入羊水，或出生后感染所致。新生儿容易发生肺炎，是由新生儿的呼吸系统生理特点决定的。新生儿气管、支气管狭窄，黏液分泌少，纤毛运动差，肺弹力组织发育差，血管丰富，容易充血水肿，肺间质发育旺盛，肺泡数少，肺含气量相对少，易被黏液堵塞气管等。故新生儿的肺炎多为支气管肺炎，尤其是营养不良、佝偻病患儿更容易感染此病。

肺炎主要的症状表现为：发病前先有上呼吸道感染2～3天，早期体温38～39℃；常伴有咳嗽，咽部痰鸣，呼吸浅表、增快，并有呼吸困难，如鼻翼翕动、口唇周围青紫等症状。有的起病迟缓，发热不高，咳嗽与咽部痰鸣及肺部喘鸣音不明显，但常呛奶、呕吐或呼吸困难，每次喂奶时，奶常由鼻孔溢出。如果发现上述症状，应考虑新生儿肺炎的发生，及时到医院诊治。

（2）防治方法

新生儿居室应保持空气清新，温度、湿度要适宜；加强锻炼，多晒太阳，增强抗病能力；衣着要寒温适度，冬春季节不去公共场所，以免发生上呼吸道感染，诱发肺炎。家人如患有呼吸道感染疾病，要与新生儿隔离；发现新生儿有阵阵憋气等异常，要及时就诊。

6. 新生儿败血症

（1）病因及症状

新生儿败血症感染的途径主要有 3 个。一是子宫内感染。例如，母体感染疾病，遗患胎儿，或早期破水，有羊水污染者，细菌可通过血液循环直接感染胎儿。二是产道感染。在产程中，母亲有妇科并发症，产程过长、胎位不正常、母体阴道内有细菌等。三是产后感染。患儿从污染的空气中吸入病菌，或病菌通过皮肤破损处、脐部、黏膜、消化道、泌尿道进入新生儿血液内而引发疾病。

（2）防治方法

平时应在新生儿可疑病史的基础上，注意观察新生儿的细微变化。特别是对嗜睡、拒奶、烦躁不安、面色灰白、腹胀、腹泻、呼吸异常的新生儿保持高度警惕。如果发现上述症状应及时到医院诊治。

母亲妊娠末期发生感染性疾病应及早治疗；新生儿出院后尽量避免探视，以免增加感染机会，特别要注意保护新生儿脐部的清洁卫生，避免脐部受潮和污染；注意保护新生儿口腔黏膜，禁止用针挑“马牙”或用布头擦拭口腔黏膜；皮肤或其他部位有破损时，要及早涂抹 1%龙胆紫药水，并内服清热解毒药物，达到预防感染的目的。

7. 新生儿破伤风

（1）病因及症状

新生儿破伤风是因破伤风杆菌自脐部侵入新生儿体内所致的严重疾病。给新生儿接生、断脐的用具未经严格消毒，或用未消毒的布、棉花包裹断脐，都可能因感染而致破伤风。

患儿多经 4～14 天（以 4～6 天最多）的潜伏期开始出现症状：哭声低微，不吃奶；因面部肌肉抽搐呈现苦笑面容；肢体阵阵抽搐，呈“角弓反张”；因喉肌、呼吸肌痉挛可致窒息。该病死亡率极高。

（2）防治方法

新生儿破伤风是完全可以预防的疾病，只要在接生时严格执行消毒操作即可杜绝该病的发生。

【实践实训】

1）宣传手册发放：制作预防新生儿常见疾病宣传手册，内容包括新生儿特殊的生理现象、常见的疾病及症状表现等，向公众免费发放。

2）社区宣传活动：在社区开展新生儿常见疾病预防宣传活动，向居民宣传新生儿常见疾病的预防知识。

任务二　学前儿童常见疾病早期发现和防治

【情境导入】

一 4 岁女童“咽喉痛”突发急性喉炎，因治疗不及时，最终不幸去世。急性喉炎的症状是什么？家长和教师如何快速辨别症状，及时送医？

【任务目标】

1. 了解学前儿童常见疾病症状及表现；
2. 掌握学前儿童常见疾病的预防和护理；
3. 树立预防为主的学前儿童健康理念。

一、学前儿童常见疾病的早期发现

学前儿童生病时，可能会出现以下症状。

（一）神情及脸色改变

学前儿童的精神状态以及活动情况是反映身体健康状况、病情严重程度的重要指标。

正常的儿童活泼好动，眼睛有神，对外界环境充满兴趣，而患儿则往往表现出程度不同的烦躁、疲倦、表情冷漠、目光呆滞等。一般情况下，如果学前儿童活动正常、食欲尚好，说明病情不重；如果精神不振、眼睛无神、哭声无力或异常、拒绝进食、烦躁不安或嗜睡等，表明病情较重，应及时到医院就诊。

健康的学前儿童面色红润。如果出现面色苍白、泛黄，口唇以及睑结膜等处明显苍白、缺少血色，多见于营养不良性贫血。如果皮肤出现黄疸，多见于肝、胆性疾病。颊部、口唇、鼻尖等处青紫，可见于某些先天性心脏病患儿。

（二）体温异常

发热是学前儿童时期多种疾病发生过程中所伴随的一种最常见的症状，是以体温调节功能改变和体温升高为主要表现的一种常见病理现象。

正常学前儿童的体温较成人略高，且易波动。学前儿童正常的腋下温度在 36～37.4℃。通常情况下，发热的分度为：体温 37.5～38℃为低热，体温 38～39℃为中热，体温 39～41℃为高热，超过 41℃为超高热。

如果发现学前儿童呼吸急促、音粗，精神呆滞，面色泛红，应用体温计测试体温。还要进行相关检查，看是否有其他伴随症状和体征。发热伴有咳嗽、流涕、咽痛等表现，多为呼吸道感染；发热伴有尿频、尿急、尿痛时，应考虑尿路感染；发热伴有惊厥、昏迷表现，可能是中枢神经系统感染；先发热，之后陆续出现特异性皮疹等，可考虑是否急性传染病发作。

（三）哭喊

学前儿童大多数哭喊为非病理性因素引起，少数为病理性因素所致。

1. 非病理性哭喊

新生儿诞生的第一声啼哭宣告新的生命来到了这个多彩的世界，也标志着新生儿自身独立呼吸的开始。

在出生后的 1 个月内，新生儿的哭喊常常不表示机体有异常的改变，多是一种本能的反应，没有特殊的代表意义。婴儿时期的哭闹多数反映自身的生理和心理需要（如饥饿、口渴、便溺、困乏），或者对周围环境的不适应（如过冷、过热、被蚊虫叮咬等）。有时需要成人的爱抚、渴望母亲的拥抱或者突然受到声音、物品的刺激，也会引起哭喊。幼儿时期的哭喊则往往带有浓厚的感情色彩，表现为要挟性哭喊。

非病理性哭喊一般具有以下共同特征：机体无发热表现，哭喊声音洪亮，哭闹时间一般不长或者有间歇，精神表现正常、活动情况正常，当需要得到满足或者不适条件改善以后，哭喊立即停止。

2. 病理性哭喊

婴儿年龄较小，无法用语言准确表述病痛，对于身体不适的主要反应是啼哭。成人应该仔细检查婴儿的头颈、躯干、四肢、后背、腋窝、腹股沟等处，稍微用力抚摸一遍以后，如果遇到病变部位，婴儿会加剧哭闹，这样就可以发现病变的部位。此外，成人还要密切观察婴儿哭闹的时间、体位变化，以及除哭喊以外的其他异常表现。

（1）哭喊时间

哺乳时婴儿耳部贴近母亲则啼哭，或者伴随摇头动作，应考虑外耳道疖肿或中耳炎；排大便时哭喊，可能为便秘、肛门裂；排小便时哭喊，应怀疑尿路感染，尤以女孩多见；睡眠不安、反复啼哭，可能为佝偻病、蛲虫症、婴儿湿疹等的表现。

（2）哭喊与体位的关系

婴儿处于卧位时安静，在抱起时或者触动肢体时哭闹，应考虑外伤、骨折、脱臼等引起肢体痛；如果卧位时哭闹，抱起时不哭，多为不良习惯所致。

（3）伴随哭喊的其他特征

婴儿出现阵发性腹痛、频繁呕吐、剧烈哭闹、烦躁不安等表现，大便为血与黏液的混合物，呈红果酱样，可能为肠套叠。如果婴儿出现突发的高声尖叫，伴有喷射性呕吐，这是颅内压增加的典型特点，常见于颅内出血或感染的病例。

（四）食欲改变

1. 食欲缺乏

食量减少、食欲降低是学前儿童患病以后较早出现的症状之一。许多原因可能导致食欲缺乏。患有佝偻病、缺铁性贫血、传染性肝炎、肠道寄生虫病及缺乏微量元素锌等，都会引起消化功能降低，导致食欲下降。某些神经精神因素也可促使食欲下降。例如，学前儿童受到强烈的精神刺激，或者对新环境不适应，成人过分强迫进食等，均可使学前儿童精神不愉快而降低食欲。此外，不良的饮食习惯，如生活无规律、吃零食太多，以及偏食、挑食等都会影响正常饮食，也是引起食欲缺乏的重要原因。

2. 食欲亢进

若学前儿童具有异常旺盛的食欲，出现多尿、多饮、多食和体重下降的“三多一少”症状，同时皮肤可能出现生疮长疖，应检查是否患有糖尿病。较大的学前儿童如果出现情绪不稳定、易激惹、多动、注意力不集中等症状，继而出现食欲增加、体重下降、怕热多汗、甲状腺肿大，部分学前儿童眼球突出，则很可能患有甲状腺功能亢进（简称

“甲亢”)。

3. 口味异常

对正常食物以外的物品，如土块、煤渣、纸张等，有不可自制的食欲，通常称为异食癖。微量元素锌、铁的缺乏会引起食欲减退、口味异常。在我国南方一些地区发生的钩虫病，患儿因为慢性失血，也可引起口味改变而出现异食癖。

（五）睡眠异常

身体健康的学前儿童一般能很快入睡且睡得安稳、无鼾声，鼻尖和额头等处有微汗，睡醒后精神饱满，整体看生长发育正常。睡眠异常的主要表现有以下几个方面。

1. 入睡困难

睡眠环境不良（如过冷或过热、声音嘈杂、光线太强），学前儿童睡前过度兴奋，临睡前短时间内饮食过多等，都会引起入睡困难。个别学前儿童睡前烦躁，反复变换体位，入睡后面部干燥、泛红，呼吸音较粗，脉搏急促，午睡后精神呆滞、面色潮红、流清鼻涕，这往往是发热的表现。应测量体温并根据学前儿童的具体情况采取适当措施。

2. 睡眠不安

若学前儿童睡眠不安、多汗，情绪易激惹，伴有方颅、出牙迟、囟门晚闭，可能患有佝偻病。如果幼儿出现烦躁、夜惊、磨牙、注意力不集中等神经精神症状，会阴部奇痒，因搔抓不止而影响睡眠，则往往是蛲虫病的典型表现。

3. 嗜睡

若学前儿童出现过多而且深度的睡眠，可被唤醒，进行简单的对话或进食，随后倒头又睡，表现为轻度的意识障碍，常常是脑炎、脑膜炎的早期表现；如果平时爱睡、能睡，睡后对巨大声响无反应，应检查是否患有耳聋。

（六）大小便异常

学前儿童生病，其大小便的次数、数量、性质（如颜色、形状、气味等）等往往会发生改变，成人在日常生活中要注意密切观察，及时发现异常情况。

1. 大便异常

正常情况下，学前儿童每日排便 1～2 次，呈条状，排便时无痛苦。大便量的多少与食物的数量和性质有关，一般素食者较多，而荤食者稍少些。正常大便的颜色呈黄褐色，也可因摄入食物不同及药物而发生变化。大便的次数和性质反常有以下几种情况。

（1）鲜血便

若学前儿童大便表面有鲜血，血与大便不混合在一起，每当排便时学前儿童哭闹，很可能为肛门裂，应检查其肛门皮肤是否有裂口。

（2）脓血便

若学前儿童大便次数显著增多，有里急后重感（即每次排大便后还有便意），大便为脓血样（脓多血少），则是细菌性痢疾的典型特征。

（3）红果酱样大便

学前儿童阵阵腹痛、频繁呕吐，大便为血与黏液混合物，呈红果酱样，可能为肠套叠。2 岁以下学前儿童多见，尤其是腹部受凉、突然改变饮食时，容易使肠蠕动失去正常节律而诱发此病。

（4）柏油样大便

学前儿童鼻腔、口腔、牙龈或者呼吸道出血，若将血液吞咽，可使大便呈柏油样。假如未流鼻血，大便仍呈柏油样，应考虑是否发生了消化道出血，需要立即诊治，这种情况学前儿童中不多见。有时，进食动物肝脏、动物血或某些药物（如铁剂）等，也会使大便颜色发黑，这就要注意区别是病理性因素还是饮食因素所致。

（5）白陶土样大便

学前儿童患黄疸型肝炎或胆道疾病时，其大便呈白陶土样，同时尿色加深，皮肤黏膜的颜色也有所改变。

（6）蛋花汤样便

若学前儿童大便呈蛋花汤样，排便次数增多，有时一天十几次甚至几十次，常是腹泻的特有症状。引起学前儿童腹泻的原因很多，一旦发生腹泻要及早、对症、彻底治疗。

（7）便秘

若学前儿童排大便次数减少，粪便干燥坚硬，常有排便困难，可能为便秘。常因排便习惯不良（经常抑制便意）、食物中粗纤维过少、饮水过少等引起。

2. 小便异常

正常学前儿童一昼夜排尿 1000 毫升左右，每天 6～7 次，尿量及次数个体间差异较大。正常尿液因为含有尿胆素而呈淡黄色，澄清透明。若尿液量及颜色等发生变化常是一些疾病的信号。

（1）尿量及排尿次数

学前儿童尿量除了与个体因素有关外，还与饮食种类、气温、活动量及精神因素有关。例如，饮水多，则排尿多；剧烈活动、出汗多时则尿量减少。

某些疾病可引起排尿及尿量异常。若清晨起床时发现学前儿童眼睑浮肿、尿少色红，则是急性肾炎的征兆；若排尿次数增加，每次尿量少，学前儿童自我感觉尿急、尿痛，往往是发生了尿路感染。

（2）尿液颜色异常

若学前儿童尿液颜色出现明显异常，也常是疾病的表现。如果尿色呈浅红色，如洗肉水样，同时患儿眼睑浮肿，可见于急性肾炎；尿色颜色加深，呈橘黄色或浓茶色，可见于肝胆疾病；尿液内含有脓液而呈乳白色，可见于尿路感染。

（七）腹痛

学前儿童出现烦躁不安或阵发性哭闹，两侧下肢蜷曲，面色苍白、出冷汗等，应该考虑腹痛的可能。腹痛按照原因可大致分为器质性腹痛和功能性腹痛两类。器质性腹痛可能是阵发性或持续性的，不会自行消失，但疼痛程度会有差异；功能性腹痛经过一定调理以后，常会缓解或自行消除。

器质性腹痛的鉴别方法如下。

1. 腹痛部位

一般来讲，腹痛部位与该位置器官的病变有对应关系。疼痛部位在上腹部正中，一般是急性胃炎的表现；若在右上腹部，一般是肝胆疾病或者胆道蛔虫；如在左上腹部，一般是脾脏创伤等；肚脐周围疼痛，一般是肠蛔虫病、急性肠炎等；右下腹部疼痛，并且指压部位准确，一般是急性阑尾炎发作；左下腹部疼痛，一般是患有痢疾等。

2. 腹痛性质

突然发生的上腹部阵发性剧烈疼痛，以胆道蛔虫病多见；如果腹痛放射到右肩，可能为胆道疾病。如果发病较急，突然出现腹痛、呕吐、发热等，疼痛部位起初在中上腹部或肚脐周围，数小时后转移到右下腹部，很可能患有急性阑尾炎。

3. 伴随症状

急性胃炎患儿除了腹痛症状以外，常常伴有恶心、呕吐等表现；若有腹痛、腹泻、脓血样大便，可能患有细菌性痢疾；学前儿童阵阵腹痛、频繁呕吐，出现红果酱样大便，可能为肠套叠；腹痛、腹胀，排便次数减少，大便干燥坚硬，出现排便困难，多是便秘的表现。

自主神经功能紊乱，肠道蠕动节律异常可引起腹痛，这种原因引发的腹痛，疼痛无规律，多在脐周。食物过敏可引起腹痛。部分学前儿童对大豆蛋白、牛奶蛋白等过敏也会引起腹痛。不良精神因素也可引起腹痛，如对周围环境陌生、压力过大、精神紧张等常会引起腹痛和偏头痛等。

（八）头痛

头痛是指头额、顶、颞及枕部以上区域的疼痛，是一类见于多种疾病的常见症状。可以单独发生，但多数是其他疾病的伴随症状。年长儿童能正确叙述头痛的部位、性质、程度、发生的时间等。学前儿童难以正确表达，而表现为烦躁、哭闹、摇头、抓耳、皱眉、打头等。

头痛的原因很复杂。常见的病因可分为三大类。

1. 颅内疾病

颅内疾病主要见于颅内感染性疾病，如脑膜炎、脑炎等；还有颅内血管性疾病，如脑血管畸形、血管炎等。

2. 颅外疾病

常见的颅外疾病有脑外伤、五官疾病等，如鼻窦炎、中耳炎、牙髓炎、眼睛屈光不正、偏头痛等皆可引起头痛。

3. 全身性疾病

常见的全身性疾病，如突发的急性中毒、急性感染等，常可引起头晕、头痛。

发现头痛患儿，应该让其卧床休息，避免剧烈运动，多饮水，密切观察其他伴随症状，不要急于使用止痛药物。头痛剧烈者，特别是有嗜睡、惊厥症状者，应立即就医，切莫延误病情。

（九）多汗

学前儿童多汗并不少见。如果只有汗腺分泌过多这个唯一症状，多为生理性多汗。如果除多汗表现以外，还有其他典型症状，则往往是病理性多汗。

1. 生理性多汗

生理性多汗常见于以下情况。

（1）运动

学前儿童剧烈活动或运动，代谢加快，汗液分泌增多。

（2）环境温度过高

天气炎热或者穿戴过多、包裹过厚，使学前儿童体温升高，表现为大汗淋漓。

（3）不良精神刺激

学前儿童受到某种不良精神刺激之后，感到紧张、恐惧，促使新陈代谢旺盛，常在前额、腋下、颈部、手心等部位出汗。

（4）特殊的味觉刺激

少数情况属于味觉刺激引起，如进食热食、辛辣食物之后，多在前额、鼻尖甚至面部出汗。

2. 病理性多汗

因为疾病因素而导致的多汗，机体还有其他表现，较容易和生理性多汗区别开来。例如，低血糖患儿往往感觉头晕、心慌、脉搏加快，同时出汗增加；佝偻病患儿多汗，但与室温、季节、穿着等无关，同时表现出情绪易激惹，睡眠不安，伴有枕秃；有时机体抵御外来病原体，促进代谢加速，可出现体温升高、出汗的表现。

二、学前儿童常见疾病的病因、症状和防治

（一）急性上呼吸道感染

急性上呼吸道感染简称“上感”，是学前儿童最常见的疾病种类之一。学前儿童急性上呼吸道感染主要指鼻、咽等部位的黏膜急性发炎，也可根据炎症的突出部位来命名，如“急性咽炎”“急性扁桃体炎”等。

1. 病因

小儿急性上呼吸道感染，其病原体多为病毒，少数情况是由细菌感染引起的。一年四季均可发病，但以冬春季节或气候骤变时多发。儿童时期的上呼吸道解剖生理特点和身体的免疫特点决定了儿童易患此病。此外，遗传素质、个人体质状况、饮食营养、生活条件等都与此病的发生有密切的关系。

2. 症状

由于患儿个人的年龄、体质及病原体不同，病情的缓急、轻重程度也有所不同。病情较轻者主要表现为鼻咽部症状，出现喷嚏、流涕、鼻塞、轻咳、咽痛，患儿一般于3～4天可以自愈。如果病情稍重，鼻咽部的疼痛更加明显，同时有不同程度的发热。严重者出现食欲缺乏、疲乏无力、畏寒、高热、头痛等。检查口腔时，可见咽部充血、扁桃体红肿或有黄色渗出物与溃疡。如果炎症向下蔓延，可发生气管炎、支气管炎甚至肺炎等并发症。

3. 护理

应将患儿暂时隔离，让其卧床休息，多饮水，给予其富于营养且易消化的饮食。保持室内空气清新，温度、湿度要适宜。可根据病情，适当选用退热药及抗病毒药物进行对症治疗。

4. 预防

1）开展体育锻炼，增加户外活动时间。
2）室内要经常开窗通风，避免成人在室内吸烟。
3）坚持合理营养，积极预防和治疗营养不良性疾病，保证充足的饮水。
4）根据气候变化，及时增减衣服。
5）在呼吸系统疾病多发季节不要带儿童到人群拥挤的场所。
6）可采用食醋滴鼻、盐水漱咽等方法加以预防。

（二）急性感染性喉炎

急性感染性喉炎为喉部的黏膜发生急性炎症。冬春季节发病较多，常见于6个月至3岁的儿童。

1. 病因

学前儿童患急性喉炎大多为上呼吸道感染的一部分，有时也作为麻疹等急性传染病的并发症出现。由于学前儿童喉腔长而狭小、黏膜柔嫩、血管丰富，一旦喉部发生炎症，较易充血、水肿而出现喉梗阻，而且咳嗽功能不良，分泌物不易排出，会引起严重的呼吸困难。

2. 症状

此病发病急骤，起初只有轻咳，以后几小时内迅速发展为声音嘶哑，出现破竹声或犬吠样咳嗽。夜间可能出现突然加重的吸气性呼吸困难，重者可能出现胸骨上窝、锁骨上窝等的凹陷。呼吸困难加重时，会有烦躁不安、多汗、面色苍白、口唇青紫等表现，这往往预示着病情的恶化。

3. 护理

1）卧床休息，减少活动，避免哭闹，以减少氧气的消耗。
2）保持室内空气清新，每天至少通风2次，每次15～20分钟。室内湿度维持在60%

左右的舒适范围内。这样对改善血液循环、减轻呼吸困难有明显效果。

3）耐心细致地喂养，避免进食不当而引起呛咳。

4）密切观察病情变化，及时采取有效措施，防止窒息死亡。

4. 预防

1）多开展户外体育锻炼活动，提高儿童身体的抵抗力和耐寒力。

2）保持室内空气清新，经常开窗通风，避免成人在室内吸烟。

3）根据气候变化，及时增减学前儿童的衣服。

（三）龋齿

龋齿俗称“虫牙”，是学前儿童最常见的牙病。龋齿患儿不仅有疼痛感，还可能因为牙痛而影响食欲和咀嚼功能，进而影响生长发育。我国已把龋齿列为学龄儿童重点防治的常见病之一。

1. 病因

龋齿的发生受多种因素影响。目前认为，龋齿是由细菌、糖类食物、牙齿抗龋能力缺陷3种因素合并作用而产生的，也称为龋齿病因的三联因素。变形链球菌和乳酸杆菌是导致龋齿发生的最主要细菌，糖类是产生龋齿的必要条件，由黏附在牙面上的细菌和糖类食物残渣共同形成牙菌斑，这是细菌得以生存和致病的环境。牙齿结构的缺陷与龋齿的发生有密切关系，发育和钙化不良的牙齿易患龋齿，牙齿排列不齐或者受到损伤，也为龋齿的发生创造了条件。

2. 症状

根据牙齿破坏程度的不同，龋齿可以分为浅龋、中龋和深龋。浅龋是指病变局限于牙釉质，出现褐色或黑褐色斑点，牙面粗糙，患儿无疼痛感。中龋是指病变已达到牙本质浅层，形成了龋洞，患儿遇到冷、热、酸、甜等刺激时，会出现酸痛不适感。深龋是指病变已达到牙本质深层，当龋洞深及牙髓时，可刺激神经末梢引起剧烈牙痛。

3. 预防

（1）保持口腔卫生

要培养学前儿童饭后漱口、早晚刷牙、睡前不吃零食的良好生活习惯。吃奶的婴儿在喂奶以后或在两次喂奶之间可以喝点白开水，起到清洁口腔的作用；对于2岁左右的幼儿，成人可准备好温度适宜的白开水，教其饭后含水鼓漱的方法，以冲掉牙缝牙面上附着的食物残渣；3岁左右可准备幼儿专用的保健牙刷和牙膏，教其正确的刷牙方法，使口腔中不存留食物残渣。

（2）合理营养、多晒太阳

这是保证牙齿正常钙化、增强抗龋能力的重要措施。此外，还要限制学前儿童的甜食摄入量，特别是睡前不宜食用甜食，以降低龋齿的患病率。

（3）药物防龋

可通过饮用含氟自来水、使用含氟牙膏刷牙等方法提高抗龋齿能力。

（4）定期进行口腔检查

及早发现龋齿，及时进行治疗。检查时发现龋洞尚未穿通牙髓，应尽早补牙。乳牙患龋齿要认真对待，“乳牙迟早要被恒牙所替换，所以患龋齿后不必在意”的观点是错误的。一旦发现乳牙患龋齿，也应及早治疗。

（四）腹泻

腹泻是由多种原因引起的以腹泻为主的综合症状，尤其多见于2岁以下的学前儿童。该病一年四季均可发生，但以夏秋季多见。

1. 病因

学前儿童易患腹泻，与其生理特点有关。此阶段正值生长发育较快时期，客观上需要的营养成分相对较多，但学前儿童消化系统发育尚未完善，消化和吸收能力受到限制，而且神经系统对消化的调节功能较差，这样需要的营养成分较多与有限的消化能力之间形成矛盾，再加上学前儿童免疫功能不完善，机体对疾病的抵抗力较差，因此很容易发生腹泻。

（1）非感染性因素引起的腹泻

由于喂养不当引起饮食失调，如喂养量过多、过少，辅食添加得过早或过于突然，食物不易消化，不定时喂养，夏秋季节给学前儿童提供的生、冷食物过多，腹部受凉等，均可导致腹泻。

（2）感染性因素引起的腹泻

引起腹泻的感染性因素有肠道内感染因素和肠道外感染因素。学前儿童的食物和食具被细菌、病毒污染后，借助饮食过程引起肠道内感染可造成腹泻。另外，患感冒、中耳炎、肺炎、泌尿系统感染及某些急性传染病等，这些肠道外因素也可引起腹泻。

2. 症状

腹泻症状较轻者多由饮食因素或肠道外感染所致。大便呈稀糊状或蛋花汤样，体温正常或仅有低热，食欲受影响不大。大便次数一般在数次至十余次，这类腹泻比较容易治疗。

腹泻症状较严重者多因肠道内感染所致，即发生了急性肠炎，它在学前儿童腹泻中占多数。特点是：起病急，一日腹泻十至数十次，大便水样，尿量减少或无尿，食欲减退，伴有频繁呕吐。因大量失水，机体表现为精神萎靡、眼窝凹陷、口唇及皮肤干燥、皮肤弹性差，甚至会发生昏迷，严重时还会危及生命。

3. 护理

（1）调整饮食

腹泻时，学前儿童消化能力减弱，肠道有病变。若大量进食，不仅营养物质不被消化吸收，还会增加胃肠的负担，使病情加重。适当减少食量有利于身体的恢复。

腹泻症状较轻者可定时进食，但可适当减少食量，食物以易消化为宜；症状较重者，可适当减少进食次数。另外，可根据病情需要为婴幼儿口服补液，以防脱水。

（2）注意腹部保暖

可用热水袋（水太热时需用毛巾包裹）热敷患儿腹部。

（3）保持局部清洁

患儿每次大便后，用温水清洗其臀部，特别是皮肤皱褶处一定要保持清洁、干燥。若出现红臀，应在患处涂抹护臀膏（或霜），以减轻不适。

4. 预防

（1）提倡合理喂养

给婴儿添加辅食时，要遵循由少到多、由细到粗、由稀到稠的渐进原则，每次只添加一种。

夏天天气炎热，会影响婴儿食欲，所以不宜给婴儿断奶。

（2）悉心照顾婴幼儿，避免腹部受凉

尤其在夏季使用空调、电扇时不能让风直吹，并且室内温度不能设置得过低。

（3）讲究饮食卫生

食堂工作人员要严格执行消毒常规，生吃的瓜果和蔬菜一定要洗净，最好削皮后食用。总之，严格把好“入口关”。

（4）对患儿进行隔离消毒

对腹泻患儿，应进行隔离治疗，并对患儿所用的毛巾、尿布、便盆等进行彻底消毒，以免交叉感染。

（五）维生素D缺乏性佝偻病

维生素D缺乏性佝偻病简称佝偻病，是3岁以下婴幼儿的常见病。近年来，我国重度佝偻病患儿已明显减少，但轻度和中度的佝偻病患儿仍存在。

1. 病因

佝偻病主要是由于患儿体内缺乏维生素D，使体内的钙、磷不能正常被吸收和利用，从而影响骨骼的生长发育，导致全身生理功能紊乱，严重时可导致骨骼畸形。

（1）日光照射不足

人体所需要的维生素D除了一部分由食物供给外，主要由日光照射皮肤，使体内的7-脱氢胆固醇转变成维生素D_3，这是人类获得维生素D的主要来源。在我国北方，因为寒冷季节较长，日照时间短，学前儿童缺乏户外活动，即使外出也包裹很严，这样皮肤不能直接接触阳光，使维生素D的合成量减少，因此容易患佝偻病。

（2）生长过快

学前儿童由于生长过快，造成体内维生素D相对不足，尤其是双胞胎儿、早产儿更易患此病。

（3）喂养不当

食物中钙、磷含量过少或比例不当，食物中谷类较多等，都可影响钙的吸收和利用。所以，人工喂养儿的发病率明显高于母乳喂养儿。

（4）疾病的影响

学前儿童患有胃肠或肝胆疾病，影响维生素D和钙的吸收与利用，也可导致佝偻病的发生。

2. 症状

患者可出现神经精神症状、运动功能发育迟缓，甚至骨骼改变等全身性症状。

佝偻病早期阶段，患儿表现为情绪不稳、容易激惹，睡眠不安、多汗，由于头皮受汗液刺激而在枕头上来回蹭痒，形成枕秃。有的患儿还表现为食欲缺乏。发现以上情况，如果及时带其去医院诊治，病情会很快得到控制。

如果没有发现佝偻病的早期症状或治疗不及时，病情会继续发展，进入活动期时，逐渐出现骨骼变形，表现为出牙迟、方颅（指头颅呈方形）、前囟晚闭、串珠肋（指肋骨与肋软骨交接处膨大似小球状，呈串排列，形似串珠）、鸡胸（胸壁两侧下陷，导致胸骨向前突出，而出现“鸡胸”样变形）等症状。婴儿会坐以后，可见脊柱后凸或者侧弯，学习爬行时，腕、踝处骨骺膨大，形似手镯或脚镯状，会走以后，下肢因为负重而出现弯曲，呈现“X”形腿或者“O”形腿。病情严重者甚至全身肌肉松弛，坐、立、行等动作发育滞后，条件反射形成较晚，语言发育迟缓。

3. 预防

（1）预防先天性佝偻病

孕妇和乳母要加强营养、多晒太阳，以保证乳儿生长发育中对维生素 D 的需要。

（2）提倡母乳喂养，及时添加辅食

母乳是钙的理想来源。及时添加蛋黄、肝泥、菜泥等辅食，可提供一定量的维生素 D。

（3）经常户外活动，多晒太阳

这是防治佝偻病最简单的方法。婴儿满月以后即可进行户外活动，接受日光照射。每天户外活动时间不应少于 2 小时，且尽量让阳光直接照射在皮肤上，这样能有效地预防佝偻病。

（4）补充维生素 D

这是防治佝偻病最有效的方法。在寒冬漫长的北方，当阳光照射不足时，可根据具体情况在婴儿满月以后给予适量的维生素 D 制剂，以预防佝偻病。

（5）及时治疗某些疾病

要及时发现和治疗影响维生素 D、钙吸收的胃肠道疾病，以及影响维生素 D 转化的肝、肾疾病等。

（六）缺铁性贫血

缺铁性贫血是儿童贫血中最常见的一种，尤以学前儿童的发病率最高。缺铁性贫血系体内缺乏铁元素，影响血红蛋白的合成所致。

1. 病因

（1）先天储铁不足

胎儿于出生前 3 个月，自母体获取较多的铁，足够出生后 3～4 个月造血之需。如果储铁不足，乳儿期则会较早地出现缺铁性贫血。早产儿、多胎儿或母亲严重贫血者，常出现储铁不足，导致贫血的发生。

（2）饮食缺铁

乳类中含铁很少，若乳儿以乳类为主食，而不按时添加含铁丰富的辅食，可致贫血。膳食中易被机体吸收利用的铁较少，妨碍铁吸收利用的因素较多，因此学前儿童出现贫血大部分是由于饮食不当，饮食中铁摄入不足引起的。例如，有的学前儿童偏食、挑食，不喜欢吃蔬菜、瘦肉等食物，使维生素 C、氨基酸等能促进铁吸收的成分摄入过少，这样势必影响铁的吸收和利用。

（3）生长发育快

由于学前儿童生长发育快，铁的需要量大而使体内的铁相对不足。因此，对于生长发育快的学前儿童要特别注意补铁。

（4）受疾病影响

疾病（如长期腹泻）可导致铁的吸收利用障碍，而肠道寄生虫（如钩虫病）则会使机体慢慢失血，最终造成贫血。

2. 症状

由于贫血，患儿的皮肤、黏膜苍白，以口唇、口腔黏膜、甲床和手掌最为明显，肝、脾和淋巴结也有不同程度的肿大。全身疲乏无力，较大学前儿童可自诉头晕、眼前发黑。呼吸、脉搏频率增快，尤其是活动后感到心慌、气促。患儿时常烦躁不安或精神不振，对周围环境中的事物不感兴趣，注意力不易集中，食欲减退，个别患儿出现“异食癖”（如嗜食泥土、煤渣等）。

3. 预防

（1）加强孕期营养

孕期要加强营养。特别是在妊娠后期，要添加含铁丰富的食物或服用补铁药物。

（2）坚持合理喂养

提倡母乳喂养，乳儿自出生后 4 个月左右，可逐渐添加含铁丰富的辅食，如肝泥、菜泥、豆腐等，也可食用含铁的强化食品。尤其是早产儿、多胎儿，要特别注意补铁。2 岁以后的幼儿膳食，应多选用含铁丰富的食物，如动物肝、动物血、瘦肉、禽、鱼、木耳、海带等，同时多食用水果和可以生食的蔬菜，以获取较多的维生素 C，从而促进铁的吸收。

（3）及时治疗各种感染性疾病

要及时发现和治疗腹泻，矫治消化功能紊乱。发现有钩虫病要尽早驱虫治疗。肺炎和气管炎等感染性疾病长期、反复发作时，要积极对症治疗，防止贫血的发生。

（七）肺炎

肺炎是指多种病原体感染肺部所引起的肺部炎症，是儿童的一种常见病，尤其多见于婴幼儿。肺炎的种类很多，其中支气管肺炎占 90%以上。低出生体重、营养不良、维生素 D 缺乏性佝偻病、先天性心脏病患儿，患有肺炎以后病情严重，并且容易迁延不愈，严重威胁他们的健康。肺炎是造成儿童死亡的主要疾病之一。

1. 病因

引起肺炎的病原体有细菌（如肺炎双球菌、链球菌等）、病毒（如腺病毒、流行性感冒病毒等）和支原体。可单独感染，也可在病毒感染的基础上合并细菌感染。该病一年四季均可发生，尤以冬春气温骤变季节多见。

2. 症状

小儿肺炎起病较急，症状轻重可有较大差别，与成人肺炎症状也有很大的不同。一般有发热、咳嗽、气促、气喘、呼吸困难等症状。重症肺炎患儿常有全身中毒症状。

肺炎起病后，多有不规则发热，但新生儿、重度营养不良儿、佝偻病患儿可不发热甚至体温低于正常，也不咳嗽，只是面色发灰、口唇紫青、口吐泡沫、吃奶发呛等；咳嗽频繁，早期为刺激性干咳，逐渐加重并咳有痰；呼吸增快，超过正常的呼吸频率，且鼻翼翕动，重者口周及四肢末梢紫青，吸气时出现胸部凹陷等。应及时送医院诊治，治疗不及时会引起严重后果。

3. 护理

（1）创设适宜的居室环境

要经常开窗通风，保持居室空气清新。室内温度要适宜，一般可维持在18～22℃的范围内。可用空气加湿器或用湿墩布拖地，以保持室内适当的湿度，防止干燥的空气对呼吸道造成一定的刺激。室内最好有充足的光照。

（2）进行一般护理

对患儿保暖适度，不给患儿穿衣、盖被过厚，防止因燥热而加重气喘。一般可取平卧姿势，需要经常变换体位，气喘时可半坐。

（3）保持呼吸道通畅

设法清除患儿鼻腔内的分泌物，痰多时可吸痰。常为患儿翻身、拍背，以促进痰液引流和肺部炎性分泌物的吸收，减少肺部淤血，缩短病程。具体方法是：五指并拢，关节微曲，使手心呈凹状，从背部腰间开始，沿脊柱两侧自下而上、由外至内有节奏地轻拍，每次15～20分钟，每日3次。

（4）合理安排饮食

讲究喂奶姿势，勿急勿呛。年龄稍大的患儿可以进食容易消化的食物，多喝水，一般经2～4周好转。病情不见好转时，应立即就医。

4. 预防

（1）积极防治疾病

要积极防治上呼吸道感染、佝偻病、贫血等疾病，减少肺炎并发症的发生机会。

（2）增强机体抵抗力

引导学前儿童加强体格锻炼，多做户外活动，注意室内通风换气。根据气候变化，及时增减学前儿童的衣服。

（3）采取适当的预防措施

在呼吸系统疾病流行季节，最好不要带学前儿童到人群拥挤的场所，出门最好戴口罩，必要时可服用一些预防药物。

（八）肥胖症

肥胖症是一种热能代谢障碍疾病，由于摄入热能超过消耗热能，引起体内脂肪积累过多所致。一般体重超过标准体重20%即为肥胖症。其中，超过标准体重20%～30%为轻度肥胖症，超过30%～50%为中度肥胖症，超过50%为高度肥胖症。

近年来，我国学前儿童肥胖症的发病率有增加趋势。

1. 病因

肥胖根据病因的不同，可以分为单纯性肥胖和病理性肥胖。单纯性肥胖是指非内分泌代谢疾病而引起的肥胖，学前儿童肥胖以此类为主。

肥胖的原因主要有以下几种。

（1）多食少动

摄入热能过多而体力活动过少是单纯性肥胖的主要原因。例如，人工喂养婴幼儿时，成人误把其干渴当作饥饿，以致喂哺过量。学前儿童在幼儿园吃完饭后，回到家中还要加餐，多糖、高热量的零食不断，这样势必造成热能的过剩。再者，多数肥胖儿童不愿活动，陷入了多食—少动—肥胖的恶性循环，如果不加以调理，只能是加重肥胖的程度。

（2）遗传因素

遗传是导致肥胖的重要原因。统计表明：双亲肥胖的，其子女约70%易肥胖；若一方肥胖，其子女约40%发生肥胖。

（3）内分泌失调

因内分泌功能异常所致的肥胖除超重外，常伴有生殖器官发育迟缓，体脂分布特殊等表现，易与单纯性肥胖区别开来。

（4）精神因素

学前儿童可因受精神创伤或因心理异常而出现食欲亢进，导致肥胖症。

2. 症状及危害

单纯性肥胖的学前儿童，其表现如下：食欲旺盛，喜食高含淀粉、油脂类食物；体格发育较正常学前儿童迅速，智力正常，性发育正常；体脂聚集在乳房、腹部、臀部、肩部的较多；因肥胖而行动不便，不爱活动，怕热、多汗、易疲劳，呼吸浅而快。

身体肥胖不仅影响学前儿童的体形美观，而且对其身心健康不利。肥胖可致扁平足，行走时易腰酸腿痛；腹部积聚过多的脂肪会影响呼吸；脂肪堆积在血管壁及肝脏上，容易影响其功能，成为动脉硬化的隐患。此外，肥胖儿会因体态不雅、动作笨拙受到小朋友的嘲讽，进而出现自卑、孤独及其他方面的心理异常。

3. 预防

学前儿童肥胖的出现有两个高发期：一是婴儿期，活动范围小，食物营养丰富，食量不予控制时很容易出现“小胖儿”；二是学龄前期，中度以上单纯性肥胖多在 7 岁左右开始，就餐无规律、吃得快而多、蔬菜吃得少是此阶段肥胖幼儿的饮食特征。

为防止儿童单纯性肥胖，应做到以下两点。

（1）避免饮食过度

要准确判断婴儿的饥饱，两次喂奶之间可喝些水；较大学前儿童要避免过多进食碳水化合物和脂肪含量很高的食物，尤其是高糖饮料、饼干及油炸品等。对有肥胖倾向的学前儿童，更要积极控制食量，饥饿时可多提供些蔬菜和水果。

（2）积极参加运动

鼓励学前儿童经常参加体育活动，通过跑、跳、蹦、爬、钻、投等运动进行体格锻炼，消耗体内过多的脂肪，以预防肥胖症的发生。

4. 矫治

对于肥胖学前儿童的矫治可从如下几方面着手。

（1）控制进食量

为肥胖学前儿童安排饮食时，适当控制进食量是防止其继续肥胖的重要举措。一方面，提供的营养应能满足其生长发育的需要，有充足的蛋白质、足够的无机盐和维生素、适量的碳水化合物，要限制脂肪的摄入；另一方面，要多选用热量少、体积大的食物，如芹菜、萝卜、笋等，以基本满足学前儿童的食欲。

（2）调整饮食结构

减少脂肪、碳水化合物的摄入，增加蔬菜、水果、豆制品等低热量食物的摄入。

（3）增加运动量

培养肥胖学前儿童对适宜的体育活动的兴趣，通过运动来消耗多余的热能，以达到热能的收支平衡。

（4）消除精神负担

采取积极疏导、给予更多关爱等多种措施消除学前儿童的精神负担，使其克服心理异常对膳食的不良影响。

（5）对症治疗疾病

若是内分泌疾病引起的学前儿童肥胖，需要积极对症治疗。

在矫治学前儿童肥胖的问题上，有两点需要注意：一是要循序渐进，不能使体重骤然减少，最初只需控制体重的迅速增加，以后逐步使体重下降；二是贵在坚持。以上列出的矫治方法需长期坚持下去才能奏效。

（九）厌食症

厌食症为学前儿童常见的一种病症，表现为较长时间的食欲缺乏，对食物不感兴趣，经常回避或拒绝进食。

1. 病因

（1）不良的饮食习惯

不良的饮食习惯是引起学前儿童厌食症的最主要原因，如生活无规律，吃零食太多，尤其是饭前食入较多的糖果或含蛋白质高的食物，以及偏食等都会影响食欲。

（2）患有某些疾病或者缺乏微量元素

很多疾病会引起消化功能降低，导致食欲下降，如学前儿童患有维生素 D 缺乏性佝偻病、缺铁性贫血及缺乏微量元素锌等都会引起食欲下降，导致厌食。

（3）神经精神因素

神经精神因素也可促成厌食症的发生。进餐时保持愉快的情绪，能兴奋下丘脑摄食中枢，增进学前儿童食欲，促进食物的消化和吸收；而受到强烈的精神刺激，或者对新环境不适应时，家长过分强迫进食，均可使学前儿童精神不愉快而降低食欲。

2. 预防和护理

（1）养成良好的饮食习惯

学前儿童要从小培养良好的饮食习惯，不偏食、不挑食。进餐时要让学前儿童保持愉快的心情，不训斥、批评，让其集中精力就餐。

（2）多参加户外活动

生活有规律、适当活动是学前儿童吃得下、睡得香的前提，所以根据学前儿童年龄、体质等特点组织学前儿童多参加户外体育活动是增强食欲的好方法。

（3）及时发现并治疗引起厌食的疾病

对引起学前儿童厌食的疾病要积极治疗，可以运用药物辅助治疗。如果是微量元素锌缺乏导致的学前儿童厌食，可遵医嘱适当补充硫酸锌等药物。

（十）营养不良

1. 病因

营养不良又称慢性营养紊乱，是由于多种原因导致学前儿童长期营养低下的结果。主要原因是喂养不当，使学前儿童缺乏营养，特别是蛋白质和热能供应不足，影响身体的正常生长发育，致使身体抵抗力下降，易于反复感染，严重者可出现生长发育停滞。另外，疾病也是导致营养不良的重要原因。

在学前儿童中，由于喂养方法不科学而导致挑食、偏食，引起营养物质摄取不全面而出现营养不良的现象非常普遍。

2. 治疗

定期对学前儿童进行体格检查，定期进行膳食营养状况调查，及早发现营养不良的学前儿童。早期治疗、早期进行喂养指导，有利于营养不良学前儿童的康复。

1）营养不良的膳食治疗。营养不良按程度不同分为 3 度。

Ⅰ度营养不良指患儿体重低于正常儿体重的 15%～25%，没有临床症状，不易引起注意。

Ⅱ度营养不良指患儿体重低于正常儿体重的25%～40%，并伴随有消化系统功能紊乱的症状，如食欲减退、腹泻及呼吸道感染等。

Ⅲ度营养不良为重度营养不良，伴全身衰竭，有生命危险。

在幼儿园中，特别要关注Ⅰ度营养不良的学前儿童，争取早发现、早矫治。

当学前儿童被确诊为营养不良时，应按营养不良的治疗方法从药物及膳食两个渠道进行矫治。其中，营养不良的膳食疗法，应根据病情轻重不同、机体消化功能的耐受程度不同分别制定。对Ⅰ度营养不良患儿，由于其消化吸收功能尚好，可在原膳食基础上，较快增加营养供给，大胆补充热能、蛋白质、脂肪，待体重增至正常后再减至标准供给量，同时，补充多种维生素及微量元素，并辅之以助消化药物或补气益脾药物来治疗。对Ⅱ度、Ⅲ度营养不良患儿，要严格按医嘱安排膳食，矫治其营养不良状况，同时需要家长和幼儿园紧密配合，共同关注其饮食营养问题。

2）密切观察患儿的病情，一旦发现有营养不良患儿，应密切关注其进食情况、食物耐受程度、体重及身高的增长情况等，要为其创造舒适、卫生的生活环境，让其进行适度的活动，预防营养不良性疾病及其感染。

3. 预防

普及营养知识，提高喂养人员的科学育儿水平，根据学前儿童的身心特点采用正确的喂养方法，是预防学前儿童营养不良的重要措施。要结合学前儿童不同年龄段的消化能力特点，兼顾其心理发育特点，设法增进学前儿童的食欲。在制作学前儿童食品时，要注意色彩搭配合理、品种多样、刀法规则，通过色、香、味、形等刺激他们的食欲，克服因品种单调、粗制滥造而抑制学前儿童食欲的不良做法。另外，平时适当限制学前儿童的零食、甜食，也可以提高学前儿童对正餐的食欲。

（十一）斜视

人在注视某一物体时，两眼的黑眼球位置不对称，视轴出现明显的偏斜，这一现象称为斜视。

1. 病因

斜视的原因以及表现有多种。

斜视按照视轴偏斜的方向可以分为内斜视、外斜视、上斜视和下斜视。儿童中出现的内斜视情况绝大多数是由较严重的远视眼造成的，多发生于3岁左右的儿童，这种斜视容易被早期发现。外斜视多发生于3～8岁儿童，大部分是由双眼融像功能较差所致。上斜视是指一眼相对另一眼向上偏斜的眼部异常，下斜视是指一眼相对另一眼向下偏斜的眼部异常。上斜视和下斜视的形成机制较水平斜视（内斜视、外斜视）更复杂，常与垂直方向眼外肌功能失衡或神经支配异常有关。

斜视按照视轴偏斜的原因可以分为共同性斜视和麻痹性斜视两种。共同性斜视多发生在儿童双眼视觉反射开始形成和发育过程中，患儿因为远视性屈光不正而引起过度的双眼向鼻侧聚合，进而发生内斜视。麻痹性斜视是先天发育或者后天疾病导致的眼外肌麻痹，表现为眼球运动障碍。

2. 矫治

斜视对儿童生理、心理的影响是多方面的。除了影响美观以及由此产生的心理压力以外，更重要的是斜视可能引起完善的双眼单视功能丧失，从而引发弱视，应引起足够的重视。

斜视越早治疗效果越好。可根据病情配戴矫正眼镜或者通过手术进行治疗。

（十二）弱视

弱视是指眼球没有器质性病变，视力低下经矫正后仍然达不到正常值。弱视是常见的危害性较大的儿童眼病。

1. 病因

（1）斜视性弱视

这种弱视是由于斜视引起复视和视觉功能紊乱，使得患儿感到不适。为解决这一不适，大脑皮质视觉中枢就抑制由斜视眼传入的视觉信息，天长日久，此眼就出现了弱视。

（2）屈光参差性弱视

这种弱视是由于两眼的屈光性质不同或者屈光程度差别较大，同一物体在双眼视网膜上所形成的物像大小和清晰度差别较大，视觉中枢无法或者不易将差别显著的物像融合为一个物像，久而久之便形成弱视。

（3）视觉剥夺性弱视

这种弱视是由于患有先天性白内障、上睑下垂、角膜混浊等，光线不能充分进入眼内，视网膜得不到足够的刺激，产生功能性障碍从而发生弱视。

（4）先天性弱视

目前对于先天性弱视的发病机理尚不清楚。

2. 矫治

治疗弱视的最好时间是 6 岁以前，经过治疗，视力可以提高，并恢复立体视觉。年龄越小，治疗效果越好。由于弱视不容易被早期发现，学前儿童 3 岁以后可每半年检查一次视力。对于弱视患儿，应该散瞳验光，采用“健眼遮盖法”，为其选配合适的矫正眼镜，或者遵照医嘱采取其他矫正措施。

（十三）湿疹

1. 病因

湿疹是一种比较常见的过敏性皮肤病。过敏可因食物引起，如牛奶、羊奶、鱼、虾、蛋、花生等，也可因灰尘、羊毛、化纤等引起，但往往难以找出确切的原因。

2. 症状

湿疹多发生于 2～3 个月的婴儿。湿疹的部位多在面部，最初为细小的疹子，以后有液体渗出，干燥后形成黄色痂皮。因为皮肤刺痒，婴儿睡眠不安、烦躁哭闹。湿疹多数在 2 岁后自愈。

3. 护理

（1）合理饮食

哺乳母亲尽量少吃刺激性食物，多吃富含维生素的食物。如果婴儿对牛奶过敏，可换用其他乳类。

（2）选用儿童专用洗涤用品

最好选用儿童专用的、中性的洗涤用品，不要用碱性肥皂给婴幼儿洗手洗脸，用肥皂或洗衣粉洗过的衣服或尿布，要用清水漂洗干净，以免刺激皮肤。

（3）选用棉质衣料

要为学前儿童选用质地柔软的棉布衣料制作内衣和尿布，不用化纤、羊毛制品制作贴身衣服和帽子。

（4）家庭中最好不用地毯

地毯容易藏污纳垢，而且不易清洗，是家庭中常见的致病源和过敏原。为了保证学前儿童的健康成长，有小孩的家庭最好不用地毯。

（十四）尿路感染

尿路感染是小儿泌尿系统的常见病之一。感染可以累及尿道、膀胱、肾盂及肾实质，统称为尿路感染。小儿尿路感染时局部症状若不明显，容易漏诊而延误治疗，因此必须对本病保持高度警惕，遇到不明原因的发热，均要做尿常规检查以及细菌培养，争取早诊断、早治疗。

1. 病因

小儿易患尿路感染，与自身的解剖生理特点有关：输尿管长而弯曲，管壁弹力纤维发育不全，易扭曲而发生尿液潴留。粪便污染尿道口是小儿尿路感染的主要途径，所以，感染以肠道细菌为主，并且女孩尿道短，更容易发生上行性感染。新生儿与婴儿的发病常与抵抗力低下有关。

2. 症状

不同年龄组和急、慢性尿路感染的临床症状差异较大，分述如下。

（1）急性尿路感染

新生儿以全身症状为主，轻重不一，可有发热、体温不升、体重不增、拒奶、腹泻、嗜睡甚至惊厥等。患儿以女性多见，全身症状重，局部症状轻微，主要表现为呕吐、腹泻、腹痛、发热，排尿时哭闹、夜间遗尿等。年长儿表现与成人类似，上尿路感染（肾盂肾炎）时发热、寒战、腰痛等全身症状明显，下尿路感染（膀胱炎、尿道炎）以尿频、尿急、尿痛为主。

（2）慢性尿路感染

病程多在 6 个月以上。轻者可无明显症状，也可间断出现发热、脓尿或菌尿。病程久者可有贫血、乏力、发育迟缓等症状。

3. 预防和护理

（1）对症护理

鼓励学前儿童多饮水而使其多排尿。勤换尿布，保持婴幼儿会阴部清洁干燥，尿布用开水烫洗晒干，或者煮沸消毒。便后清洗臀部，女孩一定要从前向后擦，防止肠道细菌污染尿道，引起上行感染。

（2）观察病情变化

注意全身症状的变化，除注意体温变化外，还应观察消化道、神经系统等症状。

（十五）急性中耳炎

急性中耳炎是细菌侵入中耳，使鼓室黏膜充血肿胀，并产生黏性或脓性分泌物。若脓液积聚，鼓膜溃破形成穿孔，则影响听力。此症多发于小儿。

1. 病因

学前儿童的咽鼓管相对粗短，呈水平位，当患有上呼吸道感染时，病原体很容易沿着咽鼓管蔓延至中耳，引起中耳炎。再者，患麻疹、百日咳、猩红热等急性传染病时，病菌经血液循环进入中耳。此外，用力擤鼻涕，或者喂奶姿势不当（如平卧吸奶）致使乳汁进入中耳，都可能诱发中耳炎。

2. 症状

发病较急，起初感觉耳内堵塞、胀痛，吞咽、咳嗽时加重且向颞部或枕部放射，伴有发热等全身症状。婴幼儿不会自诉耳痛，常表现为日夜哭闹不安、烦躁、摇头、拒食、抓耳等。数天后，鼓膜穿孔，脓液流出，耳痛骤减。痊愈后鼓膜穿孔可自行愈合，康复后听力不受影响。小儿急性中耳炎未流出脓液前，有时易被忽视。因此，对不明原因的高热患儿，应检查和了解耳部情况。

3. 预防和护理

（1）一般护理

适当休息，鼓励患儿多饮水，给予高蛋白、高热量、易消化的饮食。

（2）对症治疗

早期给予足量的抗菌药，以便及时控制炎症，以免鼓膜穿孔。根据病情采取局部用药。

（3）保持耳道清洁

洗头、洗澡时，避免污水入耳，保持外耳道清洁。喂奶时姿势正确，应取半卧位，喂奶后将婴儿抱起，轻拍其背部，以吐出吞咽下的空气，减少因漾奶入耳而引起的耳部感染。

（十六）铅中毒

铅是一种多亲和性毒物，主要损伤神经系统、循环系统、消化系统等的功能，对学前儿童的生长发育、智力发展、潜能开发等都会产生不可逆的损伤并且贻害终身。在现代社会，铅污染已经不再是特殊的职业污染，而是生活中常见的一种污染源和危险因素。学前儿童正处于生长发育过程中，身体各种组织、器官的功能尚未成熟，所以对铅污染的敏感性远比成人高。而且这一时期遭受铅污染后的临床表现与成人的职业病表现有许多不同之处，因此学前儿童铅中毒现象应当引起人们足够的重视。

1. 病因

（1）外界环境中的铅尘污染

随着城市化进程的加快和乡镇企业的增多，机动车辆急剧增加，空气、土壤、水源等环境中的含铅量猛增。

（2）家具、用品中的铅尘污染

日常生活中使用的家具、教具、文具、玩具等中使用的含铅油漆，都是铅的重要污染源。

（3）某些含铅食物带来的铅尘污染

爆米花、皮蛋等食物因为在加工的过程中接触到含铅成分，致使食物被污染。

（4）学前儿童自身的特点

学前儿童的手、口动作较多，因而比成人容易吸收较多的铅。消化道是儿童吸收铅的主要途径。

2. 症状

学前儿童遭遇铅污染后，常出现面色黄白、生长迟缓、体重不增、便秘、腹泻、腹痛、恶心、呕吐等症状。在进食方面，往往拒食、偏食、挑食，甚至出现喂养困难。在神经精神方面，感觉头痛、头晕、情绪不稳定、烦躁不安、嗜睡，甚至多动、注意力低下等。此外，还可能出现机体的免疫力下降，常发生病灶反复感染。

3. 预防

（1）减少外界环境中的铅摄入

不带或少带学前儿童在交通车辆多、车流快的街边玩耍或长时间逗留，以减少外界环境中的铅摄入。

（2）讲究家庭卫生

讲究家庭卫生，做好家具、用具的清洁消毒工作。经常用湿布清洗室内物品，避免尘土飞扬。餐具和食物应使用防护罩，以遮挡铅尘。平时经常开窗通风，保持室内空气清新。

（3）养成良好的个人卫生习惯

培养学前儿童从小爱清洁、讲卫生、不啃咬物体的良好习惯。特别是勤洗手，保持手部的清洁。一次洗手可以去除 90%～95%附着于手上的铅尘，因此特别要养成饭前洗手的好习惯。

（4）营养合理

重视学前儿童的合理营养，及时防治缺铁性贫血和佝偻病，以增强机体对铅污染的抵抗力。

【实践实训】

山西 2 岁女童佳佳嗜吃如命，体重高达 42 千克，平时不爱运动，最常去的地方就是家里的厨房和离家不到 50 米的小卖部。由于家人的溺爱，佳佳的体重一直减不下来，在幼儿园小朋友都嘲笑她，喊她“胖丫”。面对这种情况，请结合本任务所学知识，探讨佳佳过度肥胖的原因，并提出相应的治疗方案。

任务三　学前儿童常见传染病预防与护理

【情境导入】

幼儿园是一个密集的人群环境，小朋友之间接触频繁，容易传染各种细菌和病毒。尤其是一到秋冬季节，流行性感冒、手足口病、水痘等常见的传染病就会在幼儿园里流行。学前儿童常见的传染病有哪些？如何才能做好预防？

【任务目标】

1. 了解学前儿童常见传染病和寄生虫病的病因及症状；
2. 掌握学前儿童常见传染病和寄生虫病的预防；
3. 关爱幼儿，关注幼儿身体健康。

传染病是由病原体引起的，能在人与人、动物与动物或人与动物之间相互传染的疾病。由于儿童对疾病的抵抗力较弱，在集体生活中，儿童之间接触密切，容易发生传染病，且可造成流行。因此，预防传染病的发生和流行，是集体儿童机构中的一项重要的保健工作。

一、传染病的流行及预防

（一）传染病的流行特点

传染病种类很多，症状各异，但它们有一些共同的特点。

1. 有病原体

在人体外环境中，有一些能侵蚀人体的微生物，称为病原体。传染病是由病原体所引起的一类疾病。病原体包括病毒、细菌等。各种传染病都有其特异的病原体。例如，麻疹的病原体是麻疹病毒；结核病的病原体是结核杆菌。多数传染病的病原体是病毒。病毒比细菌小，寄生在活的细胞内，对抗生素不敏感。

2. 有传染性

病原体经一定的途径进入易感者体内，引起传染病的发生。所有传染病都具有一定的传染性。这是传染病与非传染病的区别。

3. 有免疫性

传染病患者痊愈后，人体对同一传染病产生的不感受性，叫免疫性。人体的免疫程度因病而异。有些传染病，如麻疹、水痘、流行性腮腺炎等，患者痊愈后可获得终身免疫；而有些传染病，患者痊愈后产生的免疫力不持久，可以再度感染该病，如流行性感冒。借助传染病的免疫学特性，对易感者进行预防接种，可以起到很好的预防传染病的作用。

4. 病程发展有一定的规律性

每一种传染病从发生、发展直至恢复，大致要经过潜伏期、前驱期、症状明显期及恢复期 4 个阶段。

（二）传染病流行过程的基本环节

1. 传染源

传染源是指体内有病原体生长、繁殖并能排出病原体的人或动物。传染病患者、病原携带者和受感染的动物都是传染源。

（1）传染病患者

传染病患者是指感染了病原体，并表现出一定的症状和体征的人。就大多数传染病来说，传染病患者是重要传染源。患者排出病原体的整个时期叫传染期。可根据某种传染病的传染期，决定患者的隔离时间。

（2）病原携带者

病原携带者是指无症状而能排出病原体的人或动物，可分为病后病原携带者和健康病原携带者。人体患传染病后，经过治疗症状已经消失，但仍然排出病原体，称为病后病原携带者；病原体侵入人体，但人体未出现任何症状，却排出病原体，称为健康病原携带者。有些传染病的主要传染源是病原携带者，如猩红热、流行性脑脊髓膜炎、脊髓灰质炎、伤寒、痢疾等。

（3）受感染的动物

以动物为传染源传播的疾病，称为动物性传染病，如狂犬病等。

2. 传播途径

病原体由传染源传给易感者所经历的全部过程，称为传播途径。主要的传播途径有以下几种。

（1）空气飞沫传播

通过患者或病原携带者咳嗽、打喷嚏，病原体随同飞沫被喷到周围的空气中，易感者吸入这种含有病原体的飞沫而形成新的传染，这种传播称为空气飞沫传播，如麻疹、百日咳、猩红热、流行性感冒等呼吸道传染病均可经空气飞沫传播。实行湿式打扫，防止尘土飞扬，加强通风换气，采用紫外线照射或乳酸蒸汽消毒，可有效地切断此传播途径。

（2）饮食与水源传播

病原体污染了食物或饮水，经口进入易感者体内，造成“病从口入”，形成新的传染。常见的有伤寒、细菌性痢疾、甲型肝炎等。

（3）虫媒传播

病原体通过媒介昆虫（如蚊、白蛉、蚤、虱等）直接或间接地传入易感者体内，造成感染。虫媒传播的传染病发病率与该媒介昆虫增多的季节有关。流行性乙型脑炎就是主要经蚊虫传播病毒的。

（4）日常生活接触传播

病原体随同患者或病原携带者的排泄物或分泌物排出以后，污染周围的日常生活用品，如衣被、毛巾、玩具、食具等，在这些杂物上的病原体再通过人的手或其他方式传播到易感者的口鼻或皮肤上，使之受感染。从事炊事员、保育员等职业的人尤其要注意个人卫生，幼儿园应严格执行消毒制度，以减少传播机会。公共饮食场所应提倡分餐制，碗筷、毛巾、脸盆等生活用具要专人专用。

因为手经常和食物、饮水、口鼻接触，又常被带有病原体的排泄物或分泌物所污染，所以手传播传染病的机会很多，应养成勤洗手的良好习惯。

（5）医源性传播

医源性传播是由医务人员在检查、治疗和预防疾病或实验室操作过程中造成的传播。乙型肝炎常借此途径传播。

（6）母婴传播

母婴传播包括胎盘传播、哺乳传播和产后母婴密切接触传播。母婴传播是艾滋病的重要传播途径之一。

（7）直接接触传播

病原体不经过外界途径，由传染源直接到达易感者身上，使之得病，如狂犬病、性病等。

（8）土壤传播

寄生虫卵或细菌等随人的粪便进入土壤，可因土壤沾在人们手上，病原体经人手—口进入人体；也可因土壤污染伤口致病（如破伤风）；或在土壤中的寄生幼虫自人的皮肤钻入人体致病（如钩虫病）。

3. 易感者

对某种传染病缺乏特异性免疫力或免疫力较弱，被传染后易发病的人，称为该种传染病的易感者。人群中对某种传染病的易感者多，则容易发生该传染病的流行。托幼园所中的学前儿童就是多种传染病的易感者。

（三）传染病的预防

预防传染病须针对传染病流行过程的 3 个基本环节，采取综合性措施。

1. 及早发现并控制好传染源

（1）早发现患者

多数传染病在疾病早期传染性最强，早发现患者是防止传染病流行的重要措施。托幼机构的工作人员应每年进行一次以上的体格检查；学前儿童入园（所）前应做全面的健康检查，入园后也要定期体检；健全晨检制度；结合每日的保教活动，做好全日健康观察。特别要留心观察学前儿童的食欲、大小便、体温、睡眠状况及精神状态等，及时发现异常情况。

（2）早隔离患者

这是控制传染病流行的重要环节。对可疑的患儿，即使当时不能确诊，也应该将其隔离，以起到早期控制传染源的作用。一般采用以下隔离方式：托幼机构可设立隔离室，及时将患儿及病原携带者进行隔离并给予积极的治疗。护理人员必须戴口罩，必要时穿隔离衣，在接触患者后注意洗手、消毒。妥善处理患者的生活用具、呕吐物和排泄物等。

（3）密切观察接触者

将与急性传染患者接触过的易感者集中在一起，与其他未接触者隔离，并对其进行检疫，以便早期发现患者，尽量缩小传染的范围。对接触班级要进行医学观察。医学观察的重点依不同的传染病而有所侧重。

2. 切断传播途径

不同的传染病其传播途径不尽相同。

1）做好经常性的预防工作，对切断每一种传染病的传播途径都是有益的。例如，认真搞好环境卫生、饮食卫生和个人卫生就是很有效的预防措施。另外，对托幼机构中学前儿童常用的物品（包括餐饮具、睡具、玩教具、图书等），要采取适当的消毒方法对其进行彻底消毒，以消除或杀灭存在于其中的病原体。

2）根据每种传染病的流行特点，采取相应的措施来切断传播途径，以阻止传染病的蔓延和流行。例如，呼吸道传染病常借助空气、飞沫、尘埃等传播病原体，所以应保持学前儿童活动室、寝室内的清洁卫生，必要时对其进行消毒；传染病的流行季节，教育学前儿童不去或尽量少去公共场所，以减少感染的机会。又如，加强食具卫生管理，做好水源、食具、食品的清洁消毒工作，同时教育学前儿童讲究饮食卫生，培养良好的个人卫生习惯，这是切断肠道传染病传播途径的重要措施。配合环境卫生的清洁工作，消灭蚊、蝇、虱等害虫以及老鼠，以此来切断借助昆虫、动物为媒介的传染途径。

3）传染病发生后，要对患儿的生活用品和排泄物以及接触班级进行彻底消毒，这是切断传播途径的重要措施。

3. 保护易感者

增强易感者的免疫力，保护该群体不受感染，是控制传染病发生和流行的关键。

（1）增强学前儿童的体质

通过合理安排学前儿童一日生活，提供合理充足的营养，让学前儿童坚持体育锻炼和户外活动，培养良好的个人卫生习惯，可提高学前儿童对传染病的一般抵抗力，这对预防传染病有重要的意义。

（2）预防接种

有计划地进行预防接种是提高机体免疫力、保护易感人群的有效措施。

二、学前儿童常见传染病的预防与护理

（一）麻疹

1. 病因

麻疹是由麻疹病毒引起的呼吸道传染病。病毒存在于患者的口鼻及眼睛的分泌物中，主要经空气飞沫传播。病毒离开人体后，生存能力不强，在流动的空气中或日晒下半小时即可被杀死。

麻疹是小儿科最常见的急性传染病之一，多发生于冬春季节。人类对麻疹普遍存在易感性，出生后 6 个月至 5 岁小儿发病率最高。

2. 症状

麻疹病初的症状和感冒相似，有发热、咳嗽、流鼻涕、眼睛怕光流泪等现象；起病后 2～3 天，在口腔两侧的颊黏膜上，可看到周围有红晕、中间发白的小点，叫费-科氏斑，这种麻疹黏膜斑是早期诊断麻疹的重要依据。在麻疹流行季节，对有感冒症状的儿童，要经常查看口腔。发热 3～4 天后，开始出现皮疹。皮疹先由耳后出现，渐至颈部、面部、躯干、四肢，最后手心、脚心出疹，皮疹颜色鲜红，略高于皮肤，皮疹之间可见到正常的皮肤颜色；出疹一般持续 3～4 天，疹子出齐后开始消退，体温逐渐恢复正常。皮疹消退后皮肤上留有褐色的斑点，经 2～3 周斑点消失。

3. 护理

完成计划免疫接种；患儿居室应保持空气新鲜，但避免让风直吹患儿，室温宜恒定，空气较湿润，光线不宜太强或太弱；及时清理眼睛的分泌物，保持眼部卫生；注意鼻腔、口腔的清洁，多喝开水；饮食富有营养且容易消化，忌油腻和辛辣食物；出疹发高热时应采取有效的降温措施；疹子“内陷”应注意有无并发症（若皮疹刚露就色泽发暗、突然消失或疹子出不透，叫疹子“内陷”，一般是出现了肺炎、心肌炎等并发症；若高热不退，咳嗽加重，气喘发憋，是并发肺炎的表现）；护理者进入患儿居室要戴口罩。

（二）风疹

1. 病因

风疹是由风疹病毒引起的呼吸道传染病，传染性较小。

2. 症状

风疹的潜伏期为 10～21 天；病初可有发热、咳嗽、流鼻涕等症状，体温多在 39℃以下；发热当日或次日就出现皮疹。皮疹很快布满全身，但手心、脚心一般没有皮疹；患者耳后及枕部的淋巴结肿大。

3. 护理

患儿发热时应卧床休息，多喝开水，一般不需特殊治疗；孕妇切勿护理风疹患者，以免感染风疹病毒，导致胎儿畸形。

（三）幼儿急疹

1. 病因

幼儿急疹是由病毒引起的呼吸道传染病，传染性不强，多发生在6个月至1岁半的小儿。

2. 症状

幼儿急疹潜伏期为4～8天；起病突然，患儿体温可达40℃以上，食欲差，但精神尚好；高热3～5天后体温骤然下降。在体温下降时面部及身上出现皮疹，1～2日皮疹完全消退。

3. 护理

患儿高热期间要多喝水，适当服用退热药物并配合物理降温法，降低体温至38℃左右，以免因高热而发生惊厥。

（四）水痘

1. 流行特点

水痘是由水痘病毒引起的呼吸道传染病。病毒存在于患者的鼻咽分泌物及水痘的浆液中，经飞沫或直接接触传染。水痘的传染性特别强，从患者发病起到皮疹全部干燥结痂前，都具有传染性。以6个月至3岁的儿童发病率最高，多发生于冬春季节。一次发病，可获得终身免疫。

2. 症状

病初1～2天有低热，以后出皮疹。皮疹先见于头皮、面部，渐延及躯干、四肢；最初皮疹是红色小点，一天左右变为水疱，3～4天后水疱干缩，结成痂皮。干痂脱落后，皮肤不留疤痕；在得病的一周之内，由于新的皮疹陆续出现，而陈旧的皮疹已经结痂，在患者皮肤上可同时见到红色小点、水疱、结痂3种类型的皮疹。这是水痘患儿的典型特征。出皮疹期间，皮肤瘙痒。一般预后良好，但少数体弱、经久不愈的患儿可导致水痘感染，转为败血病、脑炎、脊髓炎等。

3. 护理

患儿发热时要卧床休息；室内保持空气清新；饮食宜清淡，吃易消化的食物和新鲜的水果，忌辛辣、油腻食物；多喝开水，用淡盐水漱口，保持口腔清洁；给患儿剪短指甲，防止结痂被抓破引起感染，以免日后落下疤痕；禁止给患儿洗澡，要给患儿勤换内衣和床单；没出过水痘的幼儿要避免与患儿接触，对患儿的隔离须到全部皮疹干燥结痂为止。

（五）流行性感冒

1. 病因

流行性感冒是由流行性感冒病毒引起的急性呼吸道传染病，多在冬末春初流行。流行性感冒病毒易发生变异，传播力强。本病除6个月以内婴儿外，其他人均为易感人群。流行性感冒主要借助空气、飞沫直接传播，也可由飞沫污染的手、用具等间接传播。病后免疫力不持久。

2. 症状

流行性感冒潜伏期数小时至一两日。起病急、高热、头痛、咽痛、乏力、眼结膜充血；以胃肠道症状为主者，可有恶心、呕吐、腹痛、腹泻等症状；以肺炎症状为主者，发病1～2日后即出现咳嗽、气促、气喘、口唇发绀等症状；部分患儿有明显的精神症状，如嗜睡、惊厥等；婴幼儿常并发中耳炎。

3. 护理

患儿高热时要卧床休息；居室要有阳光，空气新鲜；饮食易消化、有营养，多饮水；患儿高热要适当降温，婴幼儿多采用物理降温法；护理者要戴口罩，护理患儿后要洗手。

（六）新型冠状病毒肺炎

1. 病因

新型冠状病毒肺炎是由新型冠状病毒（SARS-CoV-2）感染引起的急性感染性疾病。患者主要表现为普通呼吸道症状或者重症肺部感染症状，潜伏期为1～14天，多数患者为3～7天。现阶段可确定的新型冠状病毒肺炎传播途径有接触传播、飞沫传播、气溶胶传播。

2. 症状

新型冠状病毒肺炎患者以发热、乏力、干咳为主要症状，少数患者伴有鼻塞、流涕、咽痛、肌痛和腹泻。重症患者多在发病后一周出现呼吸困难或低氧血症，严重患者快速进展为急性呼吸衰竭、脓毒血症及多脏器功能衰竭等。部分患者起病症状轻微，无发热，无肺炎表现。多数患者为中轻症。预后良好，少数患者病情危重，甚至死亡。

3. 护理

对病室空气进行消毒通风，保持空气新鲜，每日通风2～3次，每次不少于30分钟；严格管理患者呼吸道分泌物、排泄物、呕吐物等的处理，用含吸水成分的消毒液、漂白粉或一次性吸水材料完全覆盖后，浇上足量的5000～10 000mg/L的含氯消毒液，作用30分钟以上，清除干净，处理过程中避免接触污染物；加强营养支持，给予患者高热量、高蛋白、高维生素、易消化的饮食；对于轻症患者，鼓励其每日保证充足饮水量；保证充分的睡眠。由于新型冠状病毒肺炎患者需要隔离治疗，因此，应提供恰当的情感支持，鼓励患者树立战胜疾病的信心。

4. 预防

对新型冠状病毒肺炎患者进行正确的治疗及护理很重要，但预防更关键。新型冠状病毒肺炎的预防要点如下。

（1）正确选择口罩

正确选择并使用口罩是预防新型冠状病毒肺炎的首要也是最有效的途径。根据疫情感染严重程度差异，可以选择不同类型的口罩。例如，在中低风险（空旷且通风）地区，不需要佩戴口罩，在进入人员密集或者密闭公共场所时，需要佩戴一次性医用口罩；在高风险地区（空旷且通风），需佩戴一次性医用口罩，进入人员密集或者密闭公共场所时，可以佩戴医用外科口罩、颗粒物防护口罩。在出现疑似症状进入医院就诊时，需要佩戴不含呼吸阀的颗粒物防护口罩或者医用外科口罩。需要注意的是，年龄极小的婴幼儿应避免佩戴口罩，以免引起窒息等不良后果。

（2）保持手部卫生

由于接触传播是新型冠状病毒感染人体的主要途径，因此应注意保持手部卫生。特别是在饭前、便后，应注意利用流动洁净的清水、洗手液或肥皂清洗手部，或者利用浓度为75%的乙醇、消毒湿巾、含醇速干手消毒剂擦拭、揉搓双手。在咳嗽或者打喷嚏时，可以利用手肘弯曲或者纸巾遮掩口鼻部位。

（3）定期消毒

在日常生活中，应做好家庭消毒，利用浓度为75%的乙醇、含氯消毒液擦拭门把手、桌椅、马桶坐垫等重点部位。同时应加强对接触的物体（如快件等）进行清洁、消毒。

（七）流行性乙型脑炎

1. 病因

流行性乙型脑炎是由流行性乙型脑炎病毒引起的急性中枢神经系统传染病，通过蚊虫传播，多发生于儿童，流行于夏秋季节。

2. 症状

流行性乙型脑炎起病急，患儿可有发热、头痛、喷射性呕吐、嗜睡等症状；2～3天后，体温可达40℃以上，甚至出现惊厥、昏迷；少数患者会留下后遗症，如不能说话、肢体瘫痪、智力减退等。

3. 护理

患儿需要隔离至体温正常。高热期间要多饮水，并采取及时有效的物理降温措施；饮食宜清淡、易消化；积极对症治疗。

（八）传染性肝炎

1. 病因

传染性肝炎是由肝炎病毒引起的一类传染病。肝炎病毒有多种，典型的有甲型肝炎病毒、乙型肝炎病毒等。

甲型肝炎病毒可引起甲型传染性肝炎。该病毒存在于患者的粪便中，粪便污染了食物、饮水或水产品，“病从口入”造成感染。乙型肝炎病毒可引起乙型传染性肝炎，可通过输血、注射血制品、合用针头等途径传播。由于患者的唾液和眼鼻分泌物中也带有病毒，所以日常生活密切接触，共用牙刷、食具等，也可导致传染。

2. 症状

感染了甲型肝炎病毒以后，经约 1 个月的潜伏期发病，有黄疸型肝炎和无黄疸型肝炎两种。感染了乙型肝炎病毒以后，经 2～6 个月的潜伏期发病，多为无黄疸型肝炎，黄疸型肝炎较少。

（1）黄疸型肝炎

病初类似感冒，相继出现食欲减退、恶心、呕吐、腹泻等症状，尤其不喜欢油腻的食物；精神萎靡、乏力，不喜欢活动，烦躁不安、爱发脾气；发病 1 周左右眼珠发黄，皮肤出现黄疸，尿色加深；出现黄疸 2～6 周，黄疸逐渐消退，食欲、精神好转，肝功能逐渐恢复正常。

（2）无黄疸型肝炎

比黄疸型肝炎病轻，一般可有乏力、发热、恶心、呕吐、头晕等症状。在病程过程中始终不出现黄疸。

3. 护理

急性肝炎患儿应卧床休息，不宜疲劳；饮食宜低脂肪，适当增加蛋白质和糖的量，多吃水果和蔬菜，即提倡适当的“三高一低”（高糖、高蛋白质、高维生素和低脂肪）饮食，但不宜过多；做好消毒隔离，患儿的食具、水杯、毛巾要每日煮沸消毒一次；便盆要用消毒液浸泡；衣服、被褥要常在阳光下暴晒。护理患儿后要用肥皂洗手。

4. 综合性预防措施

接种甲肝、乙肝疫苗，保护易感者。家庭中注意个人卫生，培养学前儿童良好的卫生习惯，如水杯、牙刷等要专人专用；集体机构的保教人员、炊事员等要定期进行体检。乙型肝炎表面抗原携带者不宜直接接触学前儿童；用一次性注射器；对肝炎患儿的食具、用具、玩具、便盆、排泄物等均要严格消毒；发现肝炎患儿要马上隔离治疗；避免“母婴传播”。

（九）手足口病

1. 病因

手足口病主要由库克萨基病毒引起。患儿的水疱液、咽分泌物及粪便中均可带有病毒。主要发生于学前儿童，尤以 1～2 岁儿童为多。多在夏秋季节流行。

2. 症状

手足口病潜伏期一般为 4～6 天。最先出现轻微的症状，如发热、全身不适、咳嗽、咽痛等；在指（趾）的背面、侧缘、手掌、足趾，尤其是指（趾）甲的周围，有时在臀部、躯干和四肢出现红色斑丘疹，很快发展为水疱；口腔内在舌、硬腭、颊黏膜、齿龈上出现水疱，破溃后形成潜在的糜烂，可因疼痛影响进食；一般于 9～10 天水疱干涸，病愈。

3. 护理

患儿发热时应卧床休息，多饮水，吃有营养、好消化的流质、半流质食物；饭后漱口，保持口腔清洁。患儿的食具、便具等应专用，用后消毒。

因手足口病是由病毒引起的，故不必用抗生素治疗。

（十）百日咳

1. 病因

百日咳为百日咳杆菌引起的呼吸道传染病。患者自潜伏期末至发病后6周均有传染性，主要经飞沫传播。儿童年龄越小越容易患本病，而且病情也越重。新生儿也可能被传染。

2. 症状

病初类似感冒，数日后咳嗽加重，尤其夜间咳重。经1～2周进入痉咳期，痉咳期表现为阵发性、痉挛性的咳嗽。咳声短促，连咳十数声而无吸气间隙，最后有一深长的吸气，发出鸡鸣样吼声，如此反复咳嗽数十遍，方能咳出痰液，常将食物吐出。新生儿或婴儿患百日咳，因咳嗽无力，气管、支气管狭窄，很容易让痰液将下呼吸道堵塞，因此加重病情，常表现为一阵阵憋气、面色青紫；儿童则咳嗽无力，面赤握拳，舌白外伸，弯腰曲背，出现阵发性窒息，严重者可有抽搐等症状。经2～6周痉咳期进入恢复期。恢复期为2～3周。因病程较长，故有“百日咳”之称。

3. 护理

患儿居室应空气新鲜、阳光充足；不要在患儿居室内吸烟、炒菜，以免刺激患儿咳嗽；要防止患儿受凉，但也不宜过暖。天气晴朗无风时，可让患儿在户外轻微活动，呼吸新鲜冷空气可以减少阵咳的发作。患儿呕吐后，要用白开水漱口，补给少量食物；要选择有营养的饮食，少食多餐。百日咳病程较长，护理者对待患儿要有耐心，努力保持其精神愉快。百日咳传染性很强，应及时隔离40天，密切接触者需观察2～3周。

（十一）猩红热

1. 病因

猩红热为乙型溶血性链球菌引起的呼吸道传染病。细菌存在于患者或健康带菌者的鼻咽部，通过空气飞沫传染。也可经细菌污染的食物、玩具等间接传播。该病多发生于2～10岁的儿童。常见于冬春季节。

2. 症状

猩红热患者往往起病急，发热、嗓子痛，可有呕吐；发病后1～2天出皮疹。皮疹从耳后、颈部、腋下出现，迅速波及躯干、四肢。全身皮肤发红，皮疹为小米粒大小，突出于皮肤，细密、刺痒。用手按压，皮肤的猩红色可暂退。在肘弯、腋窝、大腿根等皮肤有皱褶处，皮疹十分密集，呈现一条条红线，称为帕氏线；面部潮红，但口唇周围明显苍白，称为“口周苍白圈”；患者病后2～3天，舌乳头肿大突出，很像杨梅果，故叫“杨梅舌”；病后1周左右，皮疹消退，体温恢复正常。皮肤有不同程度的脱皮。

3．护理

患儿应卧床休息，吃稀软、清淡的饮食，多喝水；注意口腔清洁，可用淡盐水漱咽，一日数次；皮疹消退后有皮肤脱屑，不要用手撕剥，以免撕破皮肤引起感染；因少数患儿可并发急性肾炎，患儿病后2～3周要做尿液检查。

（十二）流行性脑脊髓膜炎

1．病因

流行性脑脊髓膜炎简称流脑，是由脑膜炎球菌引起的呼吸道传染病。病菌存在于患者的鼻咽部，主要经空气飞沫传播。特别是在冬春季节，室内通风不良，人体呼吸道抵抗力下降的时候，容易造成流脑的流行。5岁以下儿童发病率较高。

2．症状

流脑发病初期类似感冒，患儿发热、寒战，但流鼻涕、打喷嚏、咳嗽等症状不明显，剧烈头痛、肌肉酸痛、关节痛，呕吐频繁，呈喷射状，情绪烦躁或神志恍惚，嗜睡；婴儿患者常有尖叫、惊跳。病情进一步发展可出现惊厥、昏迷。发病后数小时，70%左右的患儿皮肤上可出现出血性皮疹，用手指压迫后红色不退，是出血性皮疹的特点。患儿颈部发硬，让病儿仰卧，检查者托住患儿的头部，向胸前屈曲，检查者可感到患儿很难将下巴贴到前胸。

由于流脑的早期症状类似感冒，但病情可以在短时间内恶化，抢救流脑患者须分秒必争。若在冬春季节，发现“感冒”的患儿有剧烈头痛、频繁呕吐、精神很差、皮肤有出血点等症状，要迅速将其送医院诊治。

3．预防

学前儿童要按计划接种流脑菌苗。在流脑流行期间，即使已经进行计划免疫，必要时也应配合医生，进行流脑预防注射；室内经常开窗通风，保持空气新鲜，勤晒衣服，多见阳光。儿童早晚用淡盐水漱口，保持口腔清洁；冬春季节，儿童尽量少去人多的公共场所。疾病接触者需检疫。托幼机构应定期消毒。

（十三）小儿结核病

1．病因

结核病是由结核分枝杆菌引起的慢性传染病。以肺结核为多见，俗称“肺痨”，儿童若未接种卡介苗，即对结核分枝杆菌有普遍的易感性。学龄前儿童易患此病。

小儿结核病主要经呼吸道传播。患儿咳嗽时，带有结核分枝杆菌的飞沫浮游于空气中，可直接传播；患儿吐出的痰干燥后，病菌散播于飞扬的尘埃中，也可造成传染；饮用被牛型结核菌污染的牛奶或食用被人型结核分枝杆菌污染的食物也可被感染。

结核分枝杆菌的抵抗力较强，痰内结核分枝杆菌在阳光直射下可存活 24 小时。

2. 症状

儿童时期以原发性肺结核（即结核分枝杆菌初次侵入肺部引起的原发感染）最常见。发病初期可有低热、轻咳、食欲减退；病情发展则有长期不规则低热、盗汗、乏力、消瘦等症状；若给予及时、合理的治疗，预后良好，原发病灶钙化；未经合理治疗，病灶长期残留，有可能发展成继发性肺结核。

3. 护理

教育患儿不随地吐痰，养成良好的卫生习惯；及时接种卡介苗，按医嘱用药；适当进行户外活动，呼吸新鲜空气；充分调动患儿机体的抵抗力，使抗结核药产生较好的效果。

饮食宜选用含蛋白质和维生素丰富的食物，其中以维生素 C 和维生素 A 最为重要，如牛奶、豆制品、肉类、新鲜蔬菜、水果等；患儿用过的碗筷应煮沸消毒 5～10 分钟，被褥定期在阳光下暴晒 6～8 小时；痰等分泌物应吐入硬纸盒予以燃烧；患儿应避免接触各种传染病，尤其是麻疹、百日咳等，防止因反复受感染而使病情恶化。

原为结核病患儿，后又出现头痛、呕吐、嗜睡、烦躁不安等现象，应及早去医院诊治，以明确是否有结核性脑膜炎。结核性脑膜炎为严重结核病之一，若诊断不及时和治疗不当，死亡率和后遗症的发生率较高。

（十四）细菌性痢疾

1. 病因

细菌性痢疾是由痢疾杆菌引起的肠道传染病，病菌存在于患者的粪便中。若患者的粪便污染了食物、饮水等，食用后会被传染；若污染了用具，也会经手—口传染。

2. 症状

细菌性痢疾起病急，患者发热、腹痛、腹泻，一日可腹泻几十次，有明显的里急后重感（刚排泄完又想排泄，总有大便未排净的感觉），大便内有黏液和脓血。少数患儿未见脓血便就发生高热、惊厥，甚至昏迷，为中毒型痢疾。

3. 护理

对细菌性痢疾患者要坚持治疗，遵医嘱给患儿服药，不要随意停药，防止转成慢性痢疾；注意饮食，病初以流质、半流质食物为主，忌食多渣、油腻或有刺激性的食物，病情好转后逐步改为软饭，并加强营养；每次排便后，用温水洗屁股，不要让患儿长时间坐在便盆上，以防脱肛；要注意消毒隔离，患儿饭前、便后用肥皂洗干净手；食具、便盆要专用，单独洗涤消毒。护理者要注意手的清洁，护理患儿或接触患儿的食具、便盆等以后，要用肥皂洗手。

（十五）急性结膜炎

急性结膜炎也叫“红眼病”，是一种常见的传染性眼病。

1. 病因

急性结膜炎常由肺炎双球菌、流感嗜血杆菌、葡萄球菌等感染引起，也可由病毒引起，如麻疹、猩红热发病期间也可出现结膜炎。急性结膜炎主要靠接触传染，患儿为主要传染源，病原体存在于患儿的眼泪及其分泌物中。凡是患儿接触过的物品，如水、毛巾、脸盆、手帕及其他用具均可能带有病菌，具有传染性。

急性结膜炎多见于夏秋两季，在幼儿园或其他集体生活环境中容易发生流行。

2. 症状

患儿自觉眼刺痒，有异物感，严重时有畏光流泪、烧灼感。若患细菌性结膜炎，眼中有大量分泌物，使睫毛粘连，早晨睡醒时睑裂被封闭。若患病毒性结膜炎，则分泌物少，且为水样。检查时可见眼睑肿胀，结膜充血、水肿，有的细菌感染时，可见结膜下出血点。细菌性结膜炎一般发病 3～4 天达高峰，以后逐渐减轻，10～14 天即可痊愈。病毒性结膜炎 7～10 天后即可逐渐消退。若发生在角膜中央会影响视力，2～3 周后炎症消失，视力可恢复正常。

3. 护理

若患儿眼睛分泌物很多，以至于发生睫毛粘连，护理人员要洗净双手，用消毒过的棉签蘸生理盐水（或凉开水）湿化后将分泌物去除，不可用力过猛。可遵医嘱使用眼药水（或膏）来积极治疗。

4. 预防

由于急性结膜炎的传染性很强，在家庭与集体生活中极易流行，故应加强预防工作。严格执行隔离消毒制度。患儿的洗脸用具，如脸盆、毛巾等物须隔离并消毒。为患儿滴眼药后，护理人员应用肥皂洗手，防止交叉感染。平时最好用流动水洗脸，毛巾要专用，并经常消毒。教育幼儿不要用脏手揉眼睛。

（十六）疱疹性咽峡炎

1. 病因

疱疹性咽峡炎是由柯萨奇病毒引起的，以急性发热和咽部疱疹溃疡为特征的急性传染性咽峡炎，以粪—口或呼吸道为主要传播途径，传染性强，传播快，以 1～7 岁儿童为多。夏秋季为高发季节。

2. 症状

疱疹性咽峡炎潜伏期为 2～4 天。起病急，可有发热、咽痛、烦躁不安、流涎、厌食、呕吐、全身不适、吞咽困难、精神萎靡等症状。

典型症状出现在咽部。表现为咽部充血，起病 2 日内口腔黏膜出现数个（少则 1～2 个，多达 10 余个）小的（直径 1～2mm）灰白色疱疹，周围有红晕。病程一般为 4～6 天，偶有延至 2 周者。部分手足口病患儿以疱疹性咽峡炎为首发症状，随后可在手掌、足底、臀部等部位出现红色皮疹。

3. 护理

患儿发热时应卧床休息，多饮水，多吃有营养的食物，饮食宜清淡，以流质、半流质食物为宜，避免食用太热或有刺激性的食物，保持口腔清洁。患儿的食具、便具等物品应专用，用后消毒。

（十七）秋季腹泻

1. 病因

秋季腹泻是指多于秋冬季发病，主要由轮状病毒所致的腹泻。起病急，常伴发热和上呼吸道感染症状，无明显中毒症状。多发生于 6 个月～2 岁的婴幼儿，4 岁以上者少见。本病经粪—口传播，也可通过气溶胶形式经呼吸道感染而致病。潜伏期 1～3 天。

2. 症状

秋季腹泻常见临床三大特征：发热、呕吐、腹泻。目前尚无针对轮状病毒的特效药。起病急，常伴发热、流涕和咳嗽等呼吸道感染症状。感染病毒后 1～3 天发病，病初几乎都有呕吐，持续 2～3 天，常先于腹泻发生。病后 2 天出现腹泻，病程 3～4 天为极期，大便次数多，每日 10 次左右，量多，水样便或蛋花样便，呈绿色或乳白色，可有少量黏液，无腥臭味。多数患儿有发热现象，体温多在 38～40℃，持续 1～4 天。病程 1 周左右。

3. 护理

鼓励患儿多进食，可少量多餐，以流质和半流质食物为主，避免吃过敏性食物（如海鲜、鸡蛋等），忌吃油腻、生冷食物；每次排便后，用温水洗屁股；不要让患儿长时间坐在便盆上，以防脱肛；饭前便后要用肥皂洗干净手，食具、便盆要专用。

【实践实训】

每年的夏秋季节是手足口病的高发季节，由于儿童的免疫系统尚未健全，以及儿童之间的接触频繁，手足口病常在婴幼儿聚集场所发生并具有流行趋势。请结合本任务所学知识，为校内附属幼儿园制定一份手足口病防控预案。

项目五 学前儿童护理与急救

【项目导读】

学前儿童患有疾病时，一般从观气色、测体温、数脉搏、观察呼吸、给药等几方面给予护理，但具体的操作方法应不同于成人。学前儿童由于年龄小，自我保护能力较差，容易发生意外，保教人员要学会判断学前儿童意外事故的危险程度，争分夺秒，对学前儿童易发的创伤、出血、异物入体、烧烫伤、冻伤、急性中毒、骨折等意外事故采取现场急救，以挽救生命，减轻痛苦。

任务一　学前儿童护理

【情境导入】

在幼儿园，经常会遇到孩子感冒发热等情况，很多新入职的教师对常用的护理技术和方法不熟悉，往往会手忙脚乱。幼儿园教师应该掌握哪些护理技术和方法呢？

【任务目标】

1. 掌握学前儿童常用的护理方法与技术；
2. 能熟练运用常用的护理方法和技术，在教育实践中灵活处理遇到的各种问题；
3. 建立良好的卫生观念和卫生习惯，养成认真严谨的工作态度。

学前儿童由于年龄较小，自我保护能力较差，一旦生病，就需要成人的精心照料和护理，正所谓“三分治，七分养”。教师和家长学习并掌握一些常用的儿童护理方法和技术，对于患儿早日康复有重要的意义。

一、测体温

测体温一般用体温计。给儿童测量体温以前，首先要查看体温计有无破损，然后查看体温计的度数是否在 35℃以下。如果超过 35℃，应手持体温计的上端，向下、向外轻轻甩几下，使水银线降到 35℃以下，以确保体温计处于可正常使用的初始状态。甩体温计时不能触及硬物，否则容易破碎。

学前儿童的体温比成人略高，在一昼夜之间有生理性波动，一般波动范围不超过 1℃。进食、运动、哭闹，衣被过厚或室温过高，都会使体温升高。所以测量体温最好在学前儿童进食、饮水、运动出汗等情况休息半小时以后，在安静状态下进行。若遇学前儿童哭闹，应该设法让其停止啼哭，保证其处于安静状态下进行测量。这样测量的结果才可靠。

给学前儿童测量体温，可以选用的部位有腋窝、口腔和肛门。其中，测量腋下温度，既安全又卫生，是最常用的部位。测量前，如果发现腋窝有汗液，应先用纱布擦干，随后把体温计的金属端放在患儿腋窝中间。对于年龄较大的幼儿，可嘱咐其屈臂夹紧体温计；对于婴儿，需由成人协助其屈臂过胸，以免体温计移动。一般测量 5 分钟后取出体温计，准确读数并做好记录。

体温计使用完毕，应用酒精棉球擦拭消毒后放置，以备后用。

二、数脉搏

脉搏可以反映心脏的搏动情况。婴儿正常脉搏规则而有力，每分钟搏动次数随年龄增大而逐渐减少，至 10 岁时接近成人。脉搏易受体力活动及情绪变化的影响，所以儿童哭闹、发热或剧烈活动后所测脉搏数有误差，应在儿童安静状态下进行测量。

凡分布浅表、靠近骨骼的大动脉均可用于脉搏测量，常测的部位是手腕部靠近拇指侧的桡动脉，其次是颈动脉。

操作者用食指、中指、无名指的指腹按在动脉上，压力大小以清楚触到脉搏跳动为宜。测 1 分钟的脉搏数并做好记录。为确保测量的准确性，需做预备试验。连续测量 3 个 10 秒钟的脉搏数，其中两次相同且与另一次相差无几时，则可判定被测者处于安静状态，随后计数 1 分钟的脉搏数。

三、观察呼吸

正常学前儿童的呼吸节律均匀。年龄越小，呼吸频率越快，学前儿童在发热、哭闹、活动时，呼吸频率增快。垂危患者的呼吸不规则，表现为时快时慢、时深时浅，有明显的呼吸困难。由此可见，观察患儿的呼吸情况，可为疾病的诊断提供依据。

测量学前儿童的呼吸情况应在其安静状态下进行。因为学前儿童以腹式呼吸为主，胸壁起伏不大，测量呼吸时可观察其腹部起伏的次数，一吸一呼计为一次呼吸。若呼吸十分微弱，可用棉线放在鼻孔处，通过观察棉线吹动的次数来间接得知呼吸情况。

不同年龄正常学前儿童的心率和呼吸频率见表 5-1。

表 5-1　不同年龄正常学前儿童的心率和呼吸频率

年龄	平均心率/（次/分）	呼吸频率/（次/分）
新生儿	140	30～60
1～2 岁	80～130	24～40
3～4 岁	80～120	20～30
5～6 岁	70～110	18～25

四、给药

给药是学前儿童护理最常用的方法之一。

给药时要注意如下几个问题：一是操作前要看清药物标签，一定不能使用无标签或过期的药物；二是给药前必须“三查四对”，即在拿药时、倒药时、放药时要核对患儿的姓名、药名、剂量及服药时间；三是若需同时给几个患儿服药，要逐个进行，给一个患儿用药后，洗净双手再给另外的患儿服药，以免出现错误；四是操作完毕后，要妥善保管药物，应放到学前儿童触摸不到的地方。

（一）口服药

若药物为水剂，应当先将药液摇匀再给患儿喂服。给 3 岁以下患儿喂片剂，要先将片剂碾成细粉，或溶化在水中；给 3 岁以上的患儿喂片剂，小粒药物可直接口服，大粒药物需分成几份后口服。

喂药时，患儿取坐位或半卧位，用温开水送下。

对于哭闹或不愿吃药的患儿，不要强行灌药，以防呛咳。

患儿服药后，若出现恶心、呕吐时，应轻拍其后背或逗引以分散其注意力。要严格按照医生要求的药量和时间间隔服用药物，遇到患儿吐出药物时要酌情补喂。

（二）滴（涂）眼药

滴眼药

患儿平卧，大儿可取坐位。操作者先洗净双手，若患儿眼部有分泌物，应先用干净毛巾擦净。给患儿滴眼药时，操作者用左手食指、拇指轻轻分开患儿的上、下眼睑，让其头后仰、眼向上看，右手拿药瓶，将药液滴在患儿的下眼睑内，每次 1～2 滴。滴后嘱其轻轻闭上眼睛，用拇指和食指轻提上眼睑，让患儿转动眼球，这样不仅可减轻药液外溢，而且有助于药液扩散。若有药液流出，可用消毒过的干棉球揩干。

涂眼药

眼药膏宜在睡前涂用。操作者用干净的玻璃棒（或棉棒）挑取少许软膏，让患儿向上看，用手轻轻扒开其下眼睑，将所沾药膏涂于下眼睑内。闭上眼后将棒平行沿眼角方向抽出，操作者应用手轻揉眼球以使药膏涂布均匀。若使用筒装眼药膏，操作者可直接把眼药膏挤在患儿下眼睑内，嘱其闭上眼睛轻轻揉匀即可。

（三）滴鼻药

滴鼻药

让患儿平卧，在其肩下垫一枕头，使其头后仰、鼻孔向上。或让患儿坐在椅子上，背靠椅背，头尽量后仰。这样可避免药液通过鼻咽部流到口腔，使患儿感到味苦而拒绝滴药；也可防止仅将药液滴在鼻孔处而影响治疗效果。

给患儿滴鼻药时，操作者右手持药瓶，在距离鼻孔 2～3 厘米处将药液滴入鼻孔，每侧 2～3 滴，用左手轻轻按压鼻翼，使药液均匀接触鼻腔黏膜，以发挥药物的疗效。滴药完毕，用棉球擦净流出的药液，让患儿静卧 3～5 分钟再身活动。

（四）滴耳药

滴耳药

滴耳药时，患儿取侧卧位，患耳向上。若外耳道内有积脓，需先用棉棒将脓液擦净后再滴药。操作者用左手向下、向后牵拉患儿耳郭，使其外耳道变直，右手持药瓶从外耳道后壁滴入 2～3 滴药液，轻轻按揉耳郭以使药液充分进入耳道深处。滴药后保持原姿势 5～10 分钟。必要时可用消毒棉球堵塞耳道口。

值得注意的是，给患儿滴耳药时，药液温度不宜太凉，以免引起不适感。

（五）皮肤涂擦

学前儿童患有痱子或遭受蚊叮虫咬时，为其敷药前，要先将患处皮肤用温水洗净，再用棉签、纱布等蘸药水或药膏敷上。外敷药物也要按照使用说明，掌握用药的剂量和时间间隔。

五、高热的护理方法

发热是疾病最常见的症状之一，是机体的一种防御反应。但是高热会引起患儿许多不适，导致体内的物质消耗增加、心率加快、消化减弱。尤其严重的是，学前儿童因神经系统体温调节中枢功能不完善，高热会引起惊厥，即常说的“抽风”，导致患儿脑部缺氧。因此，当患儿体温升至 39℃以上时，除了保持室内空气流通、包裹适度以外，还必须采取适当的退热措施。

常用的退热方法有药物降温和物理降温两种。药物降温就是吃退热药、打退热针，借助药物作用达到降温的目的。对于学前儿童来说，物理降温更安全，在必要时，可配合药物降温使用。常用的物理降温方法有以下两种。

（一）冷敷法

把小毛巾叠成数层，放在冷水中浸湿，拧成半干，敷在患儿前额，或者放在患儿颈部两侧、腋窝、肘窝、大腿根等处，因为这些部位有大血管通过且血管分布比较浅表，通过凉血或水分蒸发带走热量，达到降低体温的目的。每 5～10 分钟换一次毛巾，水温多保持在 18～25℃。

另外，也可用水袋灌进凉水或碎冰冷敷。若使用碎冰，需在打碎冰块后，放在盆中用自来水冲一下以去除棱角，避免扎破水袋。

（二）温水擦浴

温水擦浴，水温在 32～34℃，与正常人皮肤温度接近，且无刺激、不致敏，尤其适用于新生儿、婴儿的降温。此法可用于全身。

具体做法是：将一块不透水的油布铺于床上，在其上面铺一层毛巾被，让患儿躺在毛巾被上，用毛巾等蘸温水给患儿擦身。先从面部开始，然后擦躯干，最后擦四肢。用温水降温后，一定要擦干皮肤。同时注意避风，以免患儿受凉使病情加重。

运用以上物理降温方法为患儿退热时，要密切观察患儿的体征。若出现突然寒战或面色发灰，应停止擦拭。一般在患儿体温降至 38℃左右即可停止，因为此时患儿发生惊厥的危险已显著降低。

六、热敷法

热敷法可以减轻疼痛。可用于疖肿初起时，有辅助消炎、消肿作用。

（一）湿热法

准备一盆热水（水温在 40～50℃），小毛巾或纱布若干。具体操作如下：在需要热敷的部位先盖一层纱布，把小毛巾在热水内浸透，捞出拧至半干，放于干纱布上，其上再盖以毛巾以防散热。每隔 2～3 分钟换 1 次，每次热敷 10～15 分钟，每天 2～3 次。

（二）干热法

准备热水袋及毛巾或套子，水温略低于 50℃。具体操作如下：先检查热水袋有无损坏，再将热水灌入袋中 1/2～2/3 满，排出袋内空气以增加热敷效果，拧紧盖子，擦干外面的水分，倒提抖动热水袋以检查有无漏水，最后装入套子或用毛巾包裹好，置于需要热敷的部位。

运用热敷法时，要注意两个问题：其一，户外活动出现扭伤时，在 24 小时内不宜用热敷或用手按揉，以防局部血流增多而造成充血肿胀；其二，面部及口腔周围等处感染，也不宜用热敷，以防病菌随血流循环进入颅内而加重病情。

【实践实训】

在儿童保健实训室完成滴眼药、滴鼻药、滴耳药、皮肤涂擦等操作，录制视频，并进行小组内互评。

任务二　学前儿童常见意外事故急救与处理

【情境导入】

有的家长在孩子流鼻血时，让孩子仰着头，并用卫生纸堵住鼻孔，或者哪侧鼻孔流血就抬哪只胳膊，认为这样可以止血。请问：鼻出血时这样的止血方法对吗？正确的止血方法是怎样的？

【任务目标】

1. 懂得学前儿童意外事故危险程度的判断及急救原则；
2. 能够对意外事故进行简单的急救与处理；
3. 关爱学前儿童，树立正确的生命观。

爱玩、好动是学前儿童的天性，然而，学前儿童不可能生活在没有任何危险的环境中。鉴于此，除增强安全防范意识外，家长及教师还要学习和掌握一些学前儿童意外事故的急救与处理方法，一旦学前儿童发生意外，能迅速采取有效的急救与处理措施，最大限度地挽救生命、防止伤残、减轻其痛苦。

一、学前儿童意外事故危险程度判断及急救原则

学前儿童意外事故的危险程度有轻有重。学前教育机构的保教人员应在发现意外的最初几分钟内，对其做出迅速、准确的判断。若情况危急，应进行紧急救护，该送医院的应迅速送往医院；如果是小外伤，应对其进行简单的处理。

（一）学前儿童意外事故危险程度判断

1. 根据发生意外的原因判断

危及生命的意外事故有溺水、触电、雷击、外伤大出血、气管异物、中毒、车祸等。对于此类事故，必须在现场进行急救，随后尽快将患儿送往医院。另外，对烧烫伤、腰椎骨折、四肢骨折等一些不会立即致命的意外事故，也应尽快做出适当的处理。

2. 根据伤者的情况判断

（1）呼吸状况

生命垂危的患儿往往呼吸不规则，时快时慢、时深时浅，有明显的呼吸困难。一般通过观察腹壁的起伏，或聆听呼气的声音来检查呼吸。若呼吸十分微弱，可用棉线放在鼻孔处观察吹动的次数。若呼吸停止，应立即做人工呼吸。

（2）脉搏状况

可通过触摸伤者的桡动脉和颈动脉来检查脉搏的搏动情况。严重创伤、大出血等患者，往往心跳加快、力量减弱，脉搏细而快。如果心跳停止，需立即做胸外心脏按压。

（3）瞳孔反应

正常情况下，人的左、右两侧瞳孔大小相同，遇到光线迅速收缩，即缩瞳反应。当头部受到严重伤害时，可能出现左、右两侧瞳孔大小不一，对光的照射反应不灵敏，这是危险的信号。

（二）学前儿童意外事故急救原则

1. 抢救生命

抢救生命是意外事故急救的第一原则。当患儿呼吸、心跳发生严重阻碍时，如果不及时抢救，只是机械地等待医生或送医院，往往会造成不可挽回的后果。在常温环境下，人的呼吸、心跳停止 4 分钟以上，生命就很危险；超过 10 分钟，则很难存活。因此，必须进行现场急救。首先应及时将患儿迅速撤离高危现场，如煤气中毒时，需将患儿迅速撤离充满一氧化碳的房间，随后进行人工呼吸和胸外心脏按压。

2. 防止残疾

在急救时，应尽量防止并发症的出现和可能发生的后遗症，避免因抢救不当或延误抢救时机而造成患者终身残疾。例如，遇到化学物品烧伤，伤及眼睛、食道、皮肤时，在现场应先用大量清水冲洗，以免使组织造成更严重的腐蚀烧伤，导致眼睛失明等残疾。又如，学前儿童发生摔伤可能伤及骨骼时，不要盲目地搬动其肢体，特别是在可能伤到

脊柱和颈部时更应注意，以免加重伤势，或者引起严重的并发症，甚至危及生命。

3. 减轻痛苦

意外伤害事故会给学前儿童造成强烈的恐惧和剧烈的疼痛，若抢救不及时会加重病情。因此，在抢救过程中要尽量减轻患儿的痛苦，动作要轻柔，语言要温和，注意缓解患儿的紧张心理和恐惧感，必要时施以镇痛、镇静药物。

二、幼儿园常见意外事故急救与处理措施

（一）简单性创伤

简单性创伤是幼儿园保健工作中经常遇到的急症类型之一。简单性创伤局限于直接受伤处，按创伤性质可分为擦伤、扎伤、划伤与切割伤、挤伤等。

1. 擦伤

儿童奔跑、跳跃时不慎摔倒而蹭破皮肤是常有的事，尤其在夏季更常见。

若伤口较浅，仅仅蹭破了表皮，只需将伤口处的泥沙等杂物清洗干净即可；若伤口较深或有出血，应先用自来水或生理盐水清洁伤口，随后用乙醇对伤口进行消毒，处理后无须包扎。

2. 扎伤

铁皮、塑料制成的玩具易变形或缺损，锋利的边缘会造成学前儿童扎伤、戳伤。床席、枕席、床板等的竹刺、木刺有时也会扎入学前儿童体内。

处理方法是：用消毒过的针或镊子顺着刺的方向把刺全部挑拔出来，不应有残留，并挤出淤血，随后用乙醇消毒伤口。如果有刺扎入指甲盖等难以拔除时，应送医院处理。

3. 划伤与切割伤

学前儿童使用剪刀、小刀等或触摸破碎的玻璃器具时，常会发生划伤或切割伤。

处理方法是：用干净的纱布按压伤口止血，止血后在伤口周围用浓度为75%的乙醇由里向外消毒，敷上消毒纱布，包扎。

4. 挤伤

学前儿童的手指常被门、抽屉挤伤，给其造成痛苦，严重时可出现淤血甚至指甲脱落的现象。对此，应及时发现并处理。

处理方法如下：若无破皮，迅速用水冲洗冷敷，防止局部淤血，并可减轻痛苦；若有出血，应进行消毒、包扎、冷敷。若出现指甲脱落，应及时就医。

简单性创伤虽然对学前儿童的生命安全威胁不大，但会给其带来不同程度的痛苦。幼儿园应贯彻“预防为主”的原则，认真做好安全管理和教育工作，减少意外情况的发生。

（二）鼻出血

学前儿童鼻出血极为常见，其原因有鼻外伤（如鼻挫伤、挖鼻孔、用力擤鼻）、鼻

内异物等，有时感冒发热等也可引起鼻出血。

鼻出血的部位大多位于鼻中隔的外 1/3 处，因该处鼻黏膜较薄、血管集中，学前儿童出现鼻外伤时，易造成出血。通常把该部位称为“易出血区”。

发现学前儿童鼻出血时，应采取如下处理方法。

1）安慰学前儿童不要紧张，要安静地等成人来处理。因为多数学前儿童见到流血会产生恐惧感。

2）让学前儿童头略向前低，用手指捏住鼻翼，张口呼吸。一般压迫 10 分钟可止血。

3）用湿毛巾冷敷学前儿童的前额、鼻根等部位。

4）出血较多时，可用脱脂棉卷、纱布卷堵塞鼻腔。填紧些才能止血。

若经以上处理仍血流不止，或血倒流入咽喉，应立即去医院处理。

止血后短时间内不可用力揉鼻，也不可做剧烈运动，避免再次鼻出血。

（三）咬伤、蜇伤

学前儿童皮肤稚嫩，很容易被蚊、蜂叮咬或蜇伤。尤其在炎热的夏季，随着蚊虫数量的增多，学前儿童遭蚊虫叮咬的机会也增多。

被蚊子咬伤时，可在患处涂抹清凉油、牙膏等，以减轻痛痒感。若被蜜蜂蜇伤，因其毒液呈酸性，可在伤口处涂弱碱性液体，如淡碱水、肥皂水等，一般不会出现严重的全身症状。若被黄蜂（即马蜂）蜇伤，轻者伤口处红肿疼痛，重者出现气喘、呼吸困难。此时可在伤口处涂弱酸性液体，如食醋。有气喘时，可服用扑尔敏、苯海拉明等药物，并及时就医。

另外，在组织学前儿童进行户外活动时，偶尔遇到被蝎子蜇伤的情况。处理方法是：首先要防止毒素随着血液流动扩散到全身，可用布带扎住伤口上方，随后用力挤压被蜇处周围的皮肤，使含有毒素的血液流出，局部涂抹碱水，有一定疗效，中毒严重的要及时送医院诊治。

咬伤中，危险性比较大的是被毒蛇咬伤。一旦发现被蛇咬伤，应立即辨别是被有毒蛇咬伤还是被无毒蛇咬伤。毒蛇的头多为三角形，被其咬伤后除了留下一般的齿痕外，另有两个明显成对的齿痕，且大而深，疼痛剧烈，有全身症状；而无毒蛇的头多为椭圆形，被其咬伤后留下一排整齐的小而浅的牙痕，伤口不痛，无全身症状。学前儿童如果被无毒蛇咬伤，只需按照一般损伤处理；如果被有毒蛇咬伤，需要立即进行救治，以免发生严重后果。急救措施如下。

1）阻止蛇毒扩散。患儿切勿奔跑，应减少肢体的活动，以免加速血液循环，加快毒素的吸收。在患儿咬伤部位的近心端立即用柔软的绳带结扎，阻止静脉和淋巴回流，每隔 15～20 分钟放松 1～2 分钟，防止时间过长或者结扎过紧引起肢体缺血坏死。结扎以后，用凉开水、浓盐水、肥皂水等反复冲洗伤口，洗去伤口周围的毒液。

2）去除蛇毒。局部消毒后，用锋利器械切开两个牙痕之间的皮肤，取出折断的毒蛇牙，用冷盐水冲洗，也可在肿胀肢体上轻而缓慢地向下挤压 10～20 分钟，以去除残留的毒液。

3）药物急救。如果随身携带蛇药，应立即内服和外敷解毒蛇药。常用的有南通蛇药、上海蛇药等。外敷时，通常将蛇药压碎以后敷在伤口周围，不要涂在伤口上。

4）速向医院求救。在紧急处理之后，应该立即向附近医院求助，迅速将患儿送往医院做进一步处理。

（四）异物入体

1. 眼内异物

学前儿童眼内异物最为多见的是小沙粒、小飞虫等入眼，俗称“眯眼”。处理时嘱咐患儿不要用力按挤或揉搓眼睛，以免损伤角膜和巩膜，要安静地等待成人来处理。沾在角膜或巩膜表面的异物，翻开眼睑后可用干净柔软的手帕或棉签轻轻擦去。如果未能取出异物，患儿仍感觉极度不适，应去医院治疗。

平时要培养学前儿童爱护眼睛的习惯。不用脏手揉眼睛，不玩尖锐的物品，不互相扔撒沙子，以防异物入眼。此外，要教育学前儿童不要玩弄铁丝、小刀、毛衣针、树枝等，以防刺伤或划伤眼睛；日常用消毒液及杀虫剂要妥善保管，防止液体溅入学前儿童眼内，造成烧灼伤。

2. 鼻腔异物

学前儿童自行玩耍时，出于强烈的好奇心，会将手边的纽扣、黄豆、果核等异物塞入一侧或双侧鼻孔中。这不仅影响呼吸，还会引起鼻腔炎症，甚至异物继续下行导致气管异物。有时学前儿童自行掏挖可致鼻出血，引起惊恐不安、啼哭不止。

处理方法如下。

1）轻声安慰学前儿童，使其安静下来，配合操作。不要恐吓、训斥学前儿童，以免引起大哭，使异物有可能继续下行，增加取出的难度。

2）对置入较浅的异物，可争取学前儿童的合作，让其深吸一口气，用手紧按无异物一侧的鼻孔，令其用力擤鼻，有时异物可自然排除。如果此法无效，切不可用镊子等器具夹取圆形异物。因为圆形异物表面光滑，使用器具夹取时，稍有不慎，极易将异物推向鼻腔深处，甚至落入气管，危及生命。

3）异物取出后，如有鼻黏膜损伤，可根据具体情况涂点消炎药膏或口服消炎药。

4）凡是经简单处理不能排除异物的，均应立即去医院，由医生用专用的器械取出。

3. 咽部异物

学前儿童进食不慎，将鱼刺、骨头渣等卡在咽部附近或嵌入扁桃体会引起咽部疼痛。吞咽时疼痛加剧。

处理方法：发现此类情况时，不要采用吞咽饭团、菜团、喝醋等方法，否则可能会引起咽部出血。最好去医院，由医生在光线充足的诊室里或利用喉镜的辅助来取出异物。

4. 外耳道异物

外耳道异物多发生在午睡或自由活动时，学前儿童出于好奇，将随手玩弄的小的异物塞入外耳道。有时也会有动物性异物，如小昆虫爬入。学前儿童因异物进入耳内可出现惊恐不安、自行掏挖等现象，引起耳鸣、耳痛、外耳道炎症及听力障碍等。

处理方法：

1）若异物为小昆虫，可用手电筒以强光对着外耳道口，引诱小昆虫自行爬出。若不见效，不要盲目操作，应迅速去医院处理。

2）若异物为小石块、纽扣、豆类等，可以歪头单脚跳将物品弹出。如果无效，不可自作主张用镊子夹取，否则易损伤外耳道及鼓膜，应迅速去医院处理。

3）在学前儿童洗头、洗澡时，水可能会溅入外耳道，引起耳鸣。可用双手紧捂两侧耳郭，随后迅速松开，借助气流的冲击作用将水弹出。也可用柔软的卫生纸捻成长条，轻轻伸入外耳道以吸收水分。

5. 气管异物

气管异物

气管异物多见于 5 岁以下的儿童。儿童嘴里含着花生米、糖块、瓜子等食物，突然哭闹、嬉笑时，食物呛入气管，出现咳嗽、呼吸困难、憋气、面色紫青等现象。一旦发生气管异物，要及时处理。

处理方法：较小的学前儿童出现气管异物，可抓住其两侧脚踝，将其倒提起来，轻拍其后背；较大的儿童若出现此情况，可让其跪在地上或趴于成人腿上，臀部抬高，头尽量放低，成人轻拍其后背，以使异物排出。也可成人站在儿童身后，用两手紧抱其腹部，迅速有力地向上向后挤压，借助气流冲出异物。

尽管经过以上的处理，但发生气管异物后自然咳出的机会很少，所以必须送医院救治。

6. 吞咽异物

学前儿童在玩耍时，常喜欢把一些小物件（如纽扣、钱币等）放入口中，往往会把这些异物吞下。

处理方法：吞咽异物的处理方法视异物不同而不同。如果吞入体积小、无锐角的圆形异物，儿童一般情况良好，无气急、气促、吞咽困难等症状时，则不必惊慌，可进食含大量粗纤维的蔬菜（如韭菜、芹菜等），促使异物随大便排出。如果儿童吞入体积较大、有尖角的异物，可损伤消化道，可能引发生命危险。发现儿童有哽咽、吞咽困难或发生呛咳时，千万不要强行下咽食物，应立即去医院由专科医生处理。

以上 6 种学前儿童常见的体内异物，不论哪一种，都会给他们带来身心的创伤。所以，对学前儿童异物入体要认真做好预防工作。平时要加强健康教育，及时纠正学前儿童生活中的不良习惯，如吃饭时说话、大声谈笑；正确引导学前儿童的好奇心，教育他们要保护好自己的身体，免受伤害；学前儿童自由活动时，保教人员要高度负责，及时制止其不良行为，避免对己对人的伤害。另外，午睡时学前儿童较常出现将被子或枕巾蒙盖在头上睡觉，个别喜欢搞恶作剧的学前儿童常在此时把异物放入口鼻，值班教师要勤巡回、细观察，及时发现并制止其不良行为，以免出现意外。

（五）创伤出血

学前儿童发生的意外事故，大部分会引起不同程度的出血。例如，常见的跌伤，出血少，处理方法也很简单；而大动脉出血，必须及时正确处理，否则会危及生命。因此有必要掌握创伤出血的鉴别方法，以便有针对性地采取急救措施。

1. 创伤出血的鉴别

根据出血的部位、性质不同，创伤出血可大致分为3类：第一类是皮下出血，多发生在跌倒、受挤压、受挫伤的情况下，皮肤无破损，只是皮下软组织血肿、瘀斑；第二类是外出血，其特点是皮肤损伤，血液由伤口流出；第三类是内出血，是指深部组织或内脏损伤所引起的出血，虽然体表没有伤口，看不到血液外流，但对患者的生命威胁很大。

2. 止血方法

（1）一般止血法

对小伤口出血，首先洗净伤口周围，可以用生理盐水冲洗，将异物特别是泥沙冲洗干净。随后用过氧化氢溶液或乙醇溶液从里向外消毒，盖上消毒纱布块，用绷带较紧地包扎伤处，以不出血为度。对伤口较小的静脉或毛细血管出血，用干净的纱布紧压出血处即可止血。

（2）加压包扎止血法

如果伤口较大，出血较多，常用消毒纱布、干净毛巾、棉布等（这些物质统称敷料），折成比伤口稍大的垫子盖住伤口，随后用绷带或三角巾加压包扎，以达到止血的目的。

（3）指压止血法

用手指或手掌将出血的血管上端（即近心端）用力压向相邻的骨骼上，以阻断血流，达到暂时止血的目的。此法常用于紧急抢救时的动脉止血，不适用于长时间止血。一般在指压止血的同时，要迅速送患儿去医院做进一步处理。

常用的动脉压点有以下几处：一侧面部出血，压迫同侧的下颌角；头顶或一侧颞部出血，用拇指压迫耳郭前的血管搏动处，压闭颞动脉；前臂出血时，压迫肘窝处（偏内侧）的肱动脉跳动处；手掌、手背出血，可压迫腕部的桡动脉跳动处；手指出血时，将手指屈入掌内呈握掌状，若只有一指出血，可捏住该指两侧以止血；大腿出血时，屈大腿，用力压迫大腿根部、腹股沟中点处的股动脉跳动处；脚出血，可压迫足背动脉跳动的地方。

3. 创伤出血的预防

（1）防止学前儿童跌伤出血

跌伤是托幼园（所）最常见的意外情况。大多数跌伤只造成局部的损伤，如表皮的擦伤、渗血、出血等，偶有严重的跌伤可伤及内脏及脑部。所以，要结合工作实际，预防跌伤的出现。

要培养学前儿童友爱、谦让、守秩序的良好品德，教育他们不要打架、不相互推拥，以免跌伤。户外活动和游戏时，要增强责任意识，履行监护职责，及时提供专业指导和安全保障。例如，经常提醒学前儿童将鞋带系好，挽起过长的裤脚等。

（2）防止学前儿童切割伤出血

要教会学前儿童正确使用常用的工具，如手工制作活动中使用的小剪子、小刀子、小起子等。否则，学前儿童很容易由于使用器械不当而造成切割伤。

（六）头面部创伤

引起学前儿童头面部创伤的常见原因有：交通事故，运动时摔伤、跌伤，上工艺课时刺伤、割伤，打架斗殴击伤，刀刃等利器直接伤及头部等。

头面部创伤后，有时出血，有时不出血。对此应采取如下急救措施。

1. 伤后出血时

外伤出血时，轻轻触摸患儿伤口周围的颅骨，若有松动，应怀疑骨折，此时切勿按压；若无松动，立即用干净的纱布垫在伤口上按住止血，并及时送医院检查治疗。

2. 伤后未出血时

伤后未见出血，成人也要对摔伤的患儿进行密切观察，看其在 24 小时内有无下列症状出现：平时活泼、好动，受伤后变得很温顺、安静且感觉疲乏；受伤后有恶心、呕吐等胃肠道反应；受伤后有过意识丧失，或正处于意识丧失状态；头部剧烈疼痛，脸色苍白；眼内、耳内、鼻内有出血；伴有身体痉挛、手脚麻痹、言语障碍等神经系统症状。若有以上情况出现，则有发生颅内出血的危险，应立即送医院救治，幼儿园保教人员及患儿家长千万不可麻痹大意。头面部是人体非常重要的部位，其损伤后果可轻可重，轻者皮破、淤血，重者致残甚至危及生命。

预防学前儿童头面部创伤，必须教育他们做到以下几点。

1）教育学前儿童口中含着东西时不要奔跑。有的学前儿童喜欢将铅笔、筷子、汤匙等含在口中，与同伴一起奔跑、玩耍，一旦发生摔跤等意外情况，口中含有的物品极有可能捅入喉咙及其他部位。

2）不要在黑暗或视线不明的地方奔跑，尤其是斜坡、拐角多的地方，否则容易发生撞伤、跌伤。

3）不要爬到高处或其他有危险的地方，不要从楼房的窗户或阳台护栏处往下探看，更不要探出身子张望。

4）不要在容易滑倒的地方奔跑。有积水或凹凸不平的地方，很容易滑倒致伤。

5）不要打架斗殴。

6）开展手工活动时，正确地使用刀、剪等工具，以免出现意外。

（七）烧（烫）伤

烧（烫）伤是幼儿园常见的急诊类型之一，多由高温（如热水、蒸汽、火等）、电以及化学物质作用于学前儿童的皮肤和黏膜而引起局部组织损伤。在学前儿童烧（烫）伤事故中，最常见的是开水、热汤、热粥引起的烫伤，火烧伤次之，偶有化学烧伤及电击伤。

学前儿童的皮肤娇嫩，同样的刺激对学前儿童的伤害比成人更严重。对烧（烫）伤的急救处理可从以下几点入手。

1. 立即清除造成烧（烫）伤的根源

若遇火焰灼伤，应迅速将学前儿童脱离火源，扑灭其身上的余火。对热汤、热粥烫伤患儿，应立即对烫伤部位进行降温处理，冷敷或者用流动的冷水冲洗，持续 15 分钟左右。不要先脱衣服，避免将患儿的皮肤扯下来，造成二次伤害。若不慎沾有化学药品，要用大量净水冲洗。

2. 根据受伤的程度不同及时处理创面

根据烧（烫）伤的深浅不同，烧（烫）伤可分以下 3 度。

1）Ⅰ度烧（烫）伤只损伤皮肤表皮层，局部皮肤红肿、疼痛、无水疱。处理时可将损伤部位用凉水或冷开水反复冲洗，若手足灼伤可直接浸于冷水中，至疼痛缓解后去除冷水。可在伤面上涂清凉油或烫伤药膏等，一般 4～5 天可痊愈，不留疤痕。千万不可随意乱抹肥皂水、牙膏、酱油等。

烧烫伤程度的 3 度分法

2）Ⅱ度烧（烫）伤及真皮层，局部除红肿外，还出现水疱，疼痛剧烈。

3）Ⅲ度烧（烫）伤及皮下组织和肌肉，甚至累及骨骼。

对Ⅱ、Ⅲ度烧（烫）伤的患儿，可用干净的纱布、毛巾等覆盖创面，或用干净的床单包裹住，不要弄破水疱，及时送医院救治。有时烧（烫）伤面积较大，患儿可能烦躁口渴，可少量多次喝些淡盐水。

学前儿童发生烧（烫）伤事故，会对其造成巨大的身心伤害。为此，要认真做好预防工作，避免烧（烫）伤的发生。例如，室内暖气应加罩，炉火应有防护措施；电器电线应经常检查是否漏电，以防学前儿童接触造成击伤；不允许学前儿童进入食堂、锅炉房等高热地带；给学前儿童提供的饮用水温度要适宜，不可过烫，热水瓶、热水壶等要妥善放置；进餐时，保育员要认真管理好热汤、热粥，可煮好后稍微凉凉些，再分盛给学前儿童；为学前儿童洗澡时，应先放凉水，后加热水，或者先调好水温，再端至学前儿童面前；等等。

（八）惊厥

惊厥常见于 5～6 岁以下的儿童，尤其以 2 岁以下儿童多见。

学前儿童惊厥的原因很多，高热惊厥较为常见。患上呼吸道感染、流脑、中毒性痢疾等均会使儿童高热，引起惊厥。此外，缺钙、癫痫、低血糖、中毒等也可引起学前儿童惊厥。

学前儿童惊厥常突然发作，意识短暂丧失，头向后仰，眼神凝视，呼吸细弱而不规则，口唇青紫，四肢和单侧或双侧面部抽动，持续的时间为一两分钟到十几分钟不等。

当惊厥发生时，首先应该尽快控制惊厥，同时寻找病因，并防止抽搐再次发生。一般采取以下处理方法。

1. 畅通呼吸道

将患儿转移至安静环境中，让其侧卧，松开衣领，便于及时排出口中分泌物。将毛巾或手绢、纱布等拧成麻花状置于患儿上下牙齿之间，防止咬伤舌头。如果患儿牙关紧闭，不能强行撬开。

2. 专人守护

学前儿童发生惊厥后，成人不要大声呼叫或用力摇晃、拍打患儿，可轻按患儿抽动的上下肢。要有专人守护，防止患儿坠床。

3. 设法降温

若学前儿童因高热惊厥，应采用冷敷、温水擦浴、酒精擦拭等方法降温，或口服退热药以降温。

4. 辅助处理

可针灸或重压人中穴，以减轻抽搐程度和缩短抽搐时间。

经过以上初步处理，控制住惊厥程度时，要迅速将患儿送至医院治疗。

为预防学前儿童惊厥发作，应做到如下两点：一是患儿因上呼吸道感染、急性扁桃体炎等出现高热时，切忌包裹过严过厚，否则会使体温上升引起惊厥；二是平时注意观察学前儿童，如果在不发热时也有惊厥发作，应去医院做全面检查，查看是否为癫痫患者。

（九）中暑

中暑是在高热或长时间处于高温环境中，或热天在烈日下运动，受到阳光热辐射的影响，引起人体体温调节功能障碍所致的急性疾病。

1. 症状

患儿由于高热而大量出汗，体液中水分以及盐分大量丢失，临床上表现为头晕、头痛，还可出现恶心、呕吐、腹痛、全身乏力、面色苍白、大量出汗、运动失调，甚至昏厥等症状。

2. 急救处理

（1）物理降温

立即将患儿转移到阴凉通风处，解开衣扣，或者直接将衣服脱掉，用冰袋或湿毛巾冷敷前额。也可用电扇或手摇扇子，加速空气流动，帮助机体散热。

（2）药物降温

对于高热患儿，在进行物理降温的同时，可以加服藿香正气水、十滴水等退热解暑药物。同时适当多饮一些清凉饮料。对于症状严重者，应迅速送往医院进行急救。

（十）冻伤

冻伤是人体受到低温侵袭所引起的全身性或局部性损伤。

健康人体对外界环境温度的改变有一定的适应能力，但是如果温度改变超过了人体可适应的限度，即可造成严重的损害。特别是学前儿童，由于其体温调节中枢的能力较差，更容易造成严重伤害。

1. 症状

轻度冻伤常造成局部损伤，多发生在耳郭、手、足等部位，仅伤及皮肤表层，局部红肿，感到刺痒和疼痛。多发于初冬以及早春季节，在低温下经常接触冷水或长时间生活在湿冷环境中是诱发因素。

全身冻伤往往由于冬季落水或在严寒中长久停留而引起。起初感觉全身发冷、头晕眼花，渐渐陷入昏睡，呼吸和心跳逐渐减慢，出现严重的生命危险。

2. 急救处理

轻度冻伤者，可用白酒、辣椒水轻轻涂擦患处，再涂抹冻疮药膏，一般伤愈后不留疤痕，但是再次受冻容易复发。全身冻伤者，应立即保暖复温，除去已经冻结的衣服，裹上厚棉被，可用热水袋热敷身体。要求动作要轻柔，必要时要去医院处理。

（十一）急性中毒

凡是有毒性作用的物质通过不同的途径进入人体内，在短时间内（几分钟、几小时或数小时）引起组织、器官的功能性或器质性损害，出现中毒症状甚至危及生命的均属急性中毒。

学前儿童急性中毒的原因大多由于自身年幼无知，对一些物质不能辨别其是否有毒，而导致误食；也有家长或保教人员疏忽、粗心，把毒物误作为普通食物，或对药物保管不严而被学前儿童食用；还有集体用餐者，因为食物不洁引起的食物中毒；偶尔也会由于服药剂量过大等引起中毒。

过去一向健康的儿童突然出现不明原因的腹痛、恶心、呕吐，口唇青紫，皮肤潮红、多汗，狂躁、昏迷和惊厥等，尤其是家庭中或幼儿园内数人同时发病，且症状相似，此时很可能是发生了急性中毒。发现学前儿童急性中毒时，应分秒必争地进行抢救。

抢救原则是：对中毒原因尚未明确者，先进行一般的急救处理，包括尽快清除毒物、促进毒物排泄、阻滞毒物吸收、对症处理等；一旦毒物明确，立即应用特效解毒剂。

根据毒物的性质及进入体内途径不同，应采取不同的处理方法。

1. 毒物由呼吸道吸入时

煤气中毒就是典型的病例。煤气中毒的实质就是一氧化碳中毒。

冬季室内煤炉取暖，如果出现通风不良、管道漏烟，常会使人发生煤气中毒。中毒轻者，感到头痛、头晕、耳鸣、眼花、恶心、全身乏力；中毒重者，出现呼吸困难，如果抢救不及时，可能出现呼吸和心跳的停止。

需要特别注意的是，由于一氧化碳与血红蛋白结合以后形成鲜艳的红色物质，因此中毒者的嘴唇、皮肤可出现鲜艳的红色，这一点与其他原因引起的机体缺氧有明显不同，应尽早予以识别并及时处理。首先应立即打开门窗，迅速将患儿转离中毒现场，移到空气新鲜的地方，吸出呼吸道内的分泌物，保持呼吸道通畅；要注意保暖，不要让患儿着凉；如果心跳和呼吸已经停止，应立即进行人工呼吸和胸外心脏按压，并护送至医院进行抢救。

2. 毒物由皮肤侵入时

这种情况多发生在学前儿童的手、皮肤接触农药、杀虫剂、有毒的化学药品时。应立即脱去被污染的衣服，用生理盐水或清水冲洗患儿身体，不能用热水冲洗，以免血管扩张增加毒物的扩散和吸收。

酸类或有机磷中毒时，可用3%～5%的碳酸氢钠溶液（即小苏打溶液）或肥皂水冲洗，碱中毒时用3%～5%的醋酸溶液或食醋冲洗。毛发、指甲处最易残留毒物，应反复冲洗。

若是皮肤上溅到浓硫酸，应先用干布擦拭液体，再用大量清水冲洗，顺序不能颠倒，否则会严重灼伤皮肤。

3. 毒物溅入眼内时

毒物溅入眼内时，应立即用生理盐水或清水冲洗眼睛至少 15 分钟。若是固体颗粒应立即取出。

4. 毒物经消化道侵入时

这一类中毒比较常见，如吃了有毒食物、误服药物等都可引起中毒。发现此类患儿，应立即催吐、洗胃、导泻，以减轻毒物对人体的损伤。食入毒物 4 小时内，患儿神志清醒、年龄较大且能合作者可采用此法。

催吐洗胃的基本操作是：可口服温盐水或清水，随后压迫牙根或刺激咽后壁引起呕吐，借以排出毒物。催吐要反复多次进行，直至呕吐物不含毒物残渣为止。每次催吐要间隔一段时间，便于患儿休息。也可选用蛋清、牛奶、面糊、豆浆等作为洗胃剂，不仅达到洗胃的目的，还能保护食道及胃黏膜少受伤害。

对患儿进行催吐洗胃时要注意，若吃进毒物超过 4 小时，毒物已进入肠道时，洗胃就起不到排出毒物的作用了，尤其是患儿已昏迷时，应立即送医院急救处理。在急救的同时，要注意收集患儿吃剩的东西及呕吐物，为进一步的解毒及临床检测治疗提供依据。

婴儿及神志不清者不宜选用催吐法。

（十二）骨折

骨的完整性或连续性中断时，称为骨折。

根据骨折处是否与外界相通，可以将骨折分为开放性骨折与闭合性骨折。

根据骨折的程度以及形态，可以将骨折分为不完全骨折与完全骨折。

儿童多发的青枝骨折属于不完全骨折的一种。

1. 症状

除了严重骨折可有休克等全身表现，一般骨折以局部症状为主。

疼痛与压痛：骨折处均有剧痛，在移动肢体时疼痛加重，经过妥善固定以后疼痛减轻或者逐渐消失，局部可有明显压痛。

畸形与局部肿胀：骨折错位后，受伤肢体形状改变，出现畸形，软组织因为受伤而发生水肿，患肢明显肿胀。

功能障碍：骨折后，患肢丧失部分或者全部功能。儿童青枝骨折以后，功能障碍较轻，仍可有部分活动，所以易被忽视，往往得不到及时复位固定。

2. 急救处理

骨折急救的目的在于用简单的方法抢救生命、保护患肢，确保能够安全迅速地将患儿送到附近医院，以便得到妥善治疗。

骨折的急救原则是：固定伤肢、限制活动。如果患肢明显畸形，可用手牵引患肢，使之挺直，随后加以固定。如果有出血，应先包扎、止血，随后根据骨折的不同部位分别进行临时固定。

固定的方法如下：在紧急情况下可以就地取材，选择长短、宽窄适合患儿的竹板、木棍、硬纸板等，用来作为夹板，垫上棉花或布类，先固定骨折的两个断端，再固定上下两个关节，露出手指或者足趾，以便观察血液循环情况。如果指（趾）苍白发凉，说明固定得太紧，应放松绷带，重新固定。如果没有夹板或者其他代用品，可将受伤的上肢固定在胸部，将受伤的下肢同健肢固定在一起。

对患儿伤肢进行妥善固定以后，应迅速将患儿送往医院，在运送的过程中应密切观察患儿全身有无其他症状。

为预防学前儿童骨折的发生，儿童保教机构要对其进行以下几个方面的教育：不要在黑暗或视线不明的地方奔跑，尤其是斜坡、拐角多的地方，否则容易发生碰撞、跌伤；不要爬到高处或其他有危险的地方，不要从楼房的窗户或阳台护栏处往下看，更不要探出身体张望；不要在有积水或凹凸不平的地方奔跑，否则容易滑倒致伤。

（十三）触电

触电是由于电流通过人体引起的，多数是因为直接接触电流，也有可能是高压电或雷电击伤。学前儿童玩弄电器、不慎触及断落的电线或遭遇雷击等是造成触电事故发生的主要原因。

1. 症状

局部症状：触电部位皮肤灼伤，创面较深，呈黄白色，与正常皮肤界限清楚，重者可以深达肌肉与骨骼，致使皮肤炭化、骨骼断裂。

全身症状：患儿在短时间内有头晕、心悸、惊恐、面色苍白等反应。重者可发生严重的电休克而出现心跳、呼吸的骤停。

2. 急救处理

首先要切断电源。儿童一旦触电，应采用当时当地最迅速有效的方法使患儿脱离电源，立即关闭电源或者用干燥的木棒、竹竿等绝缘体挑开电线。在患儿未脱离电源前，切勿用湿布或用手直接拖拉，以免急救者自身触电。

患儿脱离电源以后，应立即检查患儿的精神、呼吸和心跳，必要时立即进行人工呼吸和胸外心脏按压。不要轻易放弃抢救，在抢救的同时，应立即送医院进一步处理。

为预防学前儿童触电事故的发生，儿童保教机构和家庭的室内电器插座应安装在学前儿童触摸不到的地方，平时应经常检查各种电器是否合乎标准，电线、电器等是否漏电。还要对学前儿童进行安全教育，不要捡拾掉落到地上的电线，不摆弄电器开关、灯头、电扇等家用电器，雷雨天不在大树下或者高大的建筑物下避雨，因为这些都有被雷电击伤的可能。

（十四）心肺复苏

学前儿童遭遇淹溺、触电、中毒等可迅速危及生命的意外时，常会出现呼吸、心跳很不规则，快要停止的紧急情况。此时，必须在事发现场争分夺秒地做急救处理，促使患儿心跳和呼吸的复苏。常用的方法是人工呼吸和胸外心脏按压。

1. 人工呼吸

口对口吹气法是近几年国内外学者一致推荐的人工呼吸法。尤其是在现场无抢救用具的情况下，该法最简便、有效。操作要领如下。

（1）畅通呼吸道

让患儿仰卧，使其头部尽量后仰，不要枕枕头。尽快清除其口鼻中的污泥、痰涕、血块及呕吐物等，以保持呼吸道通畅。解开患儿的衣领，脱掉其紧身内衣，以利于胸廓活动。对淹溺患儿特别要争取时间尽快做人工呼吸，不能过分强调控水而耽误时间，以免错过抢救的大好时机。

（2）口对口吹气

对婴儿：救护者用嘴衔住患儿的口鼻往里吹气，2～3 秒间隔吹一次，吹气时不要太用力，见到其胸部隆起便把嘴松开，再轻压其胸，帮助呼气。这样有节奏地进行，直至将患儿送到医院，或患儿又恢复了匀称的自主呼吸。若吹气后不见患儿的胸部隆起，可能患儿的呼吸道仍不畅通，救护者要及时纠正自己的动作，并清除患儿呼吸道分泌物。

对较大的小儿：救护者深吸一口气，捏住患儿的鼻孔向嘴里吹气，吹完一口气放松患儿鼻孔，轻压其胸部，帮助呼吸，这样有节奏地进行，每隔 3～4 秒钟吹一次。

在进行口对口人工呼吸时，需要注意以下几点：第一，吹气完毕时，患儿胸廓扩张抬起，这是人工呼吸有效的表现；第二，因急救者本人耗氧量增加，所以有条件时可多人轮流，只要患儿有一线生机，就要付出百分之百的努力；第三，若遇患儿牙关紧闭而无法开启，也可改为口对鼻人工呼吸，方法与口对口吹气法一样。

2. 胸外心脏按压

胸外心脏按压

如果患儿发生意外，心搏骤停，要立即用人工的方法使其心脏恢复跳动，维持正常的血液循环。胸外心脏按压就是使心脏恢复跳动最简便易行的抢救方法。操作要领如下。

（1）合理选择急救场地

让患儿仰卧于硬质的地面或木板上，背部有硬物支撑，不得躺在软床上，以免影响按压的效果。

（2）立即进行胸外心脏按压

对儿童采用单手或双手按压胸骨下半部（图 5-1），而对婴儿进行胸外心脏按压可采用双指按压法（两手指置于患儿乳头连线下方，按压其胸骨，如图 5-2 所示）或双手环抱拇指法（两手掌及四手指托住患儿两侧背部，双手大拇指按压其胸骨下 1/3 处，如图 5-3 所示），按压深度至少为胸廓前后径的 1/3，即婴儿约 4 厘米，儿童约 5 厘米，不超过 6 厘米，按压频率为 100～120 次/分，每次按压后使胸廓充分回弹，保持按压的连续性，中间时间限制在 10 秒以内。

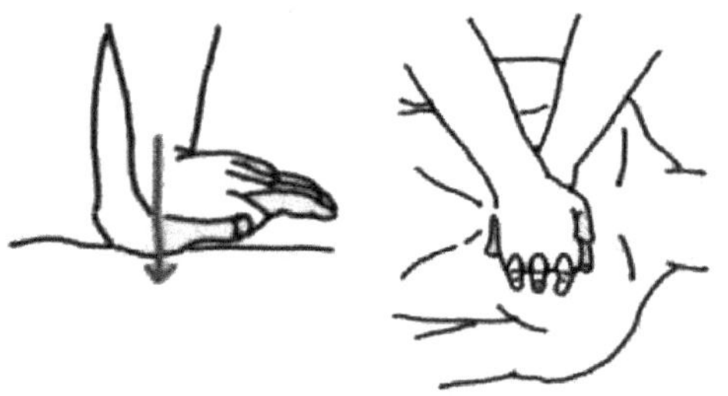

图 5-1　双手按压法（用于较大儿童及成人）

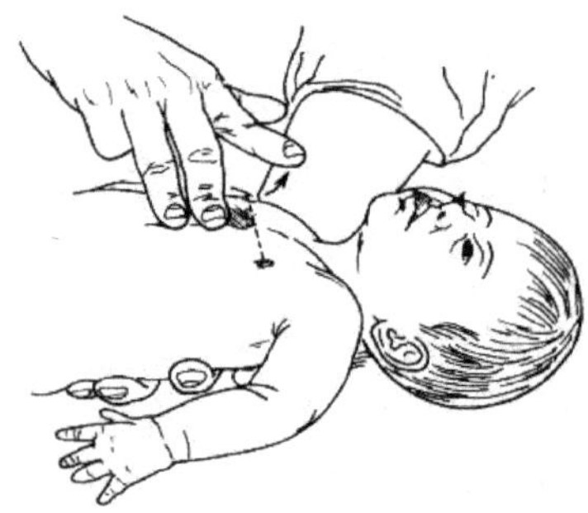

图 5-2　双指按压法（用于新生儿和婴儿）

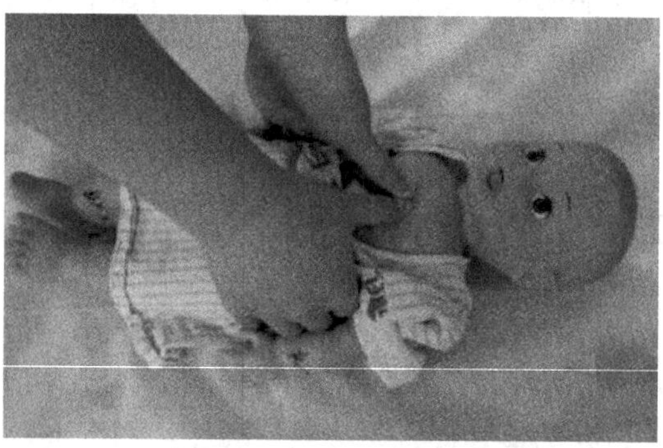

图 5-3　双手环抱拇指法

（3）胸外心脏按压往往与口对口吹气同时进行

一般情况下，人工呼吸和胸外心脏按压需要同时进行。若有两人时可分工合作，一人做人工呼吸，另一人可做胸外心脏按压。若只有一人抢救时，可做一次人工呼吸，再做数次胸外心脏按压，交替进行。单人复苏儿童时，胸外心脏按压与人工呼吸比例为 30∶2；若双人复苏时，则为 15∶2，呼吸频率为 8～10 次/分。

在进行胸外心脏按压时，有如下要求。一是用力部位要准确，方向垂直向下，面积不宜过大。二是每次按压时间要短，让放松时间稍长些。三是患儿年龄不同，按压的姿势及力度稍有差别。例如，对新生儿，可用双手拇指按压；对 3 岁以下幼儿，可用右手按压；对年长儿童，可两手交叉叠起共同用力按压。

总之，当学前儿童遇到意外出现呼吸、心跳严重阻碍时，不能被动地等待医生或送医院，应该在现场立即抢救，尽力挽救患儿生命，然后将其送医院全面治疗。

【实践实训】

1）海姆立克急救法被称为生命的拥抱，是人人必学的一种急救方法，根据本任务所学，将海姆立克急救法操作步骤绘制成宣传海报，并进入社区进行讲解、操作示范。

2）在儿童保健实训室完成人工呼吸、胸外心脏按压实训操作，并进行小组互评。

项目六 学前儿童健康评价

【项目导读】

学前儿童健康评价是守护儿童成长的重要环节，它围绕多维度内容展开全面评估。学前儿童健康评价主要包括学前儿童生长发育评价和学前儿童心理发展水平评价。学前儿童生长发育评价指标主要有形态指标和生理功能指标两类。评价方法主要有指数法、等级评价法、百分位数法及三项指标综合评价法等。学前儿童心理发展水平评价主要是对学前儿童的动作发展、智力发展、语言发展和社会性发展等方面，用观察法、谈话法、问卷调查法、筛选检查法和社会测量法等方法进行评定。

任务一　学前儿童生长发育评价

【情境导入】

萱萱，3 岁，平时在家吃饭不认真，有挑食现象，看上去比其他孩子要瘦弱一些，幼儿园体检时，测量体重 10.1 千克，身高 96 厘米，萱萱妈妈问老师萱萱的生长发育是否正常。请问：如何对学前儿童的生长发育状况进行评价？评价的方法有哪些？

【任务目标】

1. 了解学前儿童生长发育的评价指标及标准；
2. 掌握学前儿童生长发育评价方法；
3. 关爱学前儿童，促进学前儿童身体健康发展。

要对学前儿童个体或群体的生长发育状况做出客观、正确的评价，就必须选择一个正常儿童体格生长发育标准参考值做对照，选用适当的评价方法、准确的测量工具及统一的测量方法，量取儿童体格生长发育的各项指标，如身高、体重、头围、胸围、坐高和皮褶厚度等，然后进行统计分析。还要把体格测量的评价结果与全面体格检查、化验数据、生活现状及疾病史结合起来进行综合分析，加以比较，才能得出比较确切的判断，以便及时发现问题，给予指导。

一、学前儿童生长发育评价指标

（一）生长发育的形态指标

生长发育的形态指标是指身体及其各部分在形态上可测出的各种量度（包括长、宽、围度和重量等），主要的形态指标有身高、体重、头围、胸围、坐高和皮褶厚度等。

1. 身高

身高是指身体的高度（或长度），通常3岁以下称身长，3岁以上称身高。它是准确评价学前儿童生长发育水平和生长发育速度不可缺少的重要依据。身高受遗传因素和生活条件的影响较大。

2. 体重

体重是指人体各器官与体液重量的总和。体重能在一定程度上反映儿童的骨骼、肌肉、脂肪和内脏器官重量增长的综合情况，是最容易发生变化的指标。体重和身高的比值可以反映出学前儿童身体的营养状况。

3. 头围

头围是指头颅的围长。头围反映了头颅骨及脑的大小和发育状况，是衡量6岁以下学前儿童生长发育的重要指标之一。

4. 胸围

胸围是指胸廓的围长。胸围间接说明胸廓的容积及胸部骨骼、胸肌、背肌和脂肪层的发育情况，在一定程度上表明身体形态及呼吸器官的发育状况。正常情况下，新生儿的头围大于胸围，到1岁左右，胸围即赶上并超过头围。

5. 坐高

坐高是指头、颈、躯干的总高度。坐高主要说明躯干的发育状况。构成坐高的骨主要是块状骨，块状骨的长度比长骨受遗传因素的影响更大，而受外界环境因素的影响较小。

6. 皮褶厚度

皮褶厚度是指身体皮下脂肪的厚度。它是衡量儿童营养状况及肥胖程度的重要指标。

（二）生长发育的生理功能指标

生长发育的生理功能指标是指身体各个系统和器官在生理功能上可测出的量度。

学前儿童的生理功能发展变化比较迅速，变化的范围较大，对外界环境的影响比较敏感。反映学前儿童生理功能的指标比较多，常用的生理功能指标主要有骨骼肌肉指标（包括握力和背肌力等）、呼吸功能指标（包括肺活量、肺通气量等）、心血管功能指标（包括心率、血压和脉搏等）、生化指标（包括尿肌酐、尿酸碱度、血钙、血红蛋白、铁和其他微量元素的含量等）及内分泌指标等。

二、学前儿童生长发育评价标准

生长发育评价标准是评价某一地区个体或集体儿童生长发育状况的统一尺度。它是用横断面调查方法，搜集大量的儿童集体生长发育正常值，用统计学方法，按性别、年龄计算出各种指标的均值、标准差、标准误差、百分位数、回归系数等，并根据这些统计数据做出发育图、表。

由于儿童生长发育受多种因素影响，因而评价儿童生长发育的标准是相对的、暂时的，只能在一定地区和一定时间内使用。故在制订和使用标准时要特别注意标准的时间性、地区性和调查对象的代表性。鉴于近百年来世界上很多地区儿童的生长发育均出现了生长速度逐年加快、发育和成熟提前，每 10 年左右就有显著差异，因而生长发育标准应每 5～10 年修订一次。

三、学前儿童生长发育评价方法

学前儿童生长发育评价方法有指数法、等级评价法、百分位数法、三项指标综合评价法等，幼儿园多使用等级评价法、百分位数法及三项指标综合评价法评价儿童的体格发育。

（一）指数法

指数法是指利用人体各部分的比例关系，借助数学公式把两项或几项生长发育指标联系起来，编成指数，用以评价儿童发育水平的方法。指数法的理论基础过于机械，把人体各部分看成比较固定的比例关系，因此有时不够准确。常用的指数法一般有以下几种。

1. 身高胸围指数

身高胸围指数$\left(\frac{\text{胸围}/\text{厘米}}{\text{身高}/\text{厘米}}\times 10^2\right)$又称布鲁格施指数（Brugsch index）或比胸围，反映儿童胸廓的发育状况及胸围与身高之间的比例关系，指数大说明胸围相对较大。年龄、性别、营养状况对身高胸围指数有明显的影响，故每一个年龄-性别组都有参考值范围。新生儿平均身高胸围指数为 64，以后逐步下降，3 岁时平均身高胸围指数为 54。

2. 身高坐高指数

身高坐高指数$\left(\frac{\text{坐高}/\text{厘米}}{\text{身高}/\text{厘米}}\times 10^2\right)$是身体指数评价法之一，反映人体躯干和下肢的比例关系，借以说明体型特点。青春期前因随着年龄增长，下肢增长较快，故身高坐高指数呈下降趋势，1 岁时约为 65.5，2 岁时约为 64，6 岁时约为 55。

3. 体质指数

体质指数（body mass index，BMI）$\left[\frac{\text{体重}/\text{千克}}{(\text{身高}/\text{米})^2}\right]$又称凯特莱指数（Quetelet index），即体重（千克）除以身高（米）的平方所得之商。该指数于 1835 年由凯特莱（Quetelet）提出，用于量化身高和体重之间的关系，是国际上常用的衡量人体胖瘦程度及是否健康的一种量化标准。当比较和分析对不同高度体重所带来的健康影响时，该值是一个中立而可靠的指标，常用于统计。体质指数也可用于学前儿童的营养评价，反映学前儿童的体型和身体充实程度。在用于评价婴幼儿的营养状况时，体质指数小于 15 表示偏瘦，15～18 表示正常，18 以上表示超重或肥胖。

（二）等级评价法

等级评价法是将个体儿童生长发育数值与标准均值及标准差进行比较的一种评价方法。它以均值（$\bar{X}$）为基准值，以标准差（S）为离散距，制成生长发育评价标准。评价时将个体各项发育指标的实测数值与当地发育标准中同年龄、同性别相应指标的均值做比较，将其差数除以标准差，以获得超过或低于均值的标准分数，然后评定其等级。我国常用五等级评价标准（表 6-1）。

表 6-1　五等级评价标准表

等级	标准
上等	$\bar{X}+2S$ 以上
中上等	$\bar{X}+S \rightarrow \bar{X}+2S$
中等	$\bar{X}\pm S$
中下等	$\bar{X}-S\rightarrow \bar{X}-2S$
下等	$\bar{X}-2S$ 以下

等级评价法常用的指标是身高和体重。个体儿童的身高和体重数值在标准均值±2 个标准差范围以内均被认为正常，这个范围包括大约 95.4%的儿童。在标准均值±2 个标准差以外的儿童也不能全部被认为异常，必须在继续观察、进一步了解的基础上，结合疾病、营养和家族遗传等具体情况进行全面分析后做结论。

等级评价法的优点是能直观地反映出儿童发育的好与差，方法比较简单，也能够看出儿童各种不同发育水平人数的比例。缺点是只能对单项发育指标进行评价，无法对个体儿童发育的匀称程度做出正确判断。

（三）百分位数法

百分位数法是以某项发育指标的第 50 百分位数（即中位数，P_{50}）为基准值，以其余百分位数为离散距（常分为 P_3、P_{10}、P_{25}、P_{50}、P_{75}、P_{90}、P_{97} 等 7 个百分位数值，或分为 P_3、P_{15}、P_{50}、P_{85}、P_{97} 等 5 个百分位数值为离散距），作为划分等级的标准，制成生长发育标准，对个体或集体儿童的发育水平进行评价的一种方法，如图 6-1～图 6-4 所示。

凡实测值在 P_3～P_{97} 数值范围内均属于正常，若个体儿童某些发育指标的测量值低于第 3 百分位或高于第 97 百分位，则应进行严密的定期追踪观察，并通过多种检查以确定其是否属于发育异常。

评价时，把个体儿童某项发育指标实测值与标准进行比较，评定其所在百分位，从而判断该儿童发育的水平。该方法的优点是标准制作简便，即便是偏态分布的发育指标也能较准确地显示其离散程度，同时既可以作发育水平的评价，又可以作动态评价。缺点是不能对各个发育指标进行综合评价。

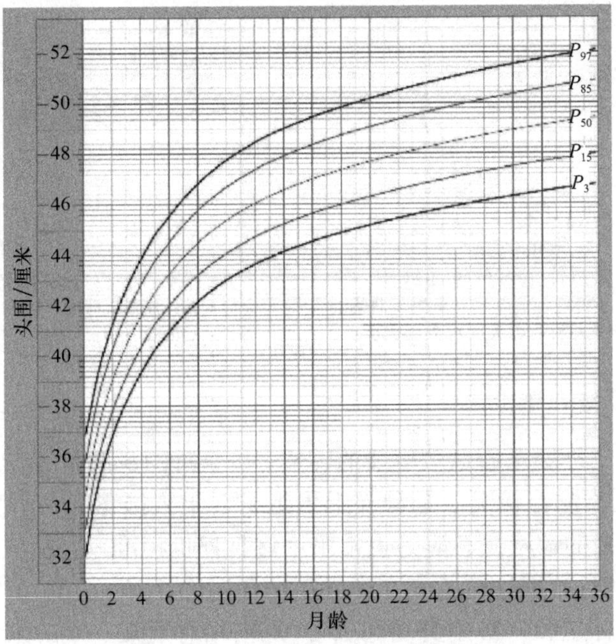

图 6-1　0～3 岁男童头围标准曲线图

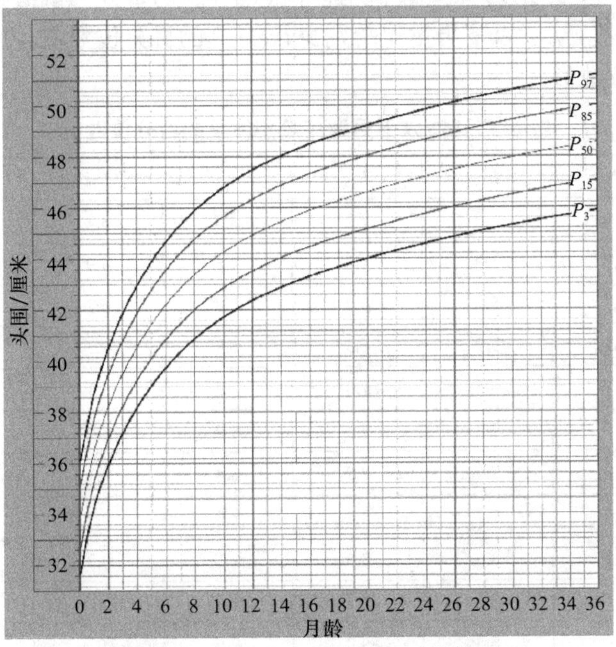

图 6-2　0～3 岁女童头围标准曲线图

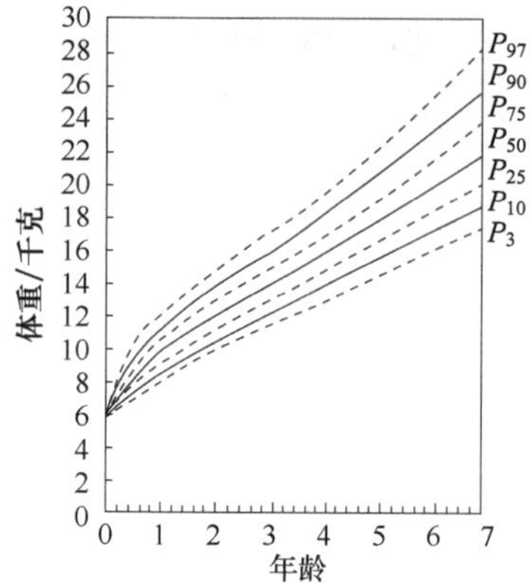

图 6-3　0～7 岁男童体重百分位曲线图

（资料来源：李辉，张睿，2002．0～7 岁儿童生长曲线的制定及其应用［J］．中华儿科杂志（11）：662-666．）

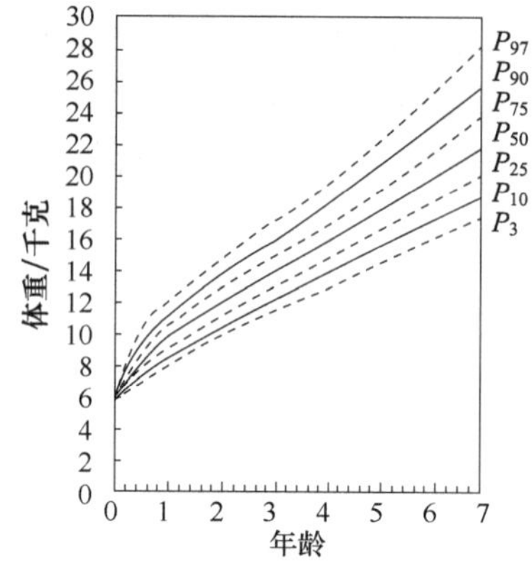

图 6-4　0～7 岁女童体重百分位曲线图

（资料来源：李辉，张睿，2002．0～7 岁儿童生长曲线的制定及其应用［J］．中华儿科杂志（11）：662-666．）

（四）三项指标综合评价法

三项指标综合评价法是通过按年龄的体重、按年龄的身高及按身高的体重三项指标全面评价儿童的生长发育状况，是世界卫生组织近年来推荐的一种国际通用的评价标准。我国在评价儿童的体格发育时，也常采用这种评价标准，即从年龄别体重、年龄别身高（长）、身高（长）别体重 3 个方面进行综合评价。

所谓的年龄别体重和年龄别身高（长），是指相对于某一年龄来说，应有的体重和身高（长），可参考中华人民共和国卫生行业标准《7 岁以下儿童生长标准》（WS/T 423—2022）。表 6-2～表 6-5 分别为 7 岁以下男童年龄别体重的百分位数值、7 岁以下女童年龄别体重的百分位数值、7 岁以下男童年龄别身长/身高的百分位数值、7 岁以下女童年龄别身长/身高的百分位数值。

表 6-2　7 岁以下男童年龄别体重的百分位数值　（单位：千克）

年龄	P_3	P_{10}	P_{25}	P_{50}	P_{75}	P_{90}	P_{97}
0 月	2.8	3.0	3.2	3.5	3.7	4.0	4.2
1 月	3.7	3.9	4.2	4.6	4.9	5.2	5.6
2 月	4.7	5.0	5.4	5.8	6.2	6.7	7.1
3 月	5.5	5.9	6.3	6.8	7.3	7.8	8.3
4 月	6.1	6.5	7.0	7.5	8.1	8.6	9.2
5 月	6.6	7.0	7.5	8.0	8.6	9.2	9.8
6 月	6.9	7.4	7.9	8.4	9.1	9.7	10.3
7 月	7.2	7.7	8.2	8.8	9.5	10.1	10.8
8 月	7.5	8.0	8.5	9.1	9.8	10.4	11.1
9 月	7.7	8.2	8.7	9.4	10.1	10.8	11.5
10 月	7.9	8.4	9.0	9.6	10.3	11.0	11.8
11 月	8.1	8.6	9.2	9.8	10.6	11.3	12.0

续表

年龄	P_3	P_{10}	P_{25}	P_{50}	P_{75}	P_{90}	P_{97}
1 岁	8.3	8.8	9.4	10.1	10.8	11.5	12.3
1 岁 1 月	8.4	9.0	9.6	10.3	11.0	11.7	12.5
1 岁 2 月	8.6	9.2	9.7	10.5	11.2	12.0	12.8
1 岁 3 月	8.8	9.3	9.9	10.7	11.4	12.2	13.0
1 岁 4 月	9.0	9.5	10.1	10.9	11.7	12.4	13.3
1 岁 5 月	9.1	9.7	10.3	11.1	11.9	12.7	13.5
1 岁 6 月	9.3	9.9	10.5	11.3	12.1	12.9	13.8
1 岁 7 月	9.5	10.1	10.7	11.5	12.3	13.2	14.0
1 岁 8 月	9.7	10.3	10.9	11.7	12.6	13.4	14.3
1 岁 9 月	9.8	10.5	11.1	11.9	12.8	13.7	14.6
1 岁 10 月	10.0	10.6	11.3	12.2	13.0	13.9	14.8
1 岁 11 月	10.2	10.8	11.5	12.4	13.3	14.2	15.1
2 岁	10.4	11.0	11.7	12.6	13.5	14.4	15.4
2 岁 3 月	10.8	11.5	12.2	13.1	14.1	15.1	16.1
2 岁 6 月	11.2	12.0	12.7	13.7	14.7	15.7	16.7
2 岁 9 月	11.6	12.4	13.2	14.2	15.2	16.3	17.4
3 岁	12.0	12.8	13.6	14.6	15.8	16.9	18.0
3 岁 3 月	12.4	13.2	14.1	15.2	16.3	17.5	18.7
3 岁 6 月	12.8	13.7	14.6	15.7	16.9	18.1	19.4
3 岁 9 月	13.2	14.1	15.1	16.2	17.5	18.7	20.1
4 岁	13.6	14.5	15.5	16.7	18.1	19.4	20.8
4 岁 3 月	14.0	15.0	16.0	17.3	18.7	20.1	21.6
4 岁 6 月	14.5	15.4	16.5	17.9	19.3	20.8	22.4
4 岁 9 月	14.9	15.9	17.1	18.4	20.0	21.6	23.3
5 岁	15.3	16.4	17.6	19.1	20.7	22.4	24.2
5 岁 3 月	15.8	16.9	18.1	19.7	21.4	23.2	25.1
5 岁 6 月	16.2	17.4	18.7	20.3	22.2	24.0	26.0
5 岁 9 月	16.6	17.9	19.3	21.0	22.9	24.8	27.0
6 岁	17.1	18.3	19.8	21.6	23.6	25.7	27.9
6 岁 3 月	17.5	18.8	20.3	22.2	24.3	26.5	28.9
6 岁 6 月	17.8	19.2	20.8	22.8	25.0	27.3	29.8
6 岁 9 月	18.2	19.7	21.3	23.4	25.7	28.0	30.6

注：年龄为整月或整岁。

表 6-3 7 岁以下女童年龄别体重的百分位数值 （单位：千克）

年龄	P_3	P_{10}	P_{25}	P_{50}	P_{75}	P_{90}	P_{97}
0 月	2.7	2.9	3.1	3.3	3.6	3.8	4.1
1 月	3.5	3.7	4.0	4.3	4.6	4.9	5.3
2 月	4.4	4.7	5.0	5.4	5.8	6.2	6.6
3 月	5.1	5.4	5.8	6.2	6.7	7.2	7.6
4 月	5.6	6.0	6.4	6.9	7.4	7.9	8.4
5 月	6.0	6.4	6.9	7.4	7.9	8.5	9.1
6 月	6.4	6.8	7.2	7.8	8.4	9.0	9.6
7 月	6.7	7.1	7.6	8.1	8.8	9.4	10.0
8 月	6.9	7.4	7.9	8.4	9.1	9.7	10.4
9 月	7.2	7.6	8.1	8.7	9.4	10.0	10.8
10 月	7.4	7.8	8.3	9.0	9.6	10.3	11.1
11 月	7.6	8.0	8.6	9.2	9.9	10.6	11.4
1 岁	7.7	8.2	8.8	9.4	10.1	10.9	11.6
1 岁 1 月	7.9	8.4	9.0	9.6	10.4	11.1	11.9
1 岁 2 月	8.1	8.6	9.2	9.8	10.6	11.3	12.2
1 岁 3 月	8.3	8.8	9.3	10.0	10.8	11.6	12.4
1 岁 4 月	8.4	9.0	9.5	10.3	11.0	11.8	12.7
1 岁 5 月	8.6	9.1	9.7	10.5	11.3	12.1	12.9
1 岁 6 月	8.8	9.3	9.9	10.7	11.5	12.3	13.2
1 岁 7 月	9.0	9.5	10.1	10.9	11.7	12.6	13.5
1 岁 8 月	9.1	9.7	10.3	11.1	12.0	12.8	13.8
1 岁 9 月	9.3	9.9	10.5	11.3	12.2	13.1	14.0
1 岁 10 月	9.5	10.1	10.7	11.5	12.4	13.3	14.3
1 岁 11 月	9.7	10.3	10.9	11.7	12.6	13.6	14.6
2 岁	9.8	10.4	11.1	11.9	12.9	13.8	14.8
2 岁 3 月	10.3	10.9	11.6	12.5	13.5	14.4	15.5
2 岁 6 月	10.7	11.4	12.1	13.0	14.1	15.1	16.2
2 岁 9 月	11.1	11.8	12.6	13.6	14.6	15.7	16.9
3 岁	11.5	12.3	13.1	14.1	15.3	16.4	17.7
3 岁 3 月	12.0	12.7	13.6	14.7	15.9	17.1	18.4
3 岁 6 月	12.4	13.2	14.1	15.2	16.4	17.7	19.1
3 岁 9 月	12.8	13.6	14.5	15.7	17.0	18.3	19.8
4 岁	13.1	14.0	15.0	16.2	17.6	18.9	20.5
4 岁 3 月	13.5	14.4	15.4	16.7	18.1	19.6	21.1
4 岁 6 月	13.9	14.8	15.9	17.2	18.7	20.2	21.9

续表

年龄	P_3	P_{10}	P_{25}	P_{50}	P_{75}	P_{90}	P_{97}
4岁9月	14.3	15.3	16.4	17.8	19.3	20.9	22.6
5岁	14.7	15.8	16.9	18.4	20.0	21.6	23.4
5岁3月	15.1	16.2	17.5	19.0	20.7	22.4	24.3
5岁6月	15.5	16.7	18.0	19.6	21.4	23.2	25.1
5岁9月	15.9	17.1	18.5	20.2	22.0	23.9	26.0
6岁	16.3	17.6	19.0	20.7	22.7	24.7	26.8
6岁3月	16.7	18.0	19.5	21.3	23.3	25.4	27.6
6岁6月	17.0	18.4	19.9	21.8	24.0	26.1	28.5
6岁9月	17.4	18.8	20.4	22.4	24.6	26.8	29.3

注：年龄为整月或整岁。

表 6-4　7 岁以下男童年龄别身长/身高的百分位数值　（单位：厘米）

年龄	P_3	P_{10}	P_{25}	P_{50}	P_{75}	P_{90}	P_{97}
0月	47.6	48.7	49.9	51.2	52.5	53.6	54.8
1月	51.3	52.5	53.8	55.1	56.5	57.7	59.0
2月	54.9	56.2	57.5	59.0	60.4	61.7	63.0
3月	58.0	59.4	60.7	62.2	63.7	65.1	66.4
4月	60.5	61.9	63.3	64.8	66.4	67.8	69.1
5月	62.5	63.9	65.4	66.9	68.5	69.9	71.3
6月	64.2	65.7	67.1	68.7	70.3	71.8	73.2
7月	65.7	67.2	68.7	70.3	71.9	73.4	74.9
8月	67.1	68.6	70.1	71.7	73.4	74.9	76.4
9月	68.3	69.8	71.4	73.1	74.7	76.3	77.8
10月	69.5	71.0	72.6	74.3	76.0	77.6	79.1
11月	70.7	72.2	73.8	75.5	77.3	78.8	80.4
1岁	71.7	73.3	74.9	76.7	78.5	80.1	81.6
1岁1月	72.8	74.4	76.0	77.8	79.6	81.2	82.8
1岁2月	73.8	75.4	77.1	78.9	80.7	82.4	84.0
1岁3月	74.8	76.5	78.1	80.0	81.8	83.5	85.1
1岁4月	75.8	77.5	79.2	81.0	82.9	84.6	86.3
1岁5月	76.8	78.5	80.2	82.1	84.0	85.7	87.4
1岁6月	77.7	79.4	81.2	83.1	85.0	86.8	88.5
1岁7月	78.6	80.4	82.1	84.1	86.1	87.8	89.6
1岁8月	79.6	81.3	83.1	85.1	87.1	88.9	90.6
1岁9月	80.5	82.3	84.1	86.1	88.1	89.9	91.7
1岁10月	81.4	83.2	85.0	87.0	89.1	90.9	92.7

续表

年龄	P_3	P_{10}	P_{25}	P_{50}	P_{75}	P_{90}	P_{97}
1 岁 11 月	82.2	84.1	85.9	88.0	90.0	91.9	93.7
2 岁	82.4	84.2	86.1	88.2	90.3	92.2	94.0
2 岁 3 月	84.8	86.7	88.6	90.8	93.0	94.9	96.8
2 岁 6 月	87.0	88.9	91.0	93.2	95.4	97.4	99.4
2 岁 9 月	89.0	91.0	93.1	95.4	97.7	99.8	101.8
3 岁	90.9	93.0	95.1	97.5	99.9	102.0	104.1
3 岁 3 月	92.7	94.8	97.0	99.5	101.9	104.1	106.2
3 岁 6 月	94.4	96.6	98.8	101.3	103.8	106.1	108.3
3 岁 9 月	96.0	98.3	100.6	103.1	105.7	108.0	110.2
4 岁	97.6	99.9	102.3	104.9	107.5	109.8	112.2
4 岁 3 月	99.2	101.6	104.0	106.6	109.3	111.7	114.1
4 岁 6 月	100.8	103.2	105.7	108.4	111.1	113.6	116.0
4 岁 9 月	102.4	104.9	107.4	110.2	113.0	115.5	117.9
5 岁	104.1	106.6	109.1	112.0	114.8	117.4	119.9
5 岁 3 月	105.7	108.2	110.9	113.7	116.6	119.2	121.8
5 岁 6 月	107.2	109.9	112.5	115.5	118.4	121.1	123.7
5 岁 9 月	108.8	111.4	114.1	117.1	120.2	122.9	125.5
6 岁	110.3	113.0	115.7	118.8	121.9	124.6	127.3
6 岁 3 月	111.7	114.5	117.3	120.4	123.5	126.3	129.1
6 岁 6 月	113.1	116.0	118.8	122.0	125.2	128.0	130.8
6 岁 9 月	114.5	117.4	120.3	123.5	126.7	129.6	132.5

注：2 岁以下适用于身长，2～7 岁以下适用于身高。年龄为整月或整岁。

表 6-5　7 岁以下女童年龄别身长/身高的百分位数值　（单位：厘米）

年龄	P_3	P_{10}	P_{25}	P_{50}	P_{75}	P_{90}	P_{97}
0 月	46.8	47.9	49.1	50.3	51.6	52.7	53.8
1 月	50.4	51.6	52.8	54.1	55.4	56.6	57.8
2 月	53.8	55.0	56.3	57.7	59.1	60.4	61.6
3 月	56.7	58.0	59.3	60.8	62.2	63.5	64.8
4 月	59.1	60.4	61.7	63.3	64.8	66.1	67.4
5 月	61.0	62.4	63.8	65.3	66.9	68.2	69.6
6 月	62.7	64.1	65.5	67.1	68.7	70.1	71.5
7 月	64.2	65.6	67.1	68.7	70.3	71.7	73.1
8 月	65.6	67.0	68.5	70.1	71.7	73.2	74.7
9 月	66.8	68.3	69.8	71.5	73.1	74.6	76.1

续表

年龄	P_3	P_{10}	P_{25}	P_{50}	P_{75}	P_{90}	P_{97}
10 月	68.1	69.6	71.1	72.8	74.5	76.0	77.5
11 月	69.2	70.8	72.3	74.0	75.7	77.3	78.8
1 岁	70.4	71.9	73.5	75.2	77.0	78.6	80.1
1 岁 1 月	71.4	73.0	74.6	76.4	78.2	79.8	81.4
1 岁 2 月	72.5	74.1	75.7	77.5	79.3	81.0	82.6
1 岁 3 月	73.5	75.2	76.8	78.6	80.5	82.1	83.8
1 岁 4 月	74.6	76.2	77.9	79.7	81.6	83.3	84.9
1 岁 5 月	75.5	77.2	78.9	80.8	82.7	84.4	86.1
1 岁 6 月	76.5	78.2	79.9	81.9	83.8	85.5	87.2
1 岁 7 月	77.5	79.2	80.9	82.9	84.8	86.6	88.3
1 岁 8 月	78.4	80.2	81.9	83.9	85.9	87.6	89.4
1 岁 9 月	79.3	81.1	82.9	84.9	86.9	88.7	90.4
1 岁 10 月	80.2	82.0	83.8	85.8	87.9	89.7	91.5
1 岁 11 月	81.1	82.9	84.7	86.8	88.8	90.7	92.5
2 岁	81.2	83.0	84.9	87.0	89.1	90.9	92.8
2 岁 3 月	83.6	85.5	87.4	89.5	91.7	93.6	95.5
2 岁 6 月	85.7	87.7	89.7	91.9	94.1	96.1	98.1
2 岁 9 月	87.7	89.8	91.8	94.1	96.4	98.4	100.5
3 岁	89.7	91.8	93.9	96.2	98.5	100.7	102.7
3 岁 3 月	91.5	93.6	95.8	98.2	100.6	102.8	104.9
3 岁 6 月	93.2	95.4	97.6	100.1	102.5	104.8	106.9
3 岁 9 月	94.9	97.1	99.4	101.9	104.4	106.7	108.9
4 岁	96.5	98.8	101.1	103.7	106.3	108.6	110.9
4 岁 3 月	98.1	100.4	102.8	105.4	108.1	110.4	112.8
4 岁 6 月	99.7	102.1	104.5	107.2	109.9	112.3	114.7
4 岁 9 月	101.3	103.8	106.2	109.0	111.8	114.2	116.7
5 岁	103.0	105.5	108.0	110.8	113.6	116.1	118.6
5 岁 3 月	104.6	107.1	109.7	112.6	115.4	118.0	120.6
5 岁 6 月	106.1	108.7	111.3	114.3	117.2	119.8	122.4
5 岁 9 月	107.6	110.3	112.9	115.9	118.9	121.6	124.2
6 岁	109.0	111.7	114.5	117.5	120.6	123.3	126.0
6 岁 3 月	110.4	113.2	116.0	119.1	122.2	124.9	127.7
6 岁 6 月	111.8	114.6	117.4	120.6	123.7	126.6	129.4
6 岁 9 月	113.2	116.0	118.9	122.1	125.3	128.2	131.0

注：2 岁以下适用于身长，2～7 岁以下适用于身高。年龄为整月或整岁。

【实践实训】

选择和设计一种方法，去校内附属幼儿园对小班幼儿生长发育情况进行全面评价，并形成小班幼儿生长发育评估报告。

任务二　学前儿童心理发展水平评价

【情境导入】

小宇是一个5岁的男孩。在幼儿园，他经常避免与其他小朋友互动，常常自己一个人躲在角落里，不愿参与集体活动，遇到陌生人时会感到害羞和不安。请问：小宇的心理发展存在问题吗？有什么问题？

【任务目标】

1. 了解学前儿童心理发展水平评价的内容；
2. 掌握学前儿童心理发展水平评价的方法；
3. 关爱学前儿童，促进学前儿童心理健康发展。

学前儿童心理发展水平的评价是依据学前儿童的教育目标以及与此相适应的儿童发展目标，运用教育评价的理论和方法，对学前儿童心理发育状况（包括动作、智力、语言和社会性等各方面）进行分析、判断的过程。

一、学前儿童心理发展水平评价内容

学前儿童心理发展水平的评价主要包括动作发展、智力发展、语言发展和社会性发展等方面。

（一）学前儿童动作发展评价

在儿童早期，动作的发展在某种程度上标志着心理发展的水平，动作的发展同时也能促进儿童心理的发展。儿童动作的发展和其大脑、神经系统及心理的发育密切相关。通过各种形式的动作活动，积极地和周围环境进行交流，能促进学前儿童大脑和神经系统的发育，有利于学前儿童心理素质的发展和提高。

学前儿童动作发展的评价主要包括两个方面。一是大肌肉动作能力，包括走、跑、跳、坐、平衡、投掷、踢球及俯卧等。0～7岁是儿童身心发育最为迅速的时期，被称为大肌肉动作能力发展的“黄金时期”。大肌肉动作能力作为儿童动作能力的一个重要组成部分，对儿童的心理发展起着极其重要的作用，可以说是儿童心理发展的“催化剂”，既能促进儿童认知和语言的发展，又能促进儿童情绪、情感、个性和社会性的发展。二是小肌肉动作能力，也称为精细动作，主要是由小肌肉群所组成的随意动作。在日常的生活和游戏中，应做一些活动，如穿鞋、吃饭、玩拼图和画画等，经常使用小肌肉群。学前儿童主要的小肌肉动作常常表现在手的活动上，包括眼手协调、指尖动作和手指屈伸等。人们常说“心灵手巧”，两者确实具有高度的相关性。

（二）学前儿童智力发展评价

究竟什么是智力，应该从哪些方面评价和衡量一个儿童的智力水平，到目前为止，没有统一的看法。有人认为智力是一种抽象思维能力，有人认为智力是一种学习能力，还有人认为智力是一种适应新的环境的能力。在心理测量学中，智力是指智力测验所反映的适应环境的能力。心理学界多数人比较倾向于认为，智力指认识方面的各种能力，包括注意力、记忆力、观察力、想象力及思维能力等。同时，智力测验中关于智力的结构多建立在因素分析的基础之上，即通过相关矩阵的分析，将智力测验的项目加以分类，彼此有密切相关的项目集合成同一群（类），这些彼此相关的项目群就称为因素。目前比较新的智力理论主要有加德纳的多元智力理论和斯滕伯格的智力三元理论。

（三）学前儿童语言发展评价

儿童语言发展又称语言获得，一般指儿童对母语的表达和理解能力的获得（主要指对口头语言中的说话和听话的获得）。严格地说，语言发展是从儿童在 1 岁左右说出第一批真正能理解的词开始，自此标志着儿童进入了语言发展期。现代心理学研究认为，儿童语言发展表现为一个逐步分化的过程，儿童首先获得笼统的或一般的语言规则，然后逐步把这些规则分化为较细致而具体的规则。对于幼儿来说，语言与其认知发展有着密切的关系，幼儿语言的内容承载着他们对客观世界的认知加工。同时语言是思维的外壳，是一种最直接的表达方式，也是人类交际和扩展生活的重要工具。学前儿童的语言能力是其生存、游戏、学习的基础，学前儿童走向社会，与人交流交际，都离不开语言。

学前期是儿童学习语言的最佳时期。随着年龄的增长，声母和韵母的发音越来越准确，错误率逐渐降低。研究发现，3 岁时只有大约 10%的儿童能正确发出所有的声母和韵母，而到 6 岁时，这一比例上升为 70%。学前儿童的词汇在婴儿期学习的基础上得到进一步发展，主要表现在词汇的数量增加、词类的范围扩大和词汇的内容丰富等方面。根据我国学者的调查，3～4 岁儿童的常用词汇有 1700 多个，4～5 岁儿童的常用词汇有 2500 多个，5～6 岁儿童的常用词汇达到 3500 多个。词汇量逐年大幅度增长，尤其 3～4 岁和 4～5 岁是词汇量飞跃发展的时期。因此，对学前儿童的语言能力水平进行评价是十分必要的。

（四）学前儿童社会性发展评价

社会性是指人在社会交往过程中获得的情感、性格、处理人际关系等方面表现出的心理特征。从发展心理学和儿童教育的角度看，儿童社会性是指儿童在其生物特征基础上，在与社会生活环境相互作用的过程中掌握社会规范，形成社会技能，学会扮演社会角色，获得社会需要、态度、价值，发展社会行为，并以独特的个性与人相互交往，相互影响，适应周围社会环境，由自然人发展为社会人的社会化过程。

学前儿童社会性发展评价的主要内容有亲子关系、伙伴关系、性别角色、社会行为等。

亲子关系是指父母在养育子女的过程中，与其相互作用而形成的稳定的人际交往模式。父母教养方式通常被分为 3 种类型：民主型、专制型及放任型。不同的亲子关系类型对学前儿童的影响是不同的。

伙伴关系对学前儿童来说非常重要，影响伙伴关系的主要因素是外表及个人性格。在学前儿童的交往中，有的学前儿童存在一些问题，成为交友困难的儿童，他们是被忽视型学前儿童或被排斥型学前儿童。在学前儿童期，要尽量帮助那些交友困难的学前儿童，使他们逐渐被同伴接受。

性别角色的发展是以儿童性别概念的掌握为前提的，男女儿童通过对同性别长者的模仿而形成自己这一性别所特有的行为模式，即性别行为。性别角色认知和扮演对学前儿童心理的健康成长有重要意义。

西方心理学家认为亲社会行为是对他人、对集体、对社会有利的行为，如帮助人，与人分享、合作，谦让和利他主义等。影响学前儿童亲社会行为的因素有社会环境、学前儿童日常的生活环境及移情等。攻击性行为是一种以伤害他人或他物为目的的行为。学前儿童攻击性行为频繁，主要依靠身体上的攻击，并存在明显的性别差异。学前儿童攻击性行为受父母的惩罚、榜样、强化及挫折的影响很大。

二、学前儿童心理发展水平评价方法

（一）观察法

观察法是指评价者根据评价指标体系和标准体系的要求，有目的、有计划地对评价对象在自然状态或受控状态下的行为表现进行系统、深入的观察，以获取评价信息的方法。它是由观察获得信息，经思维进行加工，做出评定判断的过程。

观察法虽然易受评价者的态度及情感等主观因素的影响，但是依靠这种方法往往可以获得许多有价值的第一手资料，而这些信息是运用其他方法特别是量化方法难以得到的。观察法所获得的大量的感性材料可以为理性分析提供充实的事实依据，帮助评价者进行正确有效的评价判断。

观察法可分为自然观察法、情境观察法和实验观察法。

1. 自然观察法

自然观察法是指在日常生活的自然状态下，有目的、有计划地对学前儿童的言行进行观察、记录，从而获得学前儿童发展信息的方法。

自然观察法是一种不加任何控制的日常观察，它涉及的时间长、范围广、对象多，容易观察到评价对象某些内心自然流露的情绪状态及行为习惯。因此，用自然观察法获得的评价信息，具有较强的真实性。但在使用自然观察法的过程中，研究者往往比较被动，要等待观察对象的出现，费时费力，也难以对研究结果进行重复验证和对数据进行精确分析。

自然观察法又可以分为两种：直接观察法与间接观察法。直接观察法是直接利用评价者的感官去获取评价对象有关的资料；间接观察法是借助某些视听设备（如照相机、摄像机、录音机等）去获取评价对象有关的资料。

2. 情境观察法

情境观察法是在教育的实际情境下，按照研究目的控制和改变某些条件，将学前儿童置于与现实生活场景类似的情境中，由评价者观察在该特定情境中学前儿童的言行表现。该法的主要目的是获取观察对象的某一行为目标的具体情况资料。例如，要评价学前儿童的智力情况，就可以在日常游戏中巧作安排，进行观察。

使用情境观察法时应注意以下几点。

1）尽量使学前儿童在自我感觉不受监督和干扰的情况下进行，以求获得真实资料。

2）所设计的情境应尽量与学前儿童的日常生活活动情境相似，让学前儿童产生较浓厚的兴趣。

3）应设计和选择最适合于评价者需要了解的学前儿童某一方面发展的活动或问题情境。

3. 实验观察法

实验观察法是在确定的观察范围内，通过严密的组织和控制，促使学前儿童对某种条件做出反应，以获取所需要的评价信息和资料的方法。

随着生态化研究的兴起，越来越多的研究者采用自然实验法，对创设情境下儿童的自然反应进行录像，对儿童面部表情、语言、身体动作等进行编码，收集儿童不同方面发展的信息，以研究儿童心理的发展。

（二）谈话法

谈话法亦称访谈法、访问法、交谈法，是指评价者通过与学前儿童面对面的谈话，以口头信息沟通的形式直接获取评价信息的方法。

在学前儿童心理发展评价工作中，谈话法是一种简便可行的方法。这种方法不受评价对象文字理解水平的限制，通常适用于任何文化程度的评价对象。由于在交谈过程中评价者与评价对象面对面地直接接触，可以对问题的含义及回答不清楚的地方，通过进一步询问和解释得到澄清，并且容易深入了解，认识评价对象心理活动的状态和某些真实想法，获得其他间接、定量方法难以获得的信息。

根据访谈内容和过程有无一定的结构，谈话法可分为结构式访谈和非结构式访谈。结构式访谈是一种有指导性的、正式的、事先决定了问题项目和反映可能性的访谈形式。非结构式访谈是一种非指导性的、非正式的、自由提问和做出回答的访谈形式。

运用谈话法时，应注意以下几点。

1. 要有明确的谈话目的

在正式谈话之前，对于谈话的内容、提出的问题、发问的方式、问题的措辞及先后的顺序，谈话主持人事先要周密思考，妥善安排，并尽可能多地掌握谈话对象的一般情况，如家庭背景、个性特点、兴趣爱好、经历等方面的有关情况。

2. 要创造和谐、友好、轻松、愉快的谈话气氛

谈话内容应是学前儿童生活范围内的，学前儿童能够理解的。研究者要使用儿童语

言，提问尽可能简单、明了。谈话者的态度要和蔼，谈话口气要温和、自然，不可出现异常的情绪状态，特别要注意防止有意或无意流露出个人倾向，以免有暗示和诱导作用。如果谈话对象出现拘谨、不自然的情况，宜采用迂回的办法打破僵局。如果出现不利于交谈的局面，经努力仍不能缓解，应暂缓进行，不要急于求成，切忌斥责、批评学前儿童或表现出急躁情绪。

3. 谈话记录要采用追记的方法

研究者当面记录谈话内容会影响学前儿童的谈话情绪，对不便于当面记录的内容，适宜采用事后追记的方法记录。在某些必要的情况下，可利用现代化手段（如录音、摄像等）记录谈话内容，但不应让学前儿童察觉。

在访谈过程中运用一定的技巧，辅以讲解图片、故事等是完全可以达到预期的目的的。谈话法简单易行，所需成本低，受到了许多研究者的青睐。

（三）问卷调查法

问卷调查法是评价者根据评价目的，向被调查对象发放问卷调查表，广泛收集学前儿童发展信息的一种方法。在学前儿童发展评价中，使用问卷调查法的目的主要是向家长或教师了解学前儿童在家庭或幼儿园环境中的行为表现。

使用问卷调查法应注意以下几个问题。

1）要让家长或教师了解问卷调查的意图，建立对评价者的信任感，消除顾虑，尽可能真实地回答问题。

2）问卷的语言应简明扼要、通俗易懂，便于家长和教师正确理解问题的内容。

3）问卷题目应根据调查的目的进行精心设计，涵盖研究者所要了解的全部内容，以利于获得较为丰富的信息，但问卷题目的回答方式应尽量简便，不要给家长或教师增加过多负担。同时，简便的回答方式还有助于得到明确的回答，以利于日后进行统计和分析。

（四）筛选检查法

筛选检查的目的是运用尽可能简便的方法获取有关学前儿童心理发展方面的信息，以便据此作出判断，确定所测对象是否需要进一步的诊断性评价。筛选只提供对学前儿童的粗略评价，发现学前儿童是否存在心理障碍和行为问题，而不能做结论性的诊断，对学前儿童日后的发育也没有预言作用。

目前广泛使用的筛选工具有许多种，如丹佛发育筛选测验（Denver development screen test，DDST）、雷文推理测验（Raven’s progressive matrices test，RPM）、绘人测验（draw a person test）、皮博迪图片词汇测验（peabody picture vocabulary test，PPVT）、韦克斯勒儿童智力测验、学前儿童能力测试（简称 50 项）等。为了取得预期的效果，应选择适合筛选对象和符合筛选检查目的的工具。在此，主要介绍丹佛发育筛选测验、绘人测验、韦克斯勒儿童智力测验这几种方法。

1. 丹佛发育筛选测验

丹佛发育筛选测验是20世纪60年代在美国丹佛城对该地区儿童进行了大量的测试后所制定出来的简易测试法，操作简便，容易掌握。一次检查时间不超过30分钟，属筛查性测验。丹佛发育筛选测验适用于从出生到6岁的儿童。

丹佛发育筛选测验能够比较灵敏地提示在临床上尚未出现明显症状的发育性问题，即能在早期发现儿童的智能发育问题；同时可以作为高危儿童（如早产儿、低出生体重儿、有严重黄疸史者和窒息史者）的发育监测手段；但不能作为诊断和评价发育障碍种类和严重程度的工具。它对儿童将来的发育也无任何提示作用。

丹佛发育筛选测验由105个项目构成全部测试内容。我国心理学工作者对测验量表进行了修订，删去了量表中名词复数一项，因而我国量表只有104项，共涉及4个能区：个人社会技能23项，主要检查儿童与周围人的应答能力和自我服务能力；精细动作适应能力30项，检查儿童手指的运动能力及手眼协调能力；言语能力20项，检查儿童对成人语言的理解能力和自我思想的表达能力；粗动作能力31项，检查儿童坐、立、走、跳及平衡能力等。

2. 绘人测验

绘人测验适用于5～12岁儿童，1926年由果登沃夫首次提出。1963年，海瑞斯对该方法进行大量研究，提出绘人测验与智商测验之间有明显相关。1968年，考皮滋将之与韦克斯勒儿童智力量表及斯坦福-比奈智力量表进行相关分析，相关系数为0.55～0.80，相关较为密切。

绘人测验是一种能在很短时间内提供有关非语言的儿童能力测量的工具。该测验用于测定儿童智能的成熟程度，儿童在绘人作品中表现出的注意力、记忆力、观察力、想象力和创造力，以及空间知觉和方位知觉能力，体现出儿童绘画的技能和手眼协调等精细动作技能的发展。它主要以儿童对环境的不断认识和他们在绘画上所表现的有无细节和比例等的详尽程度为依据，通过儿童喜欢的绘画活动方式来测量智力，在轻松愉快的气氛中表现出儿童心理发展的成熟程度。较之韦克斯勒儿童智力量表和斯坦福-比奈智力量表，绘人测验更少受语言因素的影响，尤其适合于那些对传统智力测验因紧张害怕而有抵触情绪的儿童，还可用于不同语言、不同民族的少年儿童和有听觉障碍、智力障碍、语言障碍或由于各种原因而不愿开口说话，以及一些在动作协调方面有障碍的特殊群体的儿童。所以，绘人测验适用于多种目的，既可用于个体，也可用于团体。该测验目前在许多国家仍被广泛使用。

绘人测验也有一定的局限性，主要表现为：只能反映儿童对人体的认识，不能全面地反映儿童的智能，如语言表达、复述、计算、概括和抽象联系等能力均非单独的绘人测验所能测量的。对于缺乏绘画技巧的儿童也不适宜采用本法，因为不会画小人不等于智力低下。个别儿童绘人技巧好，得分较高，但也不能说他就是超常儿童，因此在评价时要非常慎重。

3. 韦克斯勒儿童智力测验

美国心理学家韦克斯勒于 1967 年为评估学前儿童的智力发展水平设计了一套儿童智力测验量表（Wechsler preschool and primary scale of intelligence，WPPSI），对 4～6.5 岁的儿童进行测验，以获得儿童多方面智能水平的信息。我国心理学家对 WPPSI 进行了修订，用来测量我国学前儿童的智力发展水平。

WPPSI 包括 10 个分测验，分为言语测验和操作测验两大类。主要内容有：①常识，共 23 题；②动物家；③词汇；④图画补缺；⑤算术题，共 20 题；⑥迷宫，共 10 题；⑦几何图形，共 10 题；⑧类同词，共 16 题；⑨木块图案，共 10 题；⑩理解，共 15 题。测验按内容得出言语测验分数和操作测验分数，合成总量表分数，然后换算出该儿童的智商。

韦克斯勒儿童智力测验要求规范，每次测验时间较长，对 4 岁以下儿童不适宜。

（五）社会测量法

社会测量法是由美国心理学家莫雷诺于 1930 年提出的一种测定团体中人际关系的理论和方法。

莫雷诺的社会测量理论认为，人与人之间的情感性联系是最基本的社会关系，情感性联系的基本类型有吸引（喜欢）、排斥（反感）和中性（漠视）3 种。通过对人们之间的情感性联系的测定，可以了解团体中的各种人际关系。

社会测量法可以有多种不同的形式，如提名法、猜人测验和社会关系量表等。研究者一般通过让儿童说出喜欢谁或不喜欢谁来研究群体成员的相对社交地位。同时，研究者发现，即使是 3～5 岁的儿童也能对社会测量做出恰当的反应，并且同伴提名或评定结果与老师评定的结果有较好的一致性，表明社会测量法可以有效地评价儿童在同伴群体中的社交地位。

适用于学前儿童同伴关系的社会测量法有 3 种类型：提名法、配对比较法和同伴评定法。

1. 提名法

提名法是社会测量法中最主要、最常用的一种方法。具体实施方法是让被试根据某种标准（如最喜欢和谁玩）从同伴团体中选出若干成员（一般 3～5 名）。标准可以是正面的，也可以是反面的，如让被试说出该团体中他最喜欢或最不喜欢的若干成员，然后对提名结果进行统计分析。有时还需要对选择这些成员的原因进行询问，以便对学前儿童同伴交往的情况做进一步的分析。

2. 配对比较法

这种方法是向被试提出某种标准，并将儿童配对呈现在被试面前（可以是名字或照片），让被试对每一对同伴做出比较和选择，如“这两个人中你喜欢和谁玩”“这两个人中你不喜欢谁”。经过配对比较后，可计算出某一儿童被接受或被拒绝的次数。该方法的优点是团体中每个人都有机会和别人配对，被试在对两个人的比较中容易做出选择；缺点是花费时间较多。

3. 同伴评定法

这种方法也是让儿童对同伴被欢迎和被拒绝的程度做出评定。具体做法是：事先做好 3 个盒子，每个盒子上贴上代表不同表情（快乐的、中性的、悲伤的）的脸谱，它们分别代表不同的分数，如 1、2、3 分。让儿童把自己喜欢一起玩的小朋友的名字（或照片）放进“快乐”的盒子里，把不喜欢的放进“悲伤”的盒子里。这样就可以得出每个儿童同伴关系的分数。这种方法虽然涉及一些道德伦理问题（如遇到评价本班同学时感到不舒服的问题），但此方法比较可靠和有效（张文新和林崇德，1999）。研究者根据所测得的同伴接纳水平，一般把儿童分为 5 类：受欢迎型、矛盾型、一般受欢迎型、被忽视型和被拒绝型。

社会测量法只能提供儿童被同伴接受或拒绝的信息，但不能解释其中的因果关系。特别是在学前儿童的研究中，由于其年龄小，易受情境或某一特定事件的影响而做出选择，因此在对结果进行判断和解释时应特别注意。

【实践实训】

选择和设计一种方法，去校内附属幼儿园对小班幼儿的人际关系情况进行测量，并形成小班幼儿人际关系测量报告。

项目七
集体儿童保健

【项目导读】

卫生保健是保教机构工作的重要内容之一，对实现托幼园（所）教养目标和管理目标有重要意义。保教机构应切实做好教学、饮食、房舍和一切设备的卫生管理工作，严格按照卫生学要求做好检查和维护；定期对保教机构的所有人员进行健康检查，建立一日生活常规，预防和管理传染病，采取一切安全措施，维护和促进保教机构中儿童的身心健康。

任务一　保教机构卫生学管理

【情境导入】

当今流行音乐在孩子中大行其道，孩子们在无意识中模仿和学唱。请问：孩子适合唱流行音乐吗？为什么？

【任务目标】

1. 了解保教机构的卫生学要求；
2. 掌握保教机构卫生学管理的方法；
3. 增强职业认同感，能对儿童卫生保健工作形成全面、系统的认知。

一、教学卫生管理

（一）体育教学活动卫生管理

合乎卫生学要求的体育活动对学前儿童身心的正常发育和健康成长有重要意义。学前儿童的生理、心理以及运动能力都不及成人，根据学前儿童的年龄特征和个体差异，对保教机构体育教学的目标、内容、方法、途径以及体育设施、用具等提出相应的卫生学要求，能使体育教学活动更好地促进学前儿童身体各部分功能的发展，增强其体质，使之更好地适应外界环境，并能促进其动作技能、智力、情绪和个性的健康发展。

1. 保教机构体育教学的卫生学原则

合乎卫生学要求的体育教学必须符合学前儿童身心发育特点，能促进其身心的健康成长。

（1）全面性原则

保教机构体育教学的主要内容有走、跑、跳、投掷、攀登、平衡木、体操等，各种内容的教学对学前儿童身体成长的促进作用均不相同，各有偏重。因此，在组织和实施体育教学时，应对各种教学内容做科学的搭配，不宜单一地只偏重发展身体的某一部位及其功能，要使学前儿童身体的各器官、各系统都得到锻炼、发展。体育教学的多样化和综合化能达到让学前儿童全面锻炼、全面发展的目的。

在坚持全面性原则的前提下，还要考虑学前儿童的年龄特点。学前儿童身心发育的特点决定了在此年龄阶段不能把发展学前儿童的速度、耐力和力量等运动素质放在主要地位，而应侧重发展学前儿童的平衡性、灵敏性等素质。

（2）循序渐进原则

在体育教学中要有计划、有步骤地增加体育活动的运动量和运动的复杂程度，由易到难，由小量到大量，循序渐进地逐步提高，使学前儿童的机体有一个逐渐适应的过程。

各项体育教学活动都有逐渐增加复杂程度，由简到繁，由小量到较大量逐步提高的过程。就个体而言，随着年龄的增长，也有一个逐步增加体育活动运动量和运动复杂程度的过程。在对学前儿童实施体育教学时，考虑学前儿童的不同年龄，体育教学的运动量和运动的复杂程度应有明显的差异，根据循序渐进原则，随学前儿童年龄的增长而逐渐增加。

（3）区别对待原则

在实施体育教学时，不仅要考虑学前儿童的年龄特征，还要考虑学前儿童的个体差异。每个儿童的身体健康状况、体质条件、家庭生活环境和教育、营养状况、运动能力等各不相同，不能一个模式、一个标准，应根据儿童的具体情况区别对待。

对于体质虚弱的学前儿童，要给予适当的照顾，减轻运动量和运动的复杂程度。同时，鼓励这些儿童经常参加较轻微的体育活动，在运动中增强体质。对有慢性疾病的学前儿童，应降低教学要求，或停止体育运动。

（4）与游戏活动相结合的原则

体育教学活动由教师发起，有目的、有计划地向学前儿童传授各种运动技能和方法。体育游戏活动由学前儿童发起，是学前儿童各种已获得的动作技能的练习和巩固，它给予学前儿童快乐和锻炼。

在保教机构的体育教学中，实现教学与游戏的结合，正是从学前儿童的年龄特征出发的，遵循这一原则旨在使保教机构的体育教学活动能与每个学前儿童的发展水平和需要相适应，使每个学前儿童身体发展的潜力得到充分发掘和发挥。

2. 保教机构进行体育教学的途径

（1）利用自然因素实施体育教学活动

空气、阳光和水是学前儿童生活中不可缺少的自然因素，是取之不尽、用之不竭的天然资源。利用自然因素对学前儿童实施体育教学，无须特殊的运动器材，又容易为学前儿童所接受，能使学前儿童身体得到锻炼，体质得到增强，意志得到磨炼，对自然环境的适应能力得到提高。

1）空气浴。保教机构利用空气对学前儿童实施的体育主要有户外活动、户外睡眠、郊游和空气浴等。

空气浴是利用空气让学前儿童进行身体锻炼的一种方法。空气浴主要是利用气温与人体皮肤表面温度之间的差异形成刺激，让学前儿童身体的皮肤大面积地接触新鲜空气，使空气的流动、压力、温度和湿度对身体产生刺激，达到增强机体的体温调节和适应能力的目的。另外，新鲜空气中有充足的氧和负离子，能促进新陈代谢，使学前儿童的呼吸系统和心血管系统的功能得以提高。

空气浴应从温暖的春夏季节开始，逐渐过渡到秋冬季节，冬季也可在室内进行。空气浴时除体弱者外，应鼓励学前儿童尽可能多地将皮肤与空气接触。锻炼场所应选择在自然绿化好、无阳光直射和空气新鲜的地方，时间以早晨和上午为好。刚开始时，以气温22～24℃、风速0.9～1米/秒、相对湿度60%～70%为宜，之后，气温可逐渐降低。

空气浴的持续时间起初不宜超过10分钟，之后可根据学前儿童的体质状况逐渐延长。在温暖的季节里，有组织的空气浴每次可持续40～60分钟。冬季在室内进行空气浴时，室温应控制在每3～4天下降1℃为宜，但是不宜低于12～14℃。在夏季进行户外空气浴时，可以结合擦洗冲淋，冬季则可结合体操、舞蹈等活动开展。

利用空气进行体育锻炼时，应注意气温的变化，大风、大雾或严寒天气等应暂时停止，学前儿童患病时也应停止。在锻炼过程中，要注意察看学前儿童有无打喷嚏、寒战、脸色苍白等情况的发生。

2）日光浴。日光浴是利用适当的日光照射让学前儿童进行身体锻炼的一种方法。

日光的照射对学前儿童的生长发育具有促进作用。日光中的红外线能透过表皮达到深部组织，使血管扩张、血流加快、血液循环得到改善。日光中的紫外线能够加强血液和淋巴循环，促进物质代谢，使皮肤中的7-脱氢胆固醇转变为维生素D，还能刺激骨髓的造血功能，提高皮肤的抵抗力。

学前儿童的日光浴宜采用散射光，避免日光的直接照射。在日光浴开始前，应先进行10天左右的空气浴。进行日光浴时，儿童身体的大部分应暴露在日光下，照射日光的时间每次由3分钟逐渐延长到15分钟左右。日光浴一般以上午10时左右，气温24～26℃时为宜。炎夏和大风时不适宜进行日光浴。

日光浴的场所应选择清洁、干燥、空气清新而又能避开强风的地方，夏季可在树荫下进行。可让学前儿童躺在床上或席上，背胸交替地照射，用凉帽遮盖头部，或让学前儿童戴上暗色玻璃护目镜。日光浴后，应休息3～5分钟，用28℃左右的水冲淋，并喝些温水或饮料，但是不宜立即进餐。

在进行日光浴时，要仔细观察学前儿童的反应，如脉搏、呼吸、皮肤发汗和发热情况，以判断其对日光浴的可接受程度。对日光浴后出现头晕、头痛、食欲减退、睡眠障碍、心跳加速（比平时增加30%以上）、精神不振的学前儿童，应及时限制其日光浴时间或停止锻炼。

3）冷水浴。冷水浴是利用水和身体表面的温差让学前儿童进行身体锻炼的一种方法。

冷水作用于人体表面，会立即引起血管急剧收缩，血流进入内脏，导致血压上升和心率加快，皮肤呈苍白色，同时感到寒冷。经过 0.5～1 分钟以后，体内产热增加，皮肤血管重新舒张，血流回皮肤，使皮肤由苍白转为红色，并发热。

用冷水淋浴，既能利用水的温度，又可利用水的冲力，是一种刺激性较强的锻炼，可以在学前儿童适应了空气浴和日光浴以后采用。

淋浴时，先用湿毛巾擦遍全身，再依次冲淋上肢、胸背和下肢，不要冲淋头部。冲淋时，动作要快捷，时间以 20～40 秒为宜，冲淋完毕后立即用干毛巾擦干，使全身皮肤轻度发红。开始时，水温可在 35℃左右，以后可根据季节和学前儿童年龄逐渐降到 20～28℃。冷水冲淋，夏季可在室外进行，冬季在室内，室温不应低于 22℃。冲淋时如发现学前儿童有寒战、面色苍白或躲闪的现象，应立即停止锻炼或调节水温。

利用游泳池组织学前儿童水浴时，要由成人带领，在水质较好、水温适当的浅水区中进行。初次下水的时间不宜超过 5 分钟，以后逐渐延长到 15 分钟或更长的时间。

有目的、有计划地利用空气、日光、水 3 种自然因素让学前儿童进行体育锻炼，只要掌握锻炼的要领和方法，即有望取得预期的效果。

（2）体育课教学活动

保教机构的体育课教学活动可与游戏结合在一起进行。一般由以下几个部分组成。

1）开始部分。1～2 分钟，在做简单的动员以后，迅速将学前儿童组织起来，提出活动的要求，说明活动的方式方法。

2）准备部分。3～6 分钟，使学前儿童大脑皮质的兴奋性逐渐提高，为学前儿童身体各器官生理功能迅速进入运动状态做好准备。例如，在上下肢、躯干各部大肌肉群、关节、韧带活动前，应在心理、生理上做好准备。准备活动可先做下蹲、压腿等练习，或做原地上跳的活动等。

3）活动部分。小班 10～12 分钟，中班 16～17 分钟，大班 20～22 分钟。根据教学目标，让学前儿童学习和练习动作与技能。这部分活动持续的时间较长，要注意学前儿童练习和休息的交替进行。

4）结束部分。2～3 分钟，此时要降低学前儿童大脑兴奋程度，放松肌肉，使之尽快消除疲劳，将运动状态逐渐恢复到相对安静状态。

在组织学前儿童体育活动时，应注意活动量。活动量过小达不到体育教学的目标，活动量过大会造成学前儿童过度疲劳。

如果学前儿童在体育活动中精神振奋、心情愉快，注意力集中，活动后睡眠良好，食欲增加，没有出现面色苍白、大量出汗、恶心呕吐等现象，一般认为体育活动的活动量是适当的。

3. 体育活动创伤的预防

在体育活动中，如果不注意体育活动的卫生，很容易造成学前儿童机体的创伤。造成体育活动创伤的原因很多，主要的原因有：①体育活动的场地、器材、设备等不合乎卫生学标准或要求，或者损坏失修，或者缺少必要的防护设施等；②体育活动的环境条件不良，如气温过低或过高，光照不足，地面太滑等；③学前儿童尚未掌握体育活动动作的要领，或者在活动时未做好必需的保护；④学前儿童在体育活动前没有做好准备工作，以致发生肌肉拉伤、关节扭伤等创伤，或者在大活动量的运动以后，立即停止活动，致使脑部和脏器缺血、缺氧，引起头晕、疲乏和不适，甚至产生休克等。

预防体育活动中的创伤要针对上述造成创伤的原因，注意学前儿童体育活动场地、设备和器材的安全性能；在体育活动前，加强对学前儿童身体和心理状态的检查，做好准备工作；在体育活动中，掌握适当的体育活动量，抓好学前儿童基本动作的训练，并做好运动保护工作。

（二）学前儿童阅读卫生管理

阅读是学前儿童的一种经常性的学习活动。阅读时，学前儿童的姿势不良、眼睛离书本的距离太近、灯光太暗、阅读的持续时间过长、读物的选择不合适等都会影响学前儿童的身心健康。因此，学前儿童的阅读必须要注意阅读卫生。

1. 足够的照明

儿童的阅读环境应有足够的照度，一般不得低于 50 勒克斯（照度单位，1 勒克斯表示一平方米被照面上的光通量为 1 流明）。阅读时，光线必须从左上方射入，以免产生阴影。室内光线应分布均匀，不眩目。

不要让学前儿童在直射的阳光下阅读。

2. 适当的距离

阅读时，要让学前儿童的眼睛与书本之间的距离保持在 35～40 厘米，书本不要平放在桌面上，应使书本与视线有一定的角度，最好呈直角，以免引起眼睛和颈部肌肉的疲劳。

3. 正确的姿势

要教育学前儿童保持正确的坐姿，不歪头、不耸肩，脊柱正直，头不过于前倾，前胸距桌缘约一拳距离，大腿放平，足着地，使身体的重心稳妥地落在坐骨和椅靠背的支撑点范围内，以减轻维持坐姿的肌肉疲劳。

4. 恰当的时间

不要让学前儿童过长时间地阅读，否则易引起大脑皮质和视觉器官的过度紧张和疲劳。每次阅读的时间以 10～20 分钟为宜，看书后要养成到户外活动或远眺的习惯。

5. 适合儿童视觉特点的读物

给学前儿童阅读的图书，应选择色彩鲜明、图像符号清晰、纸张坚韧洁白、字号大小适宜、无反光的读物。

（三）学前儿童绘画、写字卫生管理

学前儿童在绘画、写字时，除了有大脑皮质、视觉分析器和维持姿势的肌肉群参

与活动外，还有腕关节和指掌关节的肌肉活动，以及前臂和肩部的活动。保教机构应注意学前儿童绘画、写字的持续时间、执笔姿势、所用材料以及用眼卫生等方面的问题。

1. 绘画、写字持续时间不宜过长

绘画和写字是很精细的工作，需要手部小肌肉群的参与。学前儿童手部小肌肉发育尚未完善，绘画、写字持续的时间过长会造成疲劳。一般来说，学前儿童连续绘画、写字的时间不宜超过 5～10 分钟。

2. 训练学前儿童掌握正确的执笔姿势

要教育学前儿童不要将胸部压在桌缘，以免胸腔受到压迫；要让学前儿童在光照充足的环境中绘画、写字，光线应来自左上方，以免在纸上产生阴影；眼睛与纸张之间应保持 35～40 厘米的距离。

3. 提供安全、卫生的用具

学前儿童绘画、写字时所用的铅笔、彩笔或其他用具，应无毒、安全。铅笔以圆形笔杆为宜，笔杆不宜过细，以免造成学前儿童手腕部肌肉疲劳，导致绘画、写字困难。

（四）学前儿童唱歌卫生管理

唱歌主要是声带和肺部的活动，唱歌时吸气快，且张口呼吸，因此，空气通过鼻腔的时间缩短，在鼻腔中的除尘、加温、加湿过程不完全。如果空气过冷或污浊，易引起呼吸系统的疾病。所以学前儿童唱歌时，要特别注意预防呼吸系统疾病和声带疲劳、损伤，注意唱歌卫生。

1. 选择空气清新的环境

学前儿童唱歌的环境，要求空气清洁、新鲜、保持湿润，温度不低于 18～20℃。冬季不要安排学前儿童在户外唱歌，也不要让学前儿童在唱歌后立即进入寒冷的空气中，以免引起呼吸道炎症。唱歌前，室内应预先开窗通风，并且清扫地面，避免尘埃被吸进呼吸道，刺激黏膜而导致疾病发生。

2. 保持正确的姿势

学前儿童唱歌时，最好采取立姿，以保持胸腔和膈肌的充分活动。正确的唱歌姿势是：身体重量均匀地分配在两腿上，重心稍放前一点，挺胸，两肩稍向后，双手自然下垂在身体的两侧，头部保持正直。

3. 选择适合学前儿童年龄特点的歌曲

学前儿童声带的弹性纤维、喉部肌肉发育尚未完善，声门肌肉容易疲劳，发炎时易发生充血水肿、声门狭窄而出现声音嘶哑、呼吸困难等。为保护学前儿童的声带，应选择音域、音强合适的歌曲，太宽或太窄的音域、太高或太低的音强都会使学前儿童感到困难，造成声带疲劳。

4. 连续唱歌的时间不宜过长

一般以4～5分钟为宜，唱歌一段时间后应稍事休息，避免长时间地大声唱歌或喊叫。当学前儿童咽喉部疲乏或有炎症时，应禁止其唱歌，直至其唱歌的机能完全恢复为止。

（五）保教机构开展游戏活动卫生管理

保教机构的保教人员应根据游戏活动本身的特征和规律，组织和安排学前儿童的游戏。每日应保证学前儿童有充足的时间进行游戏。

保教机构游戏活动最主要的卫生学问题是真正认识学前儿童游戏的本质和特征，充分实现游戏活动的保健价值，并考察游戏的时间、场地、玩具材料、服饰以及游戏时的安全问题等。

学前儿童的游戏应安排在通风良好、空气新鲜、采光或照明良好的地方进行。一些活动量大的游戏，应尽可能安排在户外进行，使学前儿童在游戏时得到充足的阳光和新鲜的空气。游戏场地应保持清洁，游戏活动前可根据需要洒水或湿擦地板，以免尘土飞扬。游戏场地应平整，周围无危险物，附近也不存在会导致意外的物品。

在学前儿童游戏前，应根据游戏类型、内容和气温情况给学前儿童增减衣服，以免着凉或受热。在户外进行冰雪游戏时，要让学前儿童穿上雨鞋等防湿保暖的鞋子和带紧口袖的罩衣，防止因弄湿衣服而受凉感冒。

游戏前要让学前儿童先活动身体，等待全身开始暖和时再用手接触冰雪。在玩泥、沙的游戏时，要提醒学前儿童注意不要把泥、沙弄到眼、鼻、耳、口中，若不慎让沙土进入眼睛，切不可用手揉擦，以免眼结膜等受伤而引起感染。

学前儿童在游戏中使用的玩具和材料要经常消毒，以防疾病的传播。

二、房舍卫生管理

（一）房舍配置的卫生学原则

保教机构房舍的配置应能保证学前儿童的生活、活动和卫生制度的顺利执行，便于学前儿童睡眠、进餐、户外活动、学习、游戏等活动的进行，便于控制传染病的流行。

在保教机构中，应保证每班儿童都有一套本班使用的房间，包括活动室、卧室、盥洗室、挂衣室和厕所。在不具备这种条件的保教机构中，可以考虑两个班合用一个盥洗室和厕所，但两个班使用盥洗室和厕所的时间要错开，避免引发因拥挤造成的不安全事故。每个班级用房的配置一般应以活动室为主，其他各室分别与之相互连接，并有出入口和过道通向游戏场地。

除了儿童用房以外，保教机构还应配置保健室、隔离室、厨房、储藏室、洗衣室、传达室和办公室等。保健室和隔离室可以设在门厅处，以便对学前儿童进行每天的晨检和进行身体测量、预防注射、疾病的诊治和隔离等工作。

（二）房舍的卫生要求

1. 活动室

活动室是学前儿童生活、活动的主要场所，在儿童用房中应以活动室为主，围绕活动室配置盥洗室、厕所、挂衣室、储藏室和卧室等。为保证学前儿童在活动区内能正常地开展各项活动，活动室应有足够的活动面积和空气容量，并有空间存放家具和大型玩具。

国家教育委员会、建设部 1988 年印发的《城市幼儿园建筑面积定额（试行）》规定，城市幼儿园的活动室每班一间，使用面积 90 平方米，供开展室内游戏和各种活动以及幼儿午睡、进餐之用，如寝室与活动室分设，活动室的使用面积不宜小于 54 平方米。

为了保持室内有充足的光线和日照，活动室的窗应朝南，不应向北或向西。窗高（由地面至窗上缘高）不低于 2.8 米。为了使儿童能在室内向外远眺，窗台距地面的高度应为 50～60 厘米。活动室室内的净高不低于 3.3 米，这样可使每个学前儿童得到一定的空气容积。

活动室的地面应铺地板，以便保温、防潮和清洁。

2. 寝室

寄宿制幼儿园或有条件的全日制幼儿园可配置寝室。为了避免学前儿童卧床时相互影响，便于保教人员在床间行走，以及便于对传染病的管理和对学前儿童的护理，卧室内床头的间距最好为 0.5 米左右，两行床的间距最好为 0.9 米左右。室内注意防潮，尽量每天开窗通风换气。

3. 盥洗室和厕所

盥洗室应位于厕所与活动室或卧室之间，以免厕所内的气味直接进入活动室或卧室，也便于儿童用厕后洗好手再回到活动室。

每班使用的盥洗室和厕所内至少应有盥洗台 1 个和水龙头 6～8 个，小便池 4 个，大便器或沟槽 4 个或 4 个位、污水桶 1 只。如是沟槽的便池，应在沟槽边设置扶手，以帮助学前儿童便后起身。

寄宿制幼儿园在盥洗室还应设置淋浴池。盥洗室挂毛巾的设备应注意使每条毛巾间有一定的距离，避免毛巾的相互接触。学前儿童使用的水杯和盥洗用具都应分开，并用各种图样、画片或名字作为标记。

4. 保健室和隔离室

保教机构的保健室内应有盥洗设备，备有简单的医疗器械和常用药品。为处理可疑的传染病患儿，应设立隔离室，对这类学前儿童进行隔离和观察。隔离室内可设 1～3 张床位，并有专用的盥洗用具和便桶，隔离室的出口要远离活动室和儿童卧室。

5. 厨房

为了避免厨房中的油烟、灰尘和噪声对学前儿童产生不良影响，应将厨房与其他用房分开设置，但是距离不要过远。厨房内应配置各种烹饪设备，洗切食物、贮存生熟食物和洗刷食具的设备，对食具进行消毒和保洁的设备以及防鼠、灭蚊蝇、灭蟑螂的设备和通风防尘设施等。

（三）房舍内的通风和采暖

1. 通风

通风的目的是通过空气的流动，排出室内的污浊空气，输入室外的新鲜空气，调节室内的气温、湿度和气流。

保教机构内的学前儿童在集体环境中生活和活动，随着时间的延长，活动室或卧室内的空气会变得浑浊，二氧化碳、水蒸气以及重离子的数量增加，室温上升，降尘量增加，细菌污染的可能性增大，出现有机杂质、氨、硫化氢等物质。当空气中二氧化碳的浓度超过 0.1%时，空气的化学成分和物理性质已发生了较大的变化，会使学前儿童感到不适，注意力不集中，精神不振，容易疲劳，甚至产生头痛、头晕等症状。因此，室内空气中的二氧化碳浓度以不超过 0.1%为宜。此外，冬季采用火炉取暖的保教机构，还必须严密监控室内一氧化碳、二氧化硫等有害气体的浓度。

通风的形式有自然通风和人工通风两种。

自然通风可通过建筑物外壁的气孔、地板、天花板的孔隙，通过墙壁、门、窗和特设的管道进行。在门窗关闭的室内，仅靠建筑物的孔隙所流入的空气是不够的，为了使室内的空气符合卫生学的要求，必须通过每天多次开窗换气的方式调节室内空气。

为了加强自然通风，保教机构的儿童用房应有足够大的窗户，最好能在相对应的两侧设置窗或门，使空气对流，便于迅速换气。还可安装为寒冷季节使用的通风小窗。

应根据季节和气候的变化制定合理的开窗换气制度。在寒冷季节，当学前儿童去户外活动时，室内应及时开窗通风换气；在温暖的季节而又无大风时，活动室等儿童主要用房应尽可能打开所有的窗户。

托幼机构的厨房、卫生间等均应设置独立的通风系统。

2. 采暖

寒冷地区的保教机构既要保证室内空气新鲜，又要保持室内一定的温度，必须在加强室内通风的同时，保证有合理的采暖。

保教机构的室内采暖，应保持适宜的温度。活动室、寝室、乳儿室、办公室、喂奶室、医务室和隔离室的室内温度不低于 20℃，盥洗室、厕所的温度不低于 22℃，浴室和更衣室的温度不低于 25℃。室内的相对湿度为 30%～80%，以 50%较为理想，风速不超过 0.3 米/秒。

（四）房舍室内的采光和照明

采光又称自然采光，是指以太阳光线为光源，保证室内生活和活动的条件。照明即人工照明，是指用人工光源获得照明的方法。采光和照明的目的是形成良好的视环境，保证安全和卫生，提高生活和学习的效率。

1. 采光

室内自然采光的状况，除了与太阳光强弱（受纬度、地区、季节、天气状况等因素影响）有关以外，还与房舍窗户的面积、窗户的位置、棚壁的色调以及室外遮挡物的状况等多种因素有关。

采光窗的面积是决定室内采光是否充分的主要因素。为了使活动室有较大的照度，采光窗的面积要足够大。玻地面积比是衡量室内采光状况的一项重要指标，它指的是窗的透光面积（玻璃的透光面积）与室内地面面积之比，符合卫生要求的保教机构活动室的玻地面积比应不低于（1∶5）～(1∶6)。

为了使儿童用房有较大而又均匀的照度，活动室窗的上缘应尽可能提高。窗上缘位置低，近窗处桌面照度很大，而远窗处桌面的照度却很小；窗上缘位置提高，可以使远窗处桌面的照度增加，从而使室内照度的均匀性有很大的改善。

室内采光与室内墙壁、天花板及室内家具的色调有关。各种色彩对光的反射率是不同的。为了改善室内的采光状况，天花板和墙壁宜刷成白色，室内家具宜采用浅色。室内墙壁应定期粉刷，并经常保持门窗和家具的清洁。

窗玻璃的清洁程度对采光也有影响。普通透明玻璃的遮光率为10%左右，而被尘埃污染的玻璃遮光率可达20%～30%。为了保证室内充足的照度，应经常保持门窗玻璃的清洁。

采光窗的形状也对室内照度产生影响。竖长方形窗，进深方面照度均匀性好；横长方形窗，宽度方向照度均匀性好。室内窗间距离宽，室内产生的暗区也宽，直接影响室内光线分布的均匀程度。

为了综合评价活动室的采光状况，可用室内桌面一点的照度与同时间室外开阔地天空散射光的水平照度的比值，即采光系数作为衡量指标。一般要求离窗最远的桌面上的采光系数（即采光系数的最低值）不低于1.5%。采光系数是评价室内采光的一个较为理想的客观指标，它不会由于气候、季节的变化或测量时间的不同而发生很大的变化。

2. 人工照明

人工照明是指利用白炽灯、荧光灯等光源辅助自然采光之不足。保教机构活动室的人工照明，要求室内有足够的照度，照度分布均匀，不产生或少产生阴影，没有或尽量减少眩光作用。

有研究表明，工作面照度的大小对儿童的视觉功能和学习效率有直接的影响，当照度在10～1000勒克斯范围内，照度越大，视疲劳越小，眼睛分辨细小对象物的能力越强。

保教机构各室的人工照明要求能保证最低限度的照度。室内照度的大小主要取决于灯的种类、功率和数量。

保教机构的活动室、乳儿室、音体活动室、保健室、隔离室和办公室等宜采用日光色光源的灯具照明，其余场所可采用白炽灯照明。

人工照明要求室内各点照度之差不能过大，不产生或少产生阴影。室内照度的均匀程度主要取决于灯的数量和灯的悬挂高度。照明的均匀程度常以均匀系数为指标，均匀系数指的是室内最低照度与最高照度之比，一般要求该系数不小于0.5。在灯具数量相同的情况下，均匀系数一般随灯的悬挂高度的升高而加大，而桌面的照度却因悬挂高度的升高而降低。因此，要根据各室对光照的不同要求来确定灯的功率、数量和悬挂高度。

保教机构房舍选用的灯具应避免眩光。室外应设置夜间供巡视用的照明设施。

三、饮食卫生管理

保教机构应加强对饮食卫生的管理，在食品选购、食品加工、食品贮存等各个环节保证食物的新鲜卫生，预防食物腐败和食物中毒，同时还要加强对保教人员和炊事人员的卫生监督，确保学前儿童身体健康。

（一）食品选购

保教机构选购食品除了要根据学前儿童身体生长发育的需要选择营养丰富、保证热能供给而又易被消化吸收的食物外，还必须确保食物的卫生和新鲜，不被致病微生物和有毒有害物质污染。

下列食品不应选购。

1. 被细菌污染和腐烂变质的食物

被细菌污染和腐烂变质的食物，如腐臭的鱼、肉、蛋，霉变的粮食、腐烂的水果等其营养素被大量破坏，失去了食用价值，并产生有毒物质，食用后能使人致病。例如，腐败的肉类和鱼类中有大量的普通变形杆菌、大肠埃希菌，使蛋白质和脂肪分解，产生有害物质；粮食霉变产生的黄曲霉素是非常典型的致癌物质。

2. 含亚硝胺和多环芳香烃致癌物的食品

腌腊制品、烘烤和熏制的鱼、肉中亚硝胺和多环芳香烃含量较高，经常食用易导致肝癌、食管癌、胃癌等。

3. 天然有毒食物

发绿、发芽的马铃薯含有有毒物质龙葵素，食用后会引起恶心、呕吐、腹痛、腹泻、脱水等中毒症状。捕蝇蕈、斑毒蕈、白帽蕈等百余种毒蕈含有天然毒素，食用后会导致神经麻痹、胃肠道等的中毒症状。

4. 被农药、化肥等污染的食物

农药残留量大的蔬菜、水果，食用后会发生农药中毒。

5. 无生产许可证、无保质期的食物

无食品卫生生产许可证的企业生产的熟食、点心、饮料等；超过食品保质期的食品；使用不符合国家卫生标准的食品添加剂、食品防腐剂的食品，食用后都可引起不同程度的危害。

（二）食品加工

保教机构的食堂在食品加工时的卫生学要求是：尽量保存食物中的营养素，使学前儿童能从定量的食物中得到尽可能多的营养素；通过拣、洗、烧等烹调制备过程，改变食物的组织结构，杀菌去毒，增加色、香、味，引起学前儿童的食欲，并有利于其消化吸收。

1. 尽量减少营养素的损失，保留最多的营养成分

米经过淘洗，维生素 B_1 的损失率可达到 40%～60%，蛋白质、脂肪、无机盐也都有损失。因此淘米时要用冷水，不用力搓米，淘米次数要少，以减少营养素的流失。做饭、烧粥和制作面食时不要放碱，以免 B 族维生素受损。

蔬菜要先洗后切，否则维生素 C 会大量损失，切后在水中浸洗时间越长，维生素 C 损失越多。蔬菜切后就炒，急火快炒，都可以减少营养素的损失。煮菜要少放水，水沸后放菜，以缩短煮菜的时间。

加工动物性食品要尽量切得细、薄，用急火快炒，可拌少量淀粉，使表面凝结，以减少维生素的损失。

使用不同材料的炊具也会影响食物中营养素的损失程度。例如，用铝锅烹调食品，维生素 C 损失最少，为 0～12%；用铁锅损失 0～30.7%；而用铜锅可损失 30%～80%。

2. 避免有害物质的产生或去除有毒有害物质

烹调制作食物要避免采用烘烤、烟熏的方法。这类方法会使食物中的蛋白质、脂肪和碳水化合物焦化，产生变性氨基酸和有毒的多环芳香烃等致癌物质。

生豆浆含有皂素、抗胰蛋白酶等有害物质，对胃肠道有刺激性，可引起恶心、呕吐、腹泻等症状。生豆浆加热到 80℃左右时可出现“假沸”现象，虽有泡沫，但是有害物质未被破坏。因此，在煮豆浆时，在泡沫上溢时可改用小火煮，煮开煮透后方可饮用。四季豆也含皂素、抗胰蛋白酶等，食用前应将四季豆用清水浸泡，然后烧熟煮透，使有毒物质受到破坏。

要避免用铁锅煮酸性食物，或用铁器盛醋、酸梅汤、山楂汁等食物，因为酸会溶解出大量的铁，食用后可导致呕吐、腹痛、腹泻等中毒症状。

3. 使食品具有良好的感官性状，能增进食欲，促进胃肠对食物的消化吸收

学前儿童进餐时有旺盛的食欲，才能使食物被充分地消化吸收。由于学前儿童对食物的色、香、味、形都比较敏感，因此要通过对食物的烹调加工，使食品具有良好的感官性状，充分调动起学前儿童的食欲。

学前儿童的口腔较小，口腔黏膜薄嫩，容易受损伤。因此，保教机构给学前儿童提供的食物不可过烫、过硬。学前儿童的胃容积较小，胃壁的肌肉层和弹性纤维发育还不完善，蠕动能力较差，胃液中的胃酸和酶的强度都较低，因此，加工制作的食品要碎、细、软、烂，不要让学前儿童食用有浓烈气味和刺激性的食品。学前儿童肝细胞发育还不成熟，胆汁分泌少，消化脂肪的能力较弱，不宜让他们经常食用过分油腻的食品和油炸食品。

（三）食物贮存

食物贮存指的是为防止食物腐败变质，延长食物可食期限，对食物采取的各种加工措施。食物贮存的处理措施主要有降低或增加温度、去除水分和添加防腐剂等。

低温可以降低或者停止食物中微生物的增殖速度，降低食物中酶的活力和化学反应速度。食物冷冻前应尽量保持清洁和新鲜，减少污染，以延长贮存期限。冷冻时，各种食物应分别在适宜的温度和湿度下储存，并在贮存期限内食用。

盐腌糖渍可提高渗透压以杀灭或抑制食物中的微生物，防止食品腐败变质。盐腌前，食物要新鲜，食盐要纯净，浓度要足够。糖渍时，糖的浓度必须达到60%～65%，这样才能达到防腐保藏的目的。

保教机构食堂的粮食类食物宜贮存在低温通风的地方，注意防霉、防虫和防鼠。皮部厚韧、多蜡质的蔬菜、水果，如南瓜、冬瓜、洋葱、柚、枣等能较长期贮存，而叶菜类和浆果类蔬菜、水果，不耐贮藏，宜趁新鲜时食用。

目前市场上各类物资的供应都非常充沛，保教机构膳食供应所需的粮食、肉类、禽蛋、蔬菜、水果等都能随时采购到，因此，除了少数交通不便的保教机构外，都应选购新鲜卫生的食品，减少贮存量，缩短贮存期，以保证学前儿童膳食的质量。

（四）进食卫生

1. 良好的物理环境

学前儿童用餐的场所应整齐清洁，空气通畅，温度适宜，桌椅高低适合学前儿童身高，餐具简单便于使用。进餐时，良好的物理环境有益于学前儿童保持大脑皮质的兴奋和用餐时的愉快情绪。

2. 良好的心理环境

学前儿童用餐时的心理环境与保教人员的态度有密切的关系。保教人员在学前儿童进餐时要给予关心和爱护，对独立进餐有困难的学前儿童要给予帮助。不能在就餐时批评、训斥他们，以免造成其情绪低落，大脑皮质受到抑制，导致食欲缺乏，使吃下去的食物得不到很好的消化吸收。

3. 适当的进餐速度

学前儿童进餐时保教人员不能一味地要求其吃得快，或用“看谁得第一”等方法进行比赛以刺激学前儿童提高进餐的速度。进餐过快会使食物咀嚼不够，导致消化不良，或因呛噎造成气管异物等情况发生。进餐速度过慢会造成饭菜冰凉，特别是在冬季，会导致学前儿童胃部不适，消化不良。学前儿童每餐时间以20～30分钟为宜。

4. 进餐时不谈笑打闹

进餐时谈笑打闹会使食物咀嚼不够，影响消化，也易引起食物呛咳或气管异物等。

5. 不强迫学前儿童进食

学前儿童突然出现比往日进餐量骤减的情况，一般都是有原因的，要注意观察了解，加强与家长的沟通联系，不要强迫学前儿童进食，以免造成不良后果。

（五）厨房和炊事人员的卫生

1. 厨房卫生

保教机构的食堂要接受当地卫生主管部门的卫生监督，申领卫生许可证。

厨房应有合乎卫生要求的工作面积，厨房各室的安排要适合工作程序。生熟食品分开存放，生熟刀案严格分开。

厨房内应有排烟、换气、防尘、防蝇、防鼠、防蟑螂的设备。

厨房应有消毒的设备，食具每餐用后洗净消毒。煮沸消毒时水要浸没食具，水开后要煮 5 分钟以上。用流动蒸汽消毒，送蒸汽后应有 20 分钟，温度达 95℃以上。

厨房应有提供清洁水源和排除污水的设施。应有垃圾和污物处理的设施，能及时处理废物，防止害虫滋生和产生臭气。

2. 炊事人员的卫生

厨房炊事人员每年要进行 1～2 次健康体检，接受卫生知识培训，凭卫生防疫部门颁发的合格证上岗。发现炊事人员患有传染病（如肝炎、肺结核、皮肤病等），应立即将其调离炊事员岗位，待其痊愈后经体检合格才能恢复工作。炊事人员家属中有人患传染病时，该炊事人员也应暂时离开厨房工作，直至检疫隔离期满才能上岗。

厨房炊事人员工作时必须穿工作服，戴工作帽和口罩。

炊事人员要注意保持个人卫生，勤洗头、勤换衣服、勤剪指甲。上班前、大小便后要洗手，如厕前要脱去工作服。在烧菜、分菜时不直接从食具中取食物尝味，也不对着食物咳嗽、打喷嚏或说话。

（六）严防食物中毒

误食含毒素的食品所引起的、以急性过程为特征的疾病统称为食物中毒。

保教机构中的儿童集体用餐，炊事人员工作量大，且儿童饭菜加工制作要求精细，对食物的加工卫生要求较高。儿童又缺乏食品卫生鉴别的能力，故保教机构的饮食管理人员一定要严格按照有关饮食卫生管理的要求，为儿童提供饮食，严防食物中毒。

1. 食物中毒的分类

1）细菌性食物中毒，如沙门氏菌食物中毒、葡萄球菌食物中毒、嗜盐菌食物中毒、肉毒杆菌食物中毒及大肠埃希菌食物中毒等。细菌性食物中毒占食物中毒的绝大多数。

2）有毒动植物中毒，如食用河豚、动物甲状腺、毒蕈、发芽马铃薯等引起的食物中毒。

3）有毒化学物质中毒，如食用了砷、汞、亚硝酸盐或农药超量的食物引起的中毒。

4）真菌毒素和霉变食物中毒，如黄曲霉毒素中毒、赤霉毒素中毒、霉变甘蔗中毒等。

2. 引起食物中毒的常见原因

食物中毒多因食品被污染所致。食品从生产、加工直到销售的过程中，均可能受到有毒物质的污染，如病原微生物污染食品，并大量繁殖产生毒素；各种有毒化学物质污染食品并达到中毒剂量等。少数食物中毒是因动植物组织本身含有有毒物质，如河豚含有河豚毒素，木薯含有氰甙，如果食用前未经合理加工或烹调，可致中毒。某些有毒化学物质（砷化物、亚硝酸盐等），其性状与一些食品加工原料类似，偶有误当食盐或食碱等加入食物中而引起中毒。

3. 食物中毒的发生规律

食物中毒一般潜伏期短、发病急。若为集体暴发，所有患者均有类似的临床表现，发病范围局限于食用该种有毒食品的人群，患者均有在相同时间内食用过同一种食物的经历。细菌性食物中毒有明显的季节性，一般 6～9 月呈现高峰。某些食物中毒在某些地区多发，如新疆地区较多发生肉毒杆菌中毒，而野菜中毒和农药中毒则多发生于农村和市郊。

4. 常见的食物中毒

（1）葡萄球菌中毒

这是较常见的一种细菌性食物中毒。引起中毒的食品主要有奶油、含奶糕点、奶酪等乳制品，禽肉、兽肉的熟制品和火腿、香肠等。葡萄球菌在空气、灰尘、土壤和水中普遍存在。食物被葡萄球菌污染主要来源于人的咽喉、皮肤、头发等处所带的细菌。特别是从事食品加工制作的人，患有手或咽喉化脓感染，最容易污染食品。

该病的潜伏期在数小时之内，发病快为其特征。主要症状为恶心、呕吐、腹痛、腹泻（轻者可无腹泻），不发热或仅微热，经及时治疗，恢复快，1～2 天可治愈。

预防措施：食品从业人员、炊事员有化脓性皮肤病或化脓性咽喉炎者，应离开工作岗位，待治愈后再恢复工作；平时注意个人卫生；注意乳制品的制作、保存及出售过程中的卫生；用具要勤清洗、勤消毒。

（2）沙门氏菌中毒

这也是一种常见的细菌性食物中毒。沙门氏菌可在多种动物肠道内繁殖，带菌患病的家畜、家禽的肉尸和内脏均带有大量活菌苗。病畜病禽是引起沙门氏菌食物中毒的主要食品来源，其次为蛋类、鱼及牛奶、羊奶等。

该病潜伏期一般为 6～24 小时，发病即有高热、呕吐、腹痛、腹泻，大便为黄绿色水样便，有恶臭，便中有黏液、脓血。若治疗不及时可导致死亡。

预防措施：加强家畜家禽的饲养管理，预防传染病；严格执行屠宰前、后和存储、运输、销售过程中的卫生要求；对肉食企业、饮食行业、食堂的工作人员定期进行带菌检查；对保教机构的厨房应严格按照饮食卫生要求进行检查监督，保证食品卫生。

（3）大肠埃希菌中毒

大肠埃希菌是人体寄生菌，一般情况下不致病。当机体抵抗力下降，进食被大量大肠埃希菌污染的食品，可发生食物中毒。常因熟肉、点心、乳制品等被污染，或炊事员、饮食行业工作人员患急性腹泻，脏手接触食品所致。

这类中毒潜伏期短，一般为 10～24 小时，主要症状为食欲缺乏、腹泻、呕吐、大便水样，无发热或微热。经及时治疗，可在一周内恢复健康。

预防措施：不采购病畜病禽的肉及内脏；炊事员、食品企业工作人员患急性腹泻时，应及时治疗，在治愈前不可以从事接触食品的工作；酸奶、点心、凉拌菜等，因在食用前不再加热，须严格防止病菌污染。

（4）肉毒杆菌中毒

引起肉毒杆菌食物中毒的食品，因各民族、各地区饮食习惯不同而有所区别。有的人以鱼制品为主，有的人以火腿、腊肠等食品为主，还有的人喜食自制发酵豆制食品，如臭豆腐、豆豉酱等。这些食品经密封储存，肉毒杆菌大量繁殖产生毒素，人摄入后可导致中毒。

该病潜伏期长达 1～2 天，甚至数日，潜伏期长短主要取决于摄入毒素的量和毒力大小。中毒症状与其他细菌性食物中毒明显不同，不发热，很少有胃肠道症状，主要表现为神经症状。发病初期有头晕、头痛、乏力、走路不稳、眼睑下垂、视力模糊、复视等症状。严重时可出现言语不清，不能吞咽，失音，呼吸困难，以致因呼吸麻痹而死亡。病死率在 50%以上。

预防措施：加强食品卫生管理，结合不同地区的饮食习惯与肉毒杆菌食物中毒的有关情况，改进食品加工和食用方法，对易引起这类中毒的食品，食前必须充分加热。

（5）亚硝酸盐中毒

人体摄入过量的亚硝酸盐可引起中毒。某些蔬菜，如莴苣、萝卜、甜菜、菠菜、韭菜、芹菜、卷心菜等可从土壤中蓄积大量硝酸盐，蔬菜腐烂变质时，硝酸盐还原成亚硝酸盐，食用已腐烂的蔬菜或变质的剩菜，可引起亚硝酸盐中毒。腌咸菜盐水浓度低、腌渍时间短，所含亚硝酸盐较多，易致中毒。某些地区的井水含有大量硝酸盐，特别是连续使用的蒸锅水，经多次熬煮浓缩，用以烹调食物或饮用更易引起中毒。

亚硝酸盐经消化道吸收进入血液，作用于红细胞，使正常血红蛋白（含二价铁）氧化成高铁血红蛋白（含三价铁），失去携带和转运氧的能力，引起组织缺氧，造成高铁血红蛋白血症。轻症患者主要是皮肤、黏膜青紫，尤以口唇、口周、甲床明显；重者青紫加重，头晕乏力，嗜睡，呼吸急促；严重时可发生昏迷、惊厥、血压下降，若不及时抢救，可因呼吸衰竭而死亡。

预防措施：加强蔬菜运输、贮存过程的卫生管理，存放点应阴凉、通风，防止日晒、雨淋；不吃变质腐烂的蔬菜；为婴儿制作菜泥应现做现吃，保持新鲜；不用苦井水（含硝酸盐过多）烧煮饭菜；腌咸菜用盐浓度不能太低，至少腌半个月后再食用。

（6）毒蕈食物中毒

蕈，俗称蘑菇，属高等真菌类植物，可分为食蕈、条件可食蕈和毒蕈 3 类。食蕈味道鲜美，有一定的营养价值。条件可食蕈，通过加热、水洗或晒干等处理方可食用。毒蕈是指食后可引起中毒的蕈类。主要的毒蕈有捕蝇蕈、斑毒蕈、白帽蕈、绿帽蕈、马鞍蕈等百余种。毒蕈中毒多发生在高温多雨的夏秋季节，多因采摘野生鲜蕈，误食毒蕈中毒。中毒的症状依毒蕈种类不同而不同。

1）急性胃肠道症状。常见于毒粉褶蕈、牛肝蕈中毒，潜伏期数小时。轻者呕吐、腹痛、腹泻，重者可发生脱水、酸中毒、休克、昏迷甚至死亡。

2）神经精神症状。多由捕蝇蕈、斑毒蕈引起，潜伏期数小时。除胃肠道症状外，尚有多汗、流涎、脉缓、瞳孔缩小等副交感神经兴奋症状，可致死亡。

3）溶血。主要是马鞍蕈引起的，潜伏期 6～12 小时。除胃肠道症状外，还发生急性溶血性贫血。

4）肝脏损害。多见于白帽蕈、绿帽蕈中毒。初期有胃肠道症状，如恶心、食欲差，继之发生肝大、肝功能异常等，可致死亡。

发现误食毒蕈，应及时就医洗胃，以迅速排出尚未吸收的毒素。

预防措施：加强预防毒蕈中毒的宣传，提高广大群众对毒蕈的识别能力；采蕈、选蕈要在有经验的采蕈者指导下进行。一般情况下，毒蕈有以下特点：色彩鲜艳，伞盖和茎上有斑点、疣点、裂沟、生泡、流浆发黏或生有脉络，伞盖肉薄，茎基部有毒托，茎易纵裂，以及奇形怪状，采后容易变色，夜间发磷光等。

（7）发芽马铃薯食物中毒

马铃薯的发绿或发芽部分含有可达中毒量的龙葵素。成熟的马铃薯每 100 克含龙葵素 2～13 毫克，发绿部分可含龙葵素 80～100 毫克；马铃薯芽每 100 克约含龙葵素高达 500 毫克，摄入过量龙葵素可引起中毒症状。食后数十分钟至数小时发病（依进食量而异）。

主要症状为恶心、呕吐、腹痛、腹泻，严重吐泻可致脱水、血压下降。中毒严重者可有发热、烦躁、谵妄、昏迷、呼吸困难，甚至因呼吸衰竭而死亡。

预防措施：马铃薯应存放于干燥、通风、低温之处，避免暴露在日光下，以免发绿或生芽；已发芽的马铃薯不宜再食；生芽不多的马铃薯，对芽孔周围及已发紫变青的部分应彻底削除，剩余部分切碎浸泡，煮熟煮透，方可食用。

（8）四季豆食物中毒

四季豆又称芸豆、菜豆、刀豆等，内含皂素、胰蛋白酶抑制物等有毒物质。皂素对消化道黏膜有强烈刺激性和溶血作用；胰蛋白酶抑制物质可抑制胰蛋白酶活性，对胃肠道也有一定的刺激作用。上述两种有毒物质须在 100℃以上高温才能被破坏。食入没有加工熟透的四季豆可致中毒。

该病主要为胃肠道症状，食后 2～4 小时即发生恶心、呕吐、腹痛、腹泻，重者可致脱水、酸中毒。体温一般正常。经及时治疗，可于 1～2 天内恢复健康。

预防措施：食用前将四季豆用清水浸泡，然后烧熟煮透，吃时无生味和苦硬感，所含毒素即已被破坏。

（9）黄曲霉素食物中毒

黄曲霉素是目前发现的化学致癌物中最强的物质之一，主要存在于被黄曲霉素污染过的粮食、油及其制品中。其中，玉米和花生的污染较重，大米的污染较轻；在食用植物油中，花生油的污染较多；某些发酵食物，如酱豆腐、黄酱、甜面酱等也易受黄曲霉素污染。黄曲霉素对食物的污染，以长江沿岸及长江以南地区较多。

黄曲霉素急性中毒早期症状为发热、腹痛、呕吐、食欲减退等，2～3 周后发生肝区疼痛、黄疸、腹水、下肢浮肿及肝功能异常，主要造成肝、肾损害，病势凶险，病死率高。慢性中毒与肝癌、骨癌、直肠癌、乳腺癌等的发生有关。

（10）霉变甘蔗中毒

食用保存不当而霉变的甘蔗可引起急性食物中毒。甘蔗自广东、广西运至北方保存过冬，待春季售出时部分甘蔗可能已霉变。

霉变甘蔗食物中毒潜伏期一般为15～30分钟，最长者达1～2天。发病初期有头晕、头痛、恶心、呕吐、腹痛和腹泻等症状。重者有阵发性抽搐、瞳孔散大，进而昏迷以至于死亡。部分生存者因中枢神经系统受损，留有后遗症，肢体呈痉挛性瘫痪，并常有抽搐发作。

预防措施：霉变的甘蔗，外皮失去正常光泽、质软，髓质部呈灰黑、棕褐或浅黄色，有酒味、酸味或霉味，不能食用。

（11）烂白薯食物中毒

烂白薯食物中毒又称白薯黑斑病中毒。白薯储藏不当可致腐烂变黑。病变部分表面凹陷、较硬，呈褐色或黑色斑块，有苦味。

引起白薯黑斑病的病菌及其毒素耐高热、水煮，蒸、烤都不能破坏其毒性，人生吃或熟吃烂白薯都可能导致中毒。一般于食后24小时内发病，有恶心、呕吐及腹泻等症状。中毒严重者体温升高，呼吸困难，肌肉痉挛，瞳孔散大，可致死亡。

预防措施：烂白薯不能吃。即便挖去黑的部分仍应浸泡后换水，煮透弃汤，最好少食用。

（12）白果中毒

白果又名银杏，幼儿生食5～10粒即可引起中毒。

该病轻者表现乏力，食欲缺乏，很快可恢复；稍重者则有呕吐、腹泻、发热、昏睡症状，经1～2天可好转；重者剧烈呕吐及阵发性惊厥，肢体先强直而后松弛，瞳孔散大，对光反应消失，可致呼吸及循环衰竭而死亡。

预防措施：白果不能生吃，熟食不宜过量，食时应去除绿色的胚。

（13）含氰苷果仁中毒

桃、杏、枇杷、李子、杨梅、樱桃的核仁皆含有苦杏仁苷和苦杏仁苷酶。苦杏仁苷遇水，在苦杏仁苷酶的作用下分解为氢氰酸等物质，食后可致中毒。苦的桃仁、杏仁比甜的毒性高10倍，生食数粒即可中毒。

该病一般于食后2～6小时发生症状。轻者有恶心、呕吐、头痛、头晕、乏力、烦躁不安等症状；重者昏迷、惊厥、体温降低、血压下降、呼吸困难、瞳孔散大，可死于呼吸肌麻痹。

预防措施：告诉学前儿童上述果仁有毒，不可取食。

四、设备卫生管理

保教机构设备和用具的基本卫生要求是，适合学前儿童身心发育的特点，安全耐用，有良好的感官性状，不会对学前儿童的身心健康带来危害。

（一）教学设备卫生管理

1. 桌椅

保教机构的桌椅供学前儿童在进餐、饮水、游戏和学习时使用。

儿童桌的特点是常将两张或多张桌子组合在一起，供若干学前儿童围坐，或者数名儿童共用一桌。在一日活动中，根据不同的生活或活动环节的需要，桌子的布置形式会经常发生变化。儿童椅的特点是一人一把，根据需要经常搬动。

桌椅的各部分大小都有其卫生学依据，即桌椅的尺寸是根据学前儿童的身高及身体各部分的比例等因素确定的。桌椅的尺寸和结构应能使学前儿童在最舒适的坐姿下进行各种活动。

良好的坐姿应该是：脊柱正直，活动时头部不过分前倾，不耸肩，不歪头，两肩之间的连线与桌缘平行，前胸不受压迫，大腿水平，两足着地，保持一个均衡稳定而又不易增加疲劳程度的体位，使血液循环流动，呼吸自如，下肢的神经干不受压迫。

合乎儿童身材大小的桌椅能使学前儿童保持良好的坐姿，减少疲劳程度，预防姿势性脊柱弯曲，有利于保护视力。不符合卫生要求的桌椅会使学前儿童坐姿不良，肌肉持续紧张，疲劳程度增加。

儿童桌椅的尺寸主要有桌面高度、桌下净空高度、桌面宽度、桌面深度、椅面高度、椅面宽度和椅面有效深度等。

桌面高度是指桌面近胸缘离地面的高度。桌面高度与椅面高度之差为桌椅高差，它是儿童桌椅中对学前儿童就座姿势影响最大的一个指标，合乎卫生学要求的桌椅高差能使学前儿童就座时双臂自然地放在桌面，两肩齐平，背部挺直。如果桌椅高差过大，学前儿童在学习、活动时一侧肩膀（尤其是右肩）就要抬高；桌椅高差过小，学前儿童就会弯腰、驼背。

桌下净空高度是指大腿上方的桌下构件离地面的高度。为了保证学前儿童使用的桌子有足够的桌下净空高度，桌子一般不设放置书物的抽屉或搁板，也不设踏板。这样不仅可使学前儿童能自由放置下肢，还可减轻桌子的重量，便于搬动。

桌面宽度是指坐人侧桌面左右方向的尺寸，弧形桌缘的桌面宽度按弦长计算尺寸。

桌面深度是指坐人侧桌面前后方向的尺寸。由于保教机构儿童桌的桌面有梯形、扇形、长方形等各种形状，共用一张桌子的学前儿童人数也多少不一，在桌面宽度和桌面深度的基本尺寸规定后，其他具体尺寸可根据需要有所不同。

椅面高度是指椅面前缘最高点距地面的高度。合乎卫生要求的椅面高，应保证学前儿童就座后，躯干的重量能合理地分布在臀部、大腿和足底三个支撑面上。如果椅面太低，大腿的前部便会抬起，减少支撑身体的面积。如果椅面过高，则足趾离地或两脚悬吊，不但使足部失去支持力，同时下肢的血管和神经干也受到压迫；或者为了获得足部的支持，而将臀部向前移动，这种不稳定的坐姿容易使学前儿童疲劳程度增加。

椅面宽度是椅面前缘左右方向的尺寸。椅面宽度应略大于坐姿臀宽。宽度尺寸过大，会增加椅子重量，不便于搬动。

椅面有效深度是椅面前缘与椅靠背最前点之间的水平距离。合乎卫生学要求的椅面有效深度，应使学前儿童坐下后大腿的大部分在椅面上。

保教机构儿童桌椅的基本尺寸可参见表 7-1。此外，保教机构儿童桌椅应采用环保材料，椅面和靠背面不加装软垫，桌椅的外露棱角要削圆，无毛刺。每把椅子的重量不应超过 2 千克。椅靠背稍向后倾斜，从水平面算起约呈 96°为宜。

表 7-1　学前儿童桌椅的基本尺寸　（单位：厘米）

使用者的参考身高	桌面高度	桌下净空高度	每个席位桌面宽度	每个席位桌面深度	椅面高度	椅面有效深度	椅面宽度	靠背上缘离椅面高度	靠背左右方向的宽度
120±7	55	不低于 45	不小于 50	38～43	30	29	27	25	25
105～119	51	不低于 41	不小于 50	38～43	28	29	27	24	25
105±7	48	不低于 38	不小于 50	38～43	26	26	25	23	23
90～104	44	不低于 35	不小于 50	38～43	24	26	25	22	23
90±7	41	不低于 33	不小于 45	35～39	22	22	23	21	21
75～89	38	不低于 30	不小于 45	35～39	20	22	23	20	21

保教人员应懂得合理管理和正确使用桌椅，充分发挥桌椅卫生的效能。学前儿童正处于身体发育较快的时期，因此，为学前儿童配置桌椅应是动态的，应为学前儿童身体的发育和成长留有余地，经常根据学前儿童生长发育的状况做相应的调整。由于同一年龄段学前儿童在身高上存在着较大的个别差异，一个班级的桌椅尺寸不应强调整齐划一，应根据不同身高情况为学前儿童配置相适应的桌椅。保教人员还应教育学前儿童养成保持正确坐姿的良好习惯，要求其在就座时胸前有 3～5 厘米的自由距离，这样既能避免桌子挤压胸部，又能很好地利用椅靠背。

2. 教具和学具卫生

保教机构使用的图书、图片、笔和颜料、纸张等教具和学具，都应符合卫生标准和卫生要求。平时和用完后放在专用的橱柜内。

符合卫生要求的图书对于保护视力具有重要意义。保教机构选用的供学前儿童阅读的图书，其图形、文字和符号印刷应清晰，大小适宜，色彩协调、柔和，不过分刺激视觉，不易引起视觉疲劳。选用的图书开本、厚薄和重量应适当，图书的纸张要有一定的强度和韧性，纸面光滑而不反光，以便于学前儿童阅读。图书装订要结实耐用，防止因装订质量差，订书钉等刺伤学前儿童。

保教机构的图书要经常消毒。图书的消毒，可放在太阳下翻晒 4～6 小时。对于太脏、太旧的图书应及时换新。

学前儿童使用的铅笔、蜡笔、水彩笔、油画棒和绘图颜料等均应不含有毒成分，笔杆上所涂的颜料上，应有不易脱落、不溶于水和唾液的表面漆膜。学前儿童使用的笔，笔杆粗细应适中，过粗或过细的笔杆会使学前儿童握笔时的手动作不协调，手指关节和肌肉过分紧张。学前儿童绘画或书写时使用的纸张应是白色或浅色的，纸张的质地要求结实、坚韧。

（二）生活设备卫生管理

1. 柜橱

保教机构的活动室和卧室内设玩具柜、教具柜和被褥橱等。

为了在室内给学前儿童留下更大的活动空间，避免其在活动时拥挤，活动室不应设过多的家具，亦可将柜橱等家具设置在墙内。设置在墙内或墙外的柜橱，其高度可相当于学前儿童的平均身高，为1～1.15米，深度约相当于学前儿童的手臂长，为35～50厘米。为了避免柜橱底下积灰尘或日常打扫的方便，可将柜橱底直落在地板上。各种柜橱在设计和制作时，注意避免可能伤害学前儿童的棱角，柜橱门上的拉手也应注意安全性。

2. 儿童床

寄宿制的保教机构和具备条件的全日制保教机构应为学前儿童准备专用的小床和寝具，以免儿童之间疾病的相互传播。床的大小应适合学前儿童的身材，床长应为身高再加15～25厘米，床宽应为肩宽的2～2.5倍。为了便于学前儿童自己铺床叠被，床不应过高。床的四周应有栏杆。

儿童用床必须坚固稳定，以木板床为宜，也可用普通藤绷床，但要注意床绷的通气性和软硬度。学前儿童不宜用弹簧床、沙发床，因为这类床不利于学前儿童保持正确的睡姿。帆布床较为轻便，也可采用，但使用时必须扯紧帆布，否则不利于学前儿童保持正确的睡姿。

为了方便学前儿童就寝，保证其安全，保教机构不宜使用双层床。

卧室的布置应注意床的排列，床与床之间不宜靠得太近，要留出通路，以方便保教人员照顾学前儿童。

3. 更衣室、盥洗室的家具

保教机构的更衣室内应有挂衣架和镜子。

挂衣架的样式很多，一般常用的有隔离式挂衣架和敞开式挂衣架两种。隔离式挂衣架，每名儿童一格，无门，分上、中、下3层，上层可放帽子、手套等，中层挂放外衣，下层放鞋子。衣钩安装在中层后壁的上方。敞开式挂衣架不分格子，可将若干个挂衣钩安装在架子的上部，挂衣架无后壁，也无门，架底离地10～15厘米处，可设一层搁板放置鞋子。

更衣室内应设镜子，便于学前儿童自己穿脱衣服和检查服饰的整洁状况。镜子可离地面高25～30厘米。

盥洗室内应设有毛巾架和放置杯子的位置，也应设有镜子。

4. 卫生用具

保教机构使用的卫生用品种类很多，包括肥皂、毛巾、牙刷、牙膏、护肤剂、手纸等。正确选用卫生用品能保护学前儿童健康，反之则会给学前儿童带来不同程度的伤害。

要选用刺激性小的肥皂。学前儿童皮肤薄嫩，保护功能差，易损伤，因此，要防止碱性重的肥皂损伤学前儿童的皮肤。用肥皂洗手后要用清水冲洗干净。肥皂有多种，作用各不相同。例如，药皂中含有适量的消毒剂，除能去污外，还有一定的消毒作用；硼酸浴皂添加了硼酸成分，有一定的抑菌作用；香皂含碱很少，多属中性，可用于洗脸。

保教机构要为学前儿童选用质地柔软的毛巾。毛巾不宜太大、太厚，应便于学前儿童自己盥洗。每次盥洗后应将毛巾搓洗干净后晾挂，经常保持干燥。毛巾应经常放在日光下暴晒，或煮沸消毒。

要为学前儿童选用儿童牙刷和牙膏。牙刷的毛要稍短，横排2～3排，竖排6～7排。刷牙后要将牙刷冲洗干净、甩干，刷头朝上放在杯子里或牙刷架上。干燥的牙刷不利细菌生长。可准备2把牙刷交替使用。氟化牙膏对预防龋齿有一定的作用，但应注意，药物牙膏要与普通牙膏交替使用。

要为学前儿童选用柔软、符合卫生标准的手纸，教会他们便后正确使用手纸的方法。

（三）游戏和体育设备卫生管理

1. 玩具卫生

玩具是供学前儿童游戏和学习时使用的必备物品，符合卫生学要求的玩具对学前儿童身体、智力、情绪情感和人格的健康发展具有积极的作用。保教机构中的玩具为全体儿童所共用，不符合卫生标准和卫生要求的玩具，被污染的玩具或对玩具管理不当都会对儿童产生伤害。因此，保教机构为学前儿童选择符合卫生要求的玩具，按卫生要求管理玩具，是保教机构卫生工作的一项重要内容。

对玩具的卫生要求主要应考虑不易传染疾病、无毒、安全以及不对学前儿童产生心理伤害等问题。

玩具的种类很多，制作材料也各不相同。从流行病学的意义来说，用塑料制作的玩具易保持清洁，不易污染，便于清洗消毒；用金属、橡胶和木材制作的玩具也比较理想；用布料和人造毛皮制作的玩具最容易受污染，且不易消毒，因此在儿童保教机构中不宜选用。

保教机构在选用玩具时，还应考虑玩具制作材料的毒性问题。学前儿童常将玩具放入口中，用有毒性材料制成的玩具会对学前儿童的健康带来损害。聚乙烯塑料和有机玻璃等无毒性，制成的玩具适合学前儿童使用。玩具表面涂料含有的砷、铅、汞或者其他有毒物质必须低于卫生标准，在有颜色的外层上应涂刷 2～3 层透明漆，以形成牢固的保护薄膜。颜料和透明漆都应无臭无味，不溶于唾液和水。

保教机构选用的儿童玩具对学前儿童应是安全的，不会使学前儿童发生外伤。玩具应无锐利的棱角或锯齿，还应有一定的强度和韧性，不易折断形成新的棱角。木制玩具的表面应平滑，无尖刺，无裂纹。金属玩具即使在损坏的情况下也不应出现锋利的豁口，不能有任何外露的钉子、螺丝、插销等。积木、积塑、拼板、串珠、摆件等玩具不宜过小，以免学前儿童误吞或放入耳道、鼻孔之中。为了适合学前儿童的体力，大型积木应是空心的，每块积木的重量不宜超过2千克。

儿童玩具应对学前儿童的心理健康有良好的促进作用。玩具在外形和功能上要能吸引他们，引起他们良好的感知觉和情绪情感，能产生想玩、爱玩的兴趣和愿望。保教机构不宜选用能吹出声响的玩具，如口琴、口哨等。塑料袋、薄质织物袋不能当玩具，以防学前儿童将其套在头上，口鼻被裹紧而造成意外窒息。在外形和功能上带有恐怖色彩的、易引起学前儿童视觉、听觉或触觉不安的玩具以及具有赌博、迷信色彩的玩具，都不宜给学前儿童玩。

保教机构对玩具应有严格的管理制度。玩具放置要有专用玩具橱柜。

保教机构各班级的玩具应只限本班使用，在班级之间进行交换时，必须经过彻底的消毒处理。一般情况下，即使不在班级间交换使用玩具，对玩具也应进行经常性的定期消毒。玩具的消毒方法：用温水和肥皂洗涤，或用 0.2%的漂白粉溶液浸泡。这两种方法都要用清水反复漂洗冲净。玩具消毒还可用蒸煮、日晒的方法。最为有效而又不损坏玩具的消毒方法是用紫外线照射。保教机构新添置的玩具都应经过消毒处理后方可使用。已损坏的玩具，应及时修复；过分陈旧的玩具，应做报废处理。

学前儿童经常开展玩沙、玩水的游戏。为学前儿童提供的沙子要放置于专用的玩沙箱内，或有专用沙坑。沙子要定期更换，或清洗晒干后给学前儿童使用。保教机构的戏水池、游泳池要加强卫生管理，严格按照国家有关规定进行卫生监督，防止皮肤病等的交叉感染。学前儿童玩沙、玩水结束后要及时洗手。

2. 体育设施卫生

学前儿童体育用具，按运动的性能可分为摆动类、攀登类、旋转类、滑引类和颠簸类等 5 类。其中，有大型体育器械，如攀登架、跷跷板、滚筒、浪船等；也有小型体育用具，如木马、皮球、沙包、藤圈、哑铃等。

体育用具的卫生要求是：要适合学前儿童的身心特点，促进学前儿童身体健康的发展；要坚固、耐用、平滑、安全；要简单、轻巧、美观；还要便于修理和保养。大型体育器械一般应安置在草坪上，有些大型体育器械（如攀登架）下应设有沙坑或软垫，以防学前儿童摔伤。在学前儿童使用体育用具进行体育活动时，保教人员应加强指导和保护，防止意外事故的发生。

【实践实训】

加强饮食卫生管理是幼儿园卫生工作的重要内容，为了保障幼儿的身体健康和生命安全，保证幼儿饮食安全，请为校内附属幼儿园拟定一份幼儿园饮食卫生管理制度。

任务二　保教机构卫生保健

【情境导入】

某幼儿园在一周内陆续发生 14 例手足口病病例，这引起了家长的恐慌，家长纷纷认为幼儿园的传染病管理工作做得不到位。请问：幼儿园应该怎样做好传染病的管理工作？

【任务目标】

1. 了解保教机构的卫生保健工作；
2. 熟悉保教机构卫生保健制度，增强保教结合的意识。

一、健康检查

健康检查是集体儿童保教机构卫生保健工作的重要内容。

学前儿童的健康检查分为不定期健康检查和定期健康检查。此外，还有工作人员的健康检查。

（一）不定期健康检查

不定期健康检查主要有入园前健康检查、晨间检查和全日观察等。

1. 入园前健康检查

儿童进入幼儿园之前都要进行健康检查，通过检查可以了解儿童的生长发育及健康状况，以判定儿童是否适合过集体生活，并预防将传染病带入幼儿园内。

健康检查一般在特约医疗单位进行。健康检查的主要项目包括以下几方面。

1）了解儿童健康情况、有无传染病及慢性病史。

2）了解预防接种完成情况。

3）了解近期有无传染病接触史。若有传染病接触史者，需做相应的检查，经检查确无传染可能，方可入园，否则不准入园。

4）测量身高、体重。

5）做全面体检。

儿童入园前的健康检查只在一周内有效，若超过一周需重新检查。

2. 晨间检查

晨检的主要目的是防止儿童将传染病及危险品（如小钉子、小刀子、玻璃片等可能造成创伤的小东西）带到园（所）内。

检查可在日托儿童每天入园时，全托儿童早晨起床后进行。应由有经验的保健人员和教师认真执行，不要流于形式。

要认真按照晨检要求，做到一摸（有否发热）、二看（观精神、五官、皮肤等）、三问（在家饮食、睡眠、大小便，有无咳嗽、腹泻等症状）、四查（根据传染病流行情况对易感儿进行检查，同时检查有无可能造成外伤的物品、器械携带入园）。

3. 全日观察

保教人员结合日常工作，随时注意观察儿童有无异常表现。观察的重点是儿童的精神、食欲、大小便、体温及睡眠情况。

儿童活泼好动，若表现出不爱玩、乏力等现象，往往是生病了。平时食欲旺盛，突然吃不下饭，恶心、呕吐；平时入睡快，睡得安稳，现在入睡困难或睡眠不安；大便次数增多，小便颜色异常等，均应查找原因。

保健人员每日午、晚间（整托）应巡视各班级一次，及时处理可疑情况，做好记录。掌握儿童缺勤情况，及时了解缺勤原因，如系传染病，则对该班的儿童及时采取预防措施，对环境进行彻底消毒处理。

（二）定期健康检查

一般所说的定期健康检查主要是指对地段内 0～6 岁的散居儿童和幼儿园的集体儿童，按要求时间进行的健康检查。

通过对儿童做定期健康检查，可全面了解儿童的生长发育及健康状况，定期评价儿童发育水平，并检查有无不利于儿童生长发育的因素，及时加以干预，对体检中发现的健康问题给予矫治，对体弱儿童建立档案以便加强管理。凡患中度以上贫血、活动期佝偻病的儿童，应建立体弱儿童管理卡片；对体重增长不良的儿童，应使用生长监测图进行管理。

定期健康检查应由居住地所属的医疗保健单位负责。1 岁以内的婴儿分别在 3、6、9、12 个月时体检一次。1～3 岁的幼儿应每半年体检一次，3 岁以上的学前儿童应每年体检一次，6 周岁时做一次总的健康评价。

父母要关注孩子的健康检查，应按照预约时间与地点按时进行。

（三）工作人员健康检查

保教机构的工作人员参加工作前，须经特约医疗单位按常规进行全面健康检查，检查合格者方可上岗。每年按要求参加体检。体检不合格者暂时调离工作岗位。

二、制定合理的生活日程

合理的生活日程是根据保教机构的教养目标和儿童的年龄特点，以及儿童身心发展的规律，将儿童一日生活的主要内容，如睡眠、就餐、活动、游戏、学习等每个生活环节的时间、顺序、次数和间隔时间等给予合理的安排，以保证儿童一日生活有规律地进行。

（一）制定合理的生活日程的意义

1. 保护儿童神经系统的正常发育

（1）形成动力定型

将学前儿童一日生活中的主要环节，如起床、早操、盥洗、进餐、游戏、户外活动、睡眠学习等加以合理安排，使儿童养成习惯，到什么时间就知道该做什么，这样生活会更有规律，吃饭时食欲好，就寝时入睡快，游戏时精力充沛，学习时精神集中，从而节省神经细胞的能量消耗，起到事半功倍的效果。

（2）保证劳逸结合

学前儿童的大脑皮质功能发育不够成熟，对长时间的刺激耐受力小，在从事某种活动后，大脑皮质的相应区域将由兴奋转入抑制，出现疲劳。合理安排生活制度，不断变换活动的内容和方式，使大脑皮质的“工作区”与“休息区”轮换，保证劳逸结合，可以预防过度疲劳，以免伤害脑细胞。

（3）保证睡眠时间

学前儿童需要较长的睡眠时间进行休整，应合理安排生活制度，保证学前儿童的睡眠时间。

2. 保护消化系统的正常功能

学前儿童时期消化系统的功能发育尚未成熟，消化能力弱，但由于生长发育迅速，对能量和各种营养素的需要量又相对较多，制定合理的进餐次数和时间间隔，可保证学前儿童的食欲，使其获得足够的营养。

3. 便于更好地安排教育活动

只有在组织好学前儿童一日生活的基础上，才能有效地进行各种教育活动，使学前儿童获得各种知识、技能，并养成良好的生活和行为习惯。因此，组织好学前儿童的一日生活是完成早期教育任务的一个重要保证。

（二）制定一日生活日程的依据

学前儿童的一日生活日程应根据学前儿童的心理和生理特点，结合教育上的要求和卫生保健原则来制定（表 7-2）。

表 7-2　7 岁前儿童一日生活活动时间分配

<table>
<tr><th rowspan="3">年（月）龄</th><th rowspan="3">次数</th><th rowspan="3">饮食时间间隔/时</th><th rowspan="3">活动持续时间/时</th><th colspan="4">睡眠</th></tr>
<tr><th colspan="2">白天</th><th rowspan="2">夜间/时</th><th rowspan="2">合计/时</th></tr>
<tr><th>次数</th><th>持续时间/时</th></tr>
<tr><td>2～3 个月</td><td>7</td><td>3～3.5</td><td>1～1.5</td><td>4</td><td>1.5～2</td><td>10.5</td><td>16.5～18.5</td></tr>
<tr><td>3～6 个月</td><td>6</td><td>4</td><td>1.5～2</td><td>3</td><td>2～2.5</td><td>10</td><td>16～18</td></tr>
<tr><td>6 个月～1 岁</td><td>5</td><td>4</td><td>2～3</td><td>2～3</td><td>2～2.5</td><td>10</td><td>14～17</td></tr>
<tr><td>1～1.5 岁</td><td>4</td><td>4</td><td>3～4</td><td>2</td><td>1.5～2</td><td>10</td><td>13～14</td></tr>
<tr><td>1.5～3 岁</td><td>4</td><td>4</td><td>4～5</td><td>1～2</td><td>2～2.5</td><td>10</td><td>12～14</td></tr>
<tr><td>3～7 岁</td><td>4</td><td>4</td><td>5～6</td><td>1</td><td>2～2.5</td><td>10</td><td>12～13</td></tr>
</table>

1）考虑儿童年龄的特点，应根据学前儿童的年龄来规定进餐、睡眠、户外活动和学习的时间。例如，年龄小则睡眠时间长、次数多，而每次活动、学习的时间短。

2）结合季节做适当调整。夏季，早晨起床早，中午可延长午睡时间，晚上推迟上床睡觉时间。冬季，早晨起床晚，可缩短午睡时间。其他主要生活环节也要做适当调整。

3）适当考虑家长接送的需要，并使学前儿童的家庭生活时间能与保教机构的生活安排相衔接。

（三）一日生活各个环节的卫生学要求

学前儿童的一日生活主要包括来园（所）、晨间锻炼、学习、游戏、进餐、盥洗、如厕、睡眠、散步、户外活动、离园（所）等。

1. 来园（所）

儿童来园（所）之前，教师要先做好活动室的通风和清洁工作。每一位儿童来园（所）时，都要接受晨检，保健教师要掌握全园儿童的健康状况，发现可疑情况要及时处理。

家长带来的药物，应标明孩子的姓名、所在班级、用法及用量，交给保健教师，保健教师按时给患儿服药。

2. 晨间锻炼

要注意晨间锻炼的形式变化，激发每一个学前儿童参加锻炼的积极性。晨间锻炼的运动量由小开始，不宜过大，运动量过大会使学前儿童很快产生疲劳，妨碍一天的正常生活。

3. 学习与游戏

保教机构应为学前儿童安排多种多样的学习活动，促进其全面发展。每次学习的时间，随儿童年龄的增长逐渐延长，但一般情况下，小托班不超过 10 分钟，大托班不超过 15 分钟，小班不超过 20 分钟，中班不超过 25 分钟，大班上学期不超过 30 分钟，下学期可延长至 35 分钟左右，注意与小学每节课时间的衔接。学前儿童的学习形式以游戏为主，寓学于乐。

游戏是学前儿童学习的主要形式，也是他们一日生活的基本活动形式。游戏的开展要尊重学前儿童的意愿，并尽可能在户外进行。

4. 进餐

学前儿童胃排空的时间为 3～4 小时，两餐间隔时间也以 3～4 小时为宜。

要鼓励学前儿童不偏食、不挑食，培养其良好的用餐习惯。

就餐室必须符合卫生要求。餐具用后即洗净消毒，以备后用。

5. 盥洗

要教给学前儿童洗手、刷牙和洗脸的正确方法，提醒其饭前便后要洗手。

盥洗用具专人专用，毛巾、杯子每天消毒。

6. 如厕

培养学前儿童每天定时大便的习惯。严禁以坐便盆惩罚学前儿童。对中、大班儿童，可教其便后擦拭干净的方法。

7. 睡眠

儿童年龄越小，需要的睡眠时间越长。保教机构应每天安排一次午睡。要根据季节和气温的变化，及时更换被褥。被褥要经常暴晒。

8. 散步

在天气许可的情况下，应让学前儿童坚持户外散步。饭后散步时，要提醒学前儿童不要奔跑。

9. 户外活动

学前儿童每天至少要有 3～4 小时的户外活动，全日制幼儿园每天应组织 2 小时以上的户外活动，寄宿制幼儿园每天应组织 3 小时以上的户外活动。

户外活动不仅要在温暖季节进行，也要在寒冷季节进行，但要注意保暖。

10. 离园（所）

儿童离园（所）时，教师应提醒其穿好衣服，并把其交给家长。如果儿童当日或当周有身体不适或其他特殊情况，应向家长说明。

儿童全部离园（所）后，教师与其他工作人员应将教室、活动室打扫干净，关闭电源，关好门窗。

（四）执行生活制度的注意事项

1. 坚持执行

一日生活日程制定以后，就要坚持执行，不随便变更，这样才能起到预期的作用。

2. 保教结合

通过一日生活的各个环节，对儿童进行生活护理、卫生保健和培养教育工作。

3. 家园同步

争取家长配合，能根据儿童一日生活规律安排好儿童的家庭生活，特别是在节假日也安排好儿童的一日生活，饮食、起居有规律，避免发生“星期一病”（因节假日贪食、玩得过累，周一则发热、消化不良、感冒等）。

4. 个别照顾

对体弱多病的儿童，要给予特殊照顾。

5. 培养良好的卫生习惯

儿童良好卫生习惯的培养应贯穿一日生活的各个环节。

三、提供合理的膳食

集体儿童膳食的配制应适合儿童的年龄特点，为儿童提供合理的平衡膳食，以保证儿童健康成长。

（一）合理膳食的要求

1. 符合儿童的营养需要

儿童膳食中各种营养素种类齐全，搭配合理，供应量充足，能满足儿童生长发育对各种营养素的需要。

2. 适合儿童的消化能力

食物的品种、数量和烹调制作方法，应适合儿童胃肠道的消化吸收功能。

3. 促进食欲

尽量使食物的外形美，色、香、味、形俱全，以提高儿童的食欲。

4. 清洁卫生

绝对保证饮食和食品卫生，严防食物中毒。

（二）制订膳食计划

制订膳食计划是保证合理营养的一种科学管理方法。它包括按照各年龄儿童的营养需要，选择食物的种类、计算数量、编制食谱以及合理烹调。

1. 选择食物的种类

可供选择的食物有以下四大类。

1）含优质蛋白质的食物，如牛奶、鸡蛋、瘦肉、鱼、禽肉、豆制品等。

2）富含维生素、无机盐和膳食纤维的食物，如蔬菜、水果。

3）供热能食物，有米、面、薯类、白糖、食用油等。

4）调味品，有盐、酱油、醋、味精等。

在选购以上食物时，应以《中国居民膳食指南（2022）》为指导，即“食物多样，谷类为主；多吃蔬菜、水果和薯类；每天吃奶类、豆类或其制品；经常吃适量鱼、禽、蛋、瘦肉，少量肥肉和荤油；吃清淡少盐的膳食；吃清洁卫生、不变质的食物”。

2. 计算数量

可参考表 7-3 及当地食品供应情况、伙食费等，计算出各类食品的需求数量。要按不同的年龄组分别计算。

表 7-3 1～6 岁儿童每日需要食物的种类与数量

年龄/岁	粮/克	油/克	蔬菜/克	豆制品/克	蛋或内脏/克	鱼或肉/克	牛奶或豆浆/克	白糖/克
1～3	150	25	100～150	50～80	50	50～100	150～250	10～12.5
3～6	180	25	250～500	50～100	50	80～120	250	10～12.5

选择食物要力求各营养素之间有合理的比值，蛋白质、脂肪、碳水化合物所提供的热能各占总热能的 12%～15%、20%～30%、50%～60%。动物蛋白及豆类蛋白不少于总蛋白质的 50%。每餐热能分配，早餐约占 25%，午餐约占 35%，午点约占 10%，晚餐约占 30%。

3. 编制食谱

食谱是一日食物的量、调配和烹调方法的实施计划，是膳食计划的重要部分。

可参照中国营养学会推荐的营养素供给量标准，编制一日及一周的带量食谱，并根据季节的变化有针对性地做些调整。

4. 合理烹调

在食物搭配中，充分利用蛋白质的互补作用，避免食物“相克”，有利于食品中各种营养素的吸收。烹调中应尽量减少营养素的损失。

学前儿童的消化机能、咀嚼能力不及成人，食物的品种和烹调制备方法（表 7-4）皆应适合学前儿童肠胃功能尚未发育完善的特点，以利于食物中各种营养素的消化和吸收。

表 7-4 各年龄组食物的切烧方法

年龄/岁	切法									烧法				
	蔬菜	鲜豆	干豆	豆腐干	鸡鸭	鱼	虾	肉	脏腑	饭	面食	粗粮	蔬菜	点心
1～2	泥或碎末	泥	泥	碎烂	去骨切末	去刺碎末	碎虾仁	碎末	碎末	烂，用荤素煨饭	蒸、煮、煨、炖	粉糊	烧、煮、煨、炖	烤、蒸、煨、煮
2～3	细丝小片小丁	煮烂整食	碎烂	细丝小片小丁	细丝小片小丁	去刺小片小丁	虾仁	细丝小片小丁	细丝小片小丁	烂，用荤素煨饭	蒸、煮、煨、炖	烂粥	烧、煮、煨、炖、炒	烤、蒸、煨、煮
3～6	大块	整食	整食	大块	带骨大块	大块	带壳	大块	大块	与成人相同	蒸、煮、煨、炖、油煎	烂饭	烧、煮、煨、炖、炒、油煎	烤、蒸、煨、煮、油煎

（三）合理的膳食制度

合理安排就餐时间和合理分配食品数量，是对膳食制度最基本的要求。

1. 饮食次数和间隔时间

儿童每日可进食 4 次，三餐及午后一次点心。初断奶的婴儿胃容量小、消化力弱，可适当增加进餐次数，每天进食 5～6 次。两餐之间的时间间隔不宜过长或过短，以 3～4 小时为宜。

儿童进餐应遵守开饭时间，使定时进餐形成习惯。

2. 食物数量的分配

要按照儿童身体发育的需要和一日活动对能量的消耗来合理分配食物的量。早餐吃好，午餐吃饱，晚餐适量。早、午、晚餐的数量按能量供应 3∶4∶3 的比例进行安排。

农村幼儿园若不提供三餐，可于上午 10 点左右提供一次点心。除补充热能外，还应选择可供优质蛋白质、铁元素、钙元素、维生素 A、胡萝卜素等营养素的食品。避免儿童在家吃不好早餐，自带零食入幼儿园，边吃边玩，既不卫生又不安全。

四、建立体格锻炼制度

（一）体格锻炼的意义

1. 增强儿童体质

（1）增强心肌的力量，使心脏供血良好，血管弹性增强

经常进行体格锻炼，可增强心脏的生理功能，表现在心肌收缩力加强，每次搏动输出血量增加，能耐受剧烈运动时心率的加快，而且安静下来时心率能较快恢复正常。另外，由于心脏冠状动脉血流量改善，血脂在血管壁沉积减少，对预防动脉粥样硬化有良好作用。

（2）增强肺功能

经常参加体格锻炼的儿童，呼吸肌经受锻炼，呼吸深度加大，肺活量增加；缺乏锻炼的儿童，呼吸表浅，稍一活动就气喘吁吁，而气体交换量并不大。

（3）促进新陈代谢

锻炼时的能量消耗比安静时大得多。能量的消耗可促进消化吸收功能，并增进食欲。

锻炼时加强了呼吸运动，膈肌的活动范围加大，腹肌的力量增加，也对消化吸收有促进作用。

（4）强筋壮骨

长期锻炼能使肌肉活动力和耐受力提高，关节活动更灵活，骨密质增厚，骨更加粗壮、坚固。

（5）提高神经、体液调节能力

体格锻炼的每个动作都以刺激的方式作用于神经系统，可增强神经活动的平衡性和灵活性。儿童在参加体格锻炼后，精神饱满，灵敏性和应激能力都会有所提高。

锻炼可刺激多种激素的分泌，如生长激素、肾上腺皮质激素等，对生长发育也有促进作用。

（6）提高对内、外界环境变化的适应能力

体格锻炼通过增强身体健康、调节情绪、培养团队协作与规则意识以及塑造良好性格等多方面作用，能够显著提升儿童对内、外界环境的适应能力。

2. 有利于儿童德智体美劳全面发展

在体格锻炼中，可以培养儿童的信心、毅力、耐力、自控力和胆量，对形成儿童良好的个性有着不可低估的作用。

体育运动还是儿童之间交往的机会。儿童可以从中学会等待、合作、互助、谦让等良好品质。

体格锻炼可使儿童体格健壮、体形优美，有利于儿童德智体美劳全面发展。

3. 符合用脑卫生

学习、游戏、体育活动交替进行，符合用脑卫生，对儿童大脑的发育有良好的刺激作用。

4. 有利于体弱儿童的康复

佝偻病患儿，贫血、反复呼吸系统感染的儿童，通过适宜的锻炼，可以增强机体的活力，加速体内新陈代谢，吸收更多的营养，有利于康复。

（二）体格锻炼的注意事项

1. 持之以恒

只有持之以恒地坚持体格锻炼，才能增强体质，起到应有的效果。不能时断时续，半途而废，只凭个人的好恶而行。

2. 循序渐进

根据儿童的年龄和生理特点，有计划地逐渐增加锻炼的强度和时间。遵循由简到繁、由易到难、由小量到大量、时间逐渐增加的原则。

3. 个别对待

对不同年龄和健康状况的儿童，应选择不同的锻炼方法，确定不同的锻炼时间和活动量。对体弱儿童的锻炼，要做到个别照顾，进程要比健康儿童缓慢。

4. 及时调整

组织儿童锻炼时要随时观察儿童有无不良反应。例如，在进行冷水锻炼时，应观察儿童有无寒战、起鸡皮疙瘩、口唇青紫等感到寒冷的反应，出现不适应的现象应及时调整活动内容和活动量。

（三）体格锻炼的方法

儿童的体格锻炼应考虑儿童的年龄特点，采取多种形式进行。

1. 体育游戏、体育活动

儿童体育游戏以各种身体动作的练习为基本内容，以游戏活动为基本形式，一般具有一定的情节、规则，有娱乐性和竞赛性。

体育活动包括各种儿童体操、健美操、小篮球、小足球以及利用体育活动器械进行的各种活动。

2. 利用自然因素进行锻炼

充分利用日光、空气和水等自然因素开展体格锻炼活动。

五、传染病管理

学前儿童正处于迅速生长发育过程中，身体的各系统、各组织发育都不成熟，身体的免疫力较低，而且集体生活中接触密切，很容易造成传染病的流行。

为了预防传染病的发生和蔓延，保教机构要做好管理工作。

（一）管理传染源

1. 早发现传染病患者

保教机构的保健医生、保育员和教养人员应熟悉儿童常见传染病的早期症状，以便尽早发现疫情。有些传染病在发病早期传染性最强。所以一旦发现传染病患者，必须马上隔离，并采取相应措施。疑似传染病患者也应隔离观察。

在隔离室，患儿要得到悉心照顾，并尽快给予诊治。

2. 做好疫情报告

做出传染病诊断或疑似传染病诊断后，应及时向卫生防疫部门报告，使各级卫生防疫部门掌握疫情、进行记录，并做必要的流行病学调查和制定防疫措施。

保教机构的保健室是最基层的卫生保健组织，有责任按照《中华人民共和国传染病防治法》的规定进行疫情报告，并根据传染病的传染期，要求家长在患儿隔离治疗后，完全恢复健康时，持健康证明才能入园（所）。

为了做好传染病的管理工作，保教机构应定期组织有关人员学习预防传染病、管理传染病的知识。有了疫情能早发现、早报告，这对减少传染病的续发、控制传染病的流行有重要意义。

3. 传染病接触者的观察期限

与传染源有密切接触的健康人和正处于该病潜伏期内的人，称为传染病接触者，一般是指与传染病患儿同班的儿童或一同居住的人。对传染病接触者应采取管理措施，尽可能缩小传染的范围，不使传染病蔓延，而且对于已处于传染病潜伏期内的人，可以及早发现症状，早隔离、早治疗。不同的传染病潜伏期长短不同，即使同一种传染病，也有一般、最短和最长潜伏期之分。对传染病接触者的观察期限，常依据该传染病的最长潜伏期而定（表 7-5）。

表 7-5　急性传染病的潜伏期、隔离期与接触者观察期

疾病名称	潜伏期			隔离期	接触者观察期
	一般	最短	最长		
甲型病毒性肝炎	30 天左右	14 天	45 天	自发病之日起 24 天	密切接触者检疫 45 天
乙型病毒性肝炎	60～90 天	45 天	160 天	急性期最好隔离至 HBsAg 转阴。恢复期不转阴者按 HBsAg 携带者处理。有 HBV 复制标志的患者，应调离接触食品、自来水或托幼工作岗位，不能献血	急性肝炎的密切接触者应医学观察 45 天。疑似肝炎的托幼和饮食工作人员应暂停原工作
细菌性痢疾	1～3 天	数小时	7 天	临床症状消失，连续 2 次粪便培养阴性，可解除隔离	医学观察 7 天，饮食从业人员观察期间一次粪便培养阴性，可解除观察
霍乱	1～3 天	数小时	6 天	腹泻停止后 2 天，隔日送大便培养一次，连续 3 次阴性，可解除隔离	密切接触者或疑似患者检疫 5 天，连续粪便培养 3 次阴性者，可解除观察
麻疹	8～12 天	6 天	12 天	出疹后 5 天可解除隔离	密切接触而未进行疫苗接种的儿童检疫 28 天
水痘	14～16 天	10 天	24 天	至水痘结痂为止，但不得少于 14 天	医学观察 21 天
猩红热	2～5 天	2 天	12 天	隔离治疗起 6 天	医学观察 7 天
白喉	2～5 天	1 天	7 天	症状消失后，连续 2 次鼻咽分泌物培养阴性，可解除隔离	医学观察 7 天
百日咳	7～10 天	2 天	21 天	痉咳发生后 30 天或病发后 40 天解除隔离	医学观察 21 天
流行性腮腺炎	14～21 天	8 天	30 天	发病至临床症状消失	成人一般不检疫，儿童检疫 21 天
流行性脑脊髓膜炎	2～3 天	1 天	7 天	症状消失后 3 天，但不少于 7 天	医学观察 7 天
流行性乙型脑炎	10～14 天	4 天	21 天	隔离至体温正常	不检疫
流行性感冒	1～2 天	数小时	3 天	退热后 2 天	大流行发生时，集体儿童应检疫
流行性出血热	7～14 天	7 天	42 天	急性症状消失后	不检疫

续表

疾病名称	潜伏期			隔离期	接触者观察期
	一般	最短	最长		
流行性斑疹伤寒	10～14 天	5 天	21 天	彻底灭虱后，体温正常 12 天，可解除隔离	彻底灭虱后，医学观察 14～21 天
狂犬病	21～90 天	10 天	10 年以上	病程中隔离治疗	被犬或狼咬伤者应进行医学观察

观察班（指发现传染病的班）不接收新来的儿童，该班一日生活制度照常进行，但一切活动都应与其他班严格分开。对观察班的儿童应加强晨检和全日观察，详细了解其饮食、睡眠、大小便性状等，注意早期症状和发病迹象，如有可疑儿童，应立即隔离，以待确诊。医学观察的重点依不同的传染病而有所侧重。例如，因接触麻疹而观察，应侧重体温、皮肤和口腔的检查；因接触肝炎而观察，应侧重精神、食欲、大小便颜色等的检查。过了观察期限未发现新患者，可解除观察，一切恢复正常。

（二）切断传播途径

根据传染病的传播途径，采取相应的预防措施，以切断传播途径。对肠道传染病，着重于管理粪便、保护水源、管理饮食、食具消毒、讲究个人卫生等方面。预防呼吸道传染病，简便有效的措施是保持空气流通。

1. 经常性的预防措施

（1）搞好环境卫生、饮食卫生和个人卫生

保持环境清洁、空气清新，养成良好的个人卫生习惯，讲究饮食卫生，都是很重要的预防措施。

（2）做好经常性的消毒工作

消毒的目的是消除或杀灭外界环境中的病原体。做好经常性的消毒工作是切断传播途径的重要措施。常用的消毒方法有物理消毒法和化学消毒法。

1）物理消毒法。这是一种简便易行、行之有效的消毒法。它又分为机械法、煮沸法、日晒法 3 种。

① 机械法。采用洗涤、通风换气等方法，排除部分或全部的病原体，但不能有效地杀灭病原体。

② 煮沸法。这是简便可靠的消毒方法。被消毒的物品必须全部浸入水中。一般致病菌在煮沸 1～2 分钟后即可灭活。甲型或乙型肝炎病毒需煮沸 15～30 分钟方能灭活。各种耐热的物品、金属器皿和食具等均可煮沸消毒。

③ 日晒法。利用紫外线消毒灭菌。一般附着在衣服、被褥等物品表面的病原体，在阳光下暴晒 3～6 小时就可灭活。流行性感冒、百日咳、流脑、麻疹等病原体，在阳光直射下很快就会灭活。

2）化学消毒法。常用的化学消毒剂有生石灰、漂白粉、氯胺、过氧乙酸和新洁尔灭等，用来喷、刷、洗儿童的玩具、用具、活动场地、粪便等，达到消毒杀菌的作用。

2. 传染病发生后应采取的措施

（1）隔离患儿

患儿的一切用具均应专用。

（2）终末消毒

患儿隔离后，对其原来的活动场所进行一次彻底的消毒，称为终末消毒。若患儿患呼吸道传染病，其停留过的房间应通风换气，并采用其他消毒措施；若患肠道传染病，对患儿所用过的物品，如床、桌椅、玩具、便盆、马桶等均应消毒。

（三）保护易感者

1. 非特异性措施

增强儿童体质，提供合理营养（足够的优质蛋白质、维生素 A、维生素 C 等），培养良好的卫生习惯，搞好环境卫生等。

2. 特异性措施

实施计划免疫。集体儿童机构由园（所）保管预防接种证，散居儿童由家长保管预防接种证。每次接种后要记载注射日期、剂量、次第、初次免疫还是加强免疫，防止漏种、错种、重种。

保教机构应完成要求的接种率。

六、安全措施

保教机构要把维护儿童的安全放在工作的第一位，采取一切措施保证儿童的安全。

（一）房屋建筑应符合安全要求

1987 年，国家城乡建设环境保护部、国家教育委员会颁布了《托儿所、幼儿园建筑设计规范》（JGJ 39—87），2016 年进行了修订，对托儿所、幼儿园的建筑设计做出了相应的规定。

1. 门窗设计

活动室、寝室、多功能活动室等幼儿使用的房间应设双扇平开门，门净宽不应小于 1.20 米；幼儿经常出入的门，距离地面 0.60 米处宜加设幼儿专用拉手；门下不应设门槛；平开门距离楼地面 1.2 米以下部分应设防止夹手设施；当使用玻璃材料时，应采用安全玻璃；门的双面宜平滑、无棱角；不应设置门槛和弹簧门。

活动室、多功能活动室的窗台面距地面高度不宜大于 0.60 米；当窗台面距楼地面高度低于 0.90 米时，应采取防护措施，防护高度应从可踏部位顶面起算，不应低于 0.90 米；窗距离楼地面的高度小于或等于 1.80 米的部分，不应设内悬窗和内平开窗扇；外窗开启扇均应设纱窗。

2. 防护栏

托儿所、幼儿园的外廊、室内回廊、内天井、阳台、上人屋面、平台、看台及室外楼梯等临空处应设置防护栏杆，栏杆应以坚固、耐久的材料制作。

3. 墙面

儿童经常接触的 1.3 米以下的室外墙面不应粗糙，室内墙面宜采用光滑易清洁的材料，墙角、窗台、暖气罩、窗口竖边等部位必须做成小圆角。

（二）设备应符合安全要求

1. 玩具的安全要求

玩具材料应无毒，外形必须光滑无锐角。玻璃球、木珠等玩具不宜太小，以免儿童误吞引起意外。

发响玩具的音响最大限度不超过 70 分贝，以免噪声过强损伤儿童的听觉系统。

2. 其他设备

儿童用室的电灯宜采用拉线开关。电插座的安装和电器安放，应在儿童触摸不到的地方。

家具要牢固，没有尖角和裂缝。活动室内的家具宜放在靠墙或角落处。

热水瓶、火柴、刀、剪、图钉等应放在儿童拿不到的地方。

儿童运动器械要随时检修，保持坚固和表面光滑。器械与器械之间、器械与墙壁之间或与树木之间要有一定距离，以免因过于拥挤发生外伤。

劳动工具用后存放在储藏室内，不得让儿童自己拿动、使用。

（三）安全技术防范系统的设置符合要求

园区大门、建筑物出入口、楼梯间、走廊、厨房等应设置视频安防监控系统。

周界宜设置入侵报警系统、电子巡查系统。

建筑物出入口、楼梯间、厨房、配电间等处宜设置入侵报警系统。

园区大门、厨房宜设置出入口控制系统。大、中型托儿所、幼儿园建筑应设置电话系统、计算机网络系统、广播系统，并宜设置有线电视系统、教学多媒体设施。小型托儿所、幼儿园建筑应设置电话系统、计算机网络系统，宜设置广播系统、有线电视系统。

托儿所、幼儿园建筑的应急照明设计、火灾自动报警系统设计、防雷与接地设计、供配电系统设计、安防设计等，应符合国家现行有关标准的规定。

（四）药品、有毒物品的管理

1. 药品保管

保教机构要建立严格的药品保管制度。内服药、外用药均须标签清楚、分开放置、专人保管，不给儿童造成可轻易接触的机会。

2. 安全用药

给儿童用药前，要仔细核对姓名、药名、剂量、服药时间，切勿拿错药、服过量和重服。

3. 消毒剂和杀虫剂

要妥善保管消毒剂和杀虫剂等有毒物品。组织儿童劳动时，不得让儿童使用或帮教师拿消毒剂、杀虫剂。不要带儿童到刚洒过农药的田园里去玩耍。盛过农药的容器要妥善处理，不能让儿童拿着玩。用 84 消毒液等给厕所的地面消毒时，所用浓度要适宜；若 84 消毒液浓度过高，一旦接触儿童皮肤（如幼儿滑倒在地）会造成烧伤。

（五）组织好儿童的活动

保教机构要合理配备保教人员，避免因儿童过多、保教人员照看不过来而发生意外伤害。

保教人员应组织好儿童的各种活动，全面细致地照顾儿童，不得擅离职守。儿童睡眠时保教人员须进行巡视。儿童用餐时需有保教人员看护。儿童在小游泳池内玩水或在浴室内洗澡时，保教人员不得离开，以免发生危险。要有组织地开展游泳活动。

保教机构要建立儿童接送制度，防止儿童走失。园门应规定开关时间。交接班或组织儿童外出时应清点人数。

七、建筑设备卫生

根据卫生学的要求，保教机构的建筑设备和环境创设应考虑以下因素。

（一）托幼园所地址的选择

1. 基地选择

托儿所、幼儿园建设基地的选择应符合当地总体规划和国家现行有关标准的要求。

应建设在日照充足、交通方便、场地平整、干燥、排水通畅、环境优美、基础设施完善的地段。

不应置于易发生自然地质灾害的地段。

与易发生危险的建筑物、仓库、储罐、可燃物品和材料堆场等之间的距离应符合国家现行有关标准的规定。

不应与大型公共娱乐场所、商场、批发市场等人流密集的场所相毗邻。

应远离各种污染源，并应符合国家现行有关卫生、防护标准的要求。

园（所）内不应有高压输电线、燃气、输油管道主干道等穿过。

2. 园（所）规划

根据《托儿所、幼儿园建筑设计规范》的要求，在进行园（所）规划和设计时，要对建筑物、绿化用地等进行总体布局，做到功能分区合理，方便管理，朝向适宜，游戏场地日照充足，创造符合儿童生理、心理特点的空间环境。

幼儿园每班专用的室外游戏场地人均面积不应小于 2 平方米，各班活动场地之间宜采取分隔措施。幼儿园应有全园公用的室外游戏场地，人均面积不应小于 2 平方米。

托儿所室外活动场地人均面积不应小于 3 平方米。

室外活动场地应有 1/2 以上的面积在标准建筑日照阴影线之外。

托幼园所内应有集中绿化用地面积，供种植树木、花草，以净化空气、减弱噪声、调节微小气候和美化环境。并严禁种植有毒、带刺植物。

托儿所、幼儿园基地周围应设围护设施，围护设施应安全、美观，并应防止儿童穿过和攀爬。在出入口处应设大门和警卫室，警卫室对外应有良好的视野。

（二）房舍建筑

1. 生活用房的设置

幼儿园的生活用房应由儿童生活单元、公共活动空间和多功能活动室组成。公共活动空间可根据需要设置。

儿童生活单元应设置活动室、寝室、卫生间、衣帽储藏间等基本空间。

生活用房应布置在园所内最好的日照方位，并满足冬至日底层满窗日照不少于 3 小时。温暖地区、炎热地区的生活用房应避免朝西，否则应设遮阳设备。

2. 生活用房的建筑构造

活动室、卧室及音体活动室宜为暖性、弹性地面，儿童经常出入的通道应为防滑地面。卫生间应为易清洗并防滑的地面。

活动室、多功能活动室等室内墙面应具备展示教材、作品和空间布置的条件。

寝室应保证每一儿童设置一张床铺的空间，不应布置双层床。床位侧面或端部距外墙距离不应小于 0.60 米。

卫生间应由厕所、盥洗室组成，并宜分间或分隔设置。无外窗的卫生间，应设置防止回流的机械通风设施。

3. 服务用房

服务管理用房宜包括晨检室（厅）、保健观察室、教师值班室、警卫室、储藏室、园长室、所长室、财务室、教师办公室、会议室、教具制作室等房间。

托儿所、幼儿园建筑应设门厅，门厅内应设置晨检室和收发室，宜设置展示区、婴幼儿和成年人使用的洗手池、婴幼儿车存储等空间，宜设卫生间。

晨检室（厅）应设在建筑物的主入口处，并应靠近保健观察室。

（三）通风、采暖、照明、电气

1. 通风

托儿所、幼儿园的儿童用房应有良好的自然通风，其通风口面积不应小于房间地板面积的 1/20。夏热冬冷、严寒和寒冷地区的儿童用房应采取有效的通风设施。

2. 采暖

托儿所、幼儿园应优先利用可再生能源为供暖热源，儿童用房的散热器必须暗装。

3. 照明

活动室、音体活动室、医务保健室、隔离室及办公用房宜采用日光色光源的灯具照明。

4. 电气

活动室、寝室、幼儿卫生间等儿童用房宜设置紫外线杀菌灯，也可采用安全型移动式紫外线杀菌消毒设备。

托儿所、幼儿园的紫外线杀菌灯的控制装置应单独设置，并应采取防误开措施。

托儿所、幼儿园的房间内应设置插座，且位置和数量根据需要确定。活动室插座不应少于 4 组，寝室插座不应少于 2 组。插座应采用安全型，安装高度不应低于 1.8 米。

【实践实训】

只有在组织好学前儿童一日生活的基础上，才能有效地进行各种教育活动。请结合本任务所学知识，为幼儿园的小班、中班、大班分别制定一套夏（冬）季一日生活日程。

参 考 文 献

奥斯特洛夫斯卡娅，2005．婴幼儿的正确教养［M］．北京：科学普及出版社．

白爱宝，1999．幼儿发展评价手册［M］．北京：教育科学出版社．

波多野勤子，1997．幼儿心理学［M］．香港：博文出版社．

曹型远，李林静，2018．学校卫生学［M］．6版．重庆：西南师范大学出版社．

陈炳卿，孙长颢，2004．营养与健康［M］．北京：化学工业出版社．

陈帼眉，1994．学前儿童发展与教育评价手册［M］．北京：北京师范大学出版社．

崔焱，张玉侠，2021．儿科护理学［M］．北京：人民卫生出版社．

段淑贞，2005．儿童的异常心理［M］．北京：科学普及出版社．

龚陈，刘世云，2024．婴幼儿回应性照料［M］．长沙：湖南大学出版社．

顾荣芳，1997．学前儿童卫生与健康教育［M］．南京：江苏教育出版社．

顾荣芳，2006．学前儿童卫生学［M］．南京：江苏教育出版社．

郝义彬，苗萍等，2022．婴幼儿常见疾病预防与护理［M］．北京：北京师范大学出版社．

江林，李传银，2000．心理学教程［M］．东营：中国石油大学出版社．

蒋挺大，王玉生，1987．食物与营养化学［M］．北京：科学出版社．

李红，邓祖丽颖，2022．婴幼儿营养与喂养［M］．北京：中国人口出版社．

李廷玉，2020．儿童保健学［M］．4版．北京：人民卫生出版社．

李小寒，尚少梅，2022．基础护理学［M］．北京：人民卫生出版社．

郦燕君，2011．学前儿童卫生保健［M］．北京：高等教育出版社．

刘德水，2003．年龄与心理卫生［M］．济南：济南出版社．

欧新明，2003．学前儿童健康教育［M］．北京：教育科学出版社．

万钫，1994．优生学［M］．北京：北京师范大学出版社．

万钫，2012．学前卫生学［M］．3版．北京：北京师范大学出版社．

王丽敏，张文艺，2001．心理卫生与健康365［M］．呼和浩特：内蒙古科学技术出版社．

王练，2017．学前卫生学［M］．6版．北京：高等教育出版社．

王作瑞，万钫，1999．幼儿卫生学［M］．北京：人民教育出版社．

吴朝霞，张建友，2020．食品营养学［M］．北京：中国轻工业出版社．

徐云，马伟娜，2020．孤独症儿童的早期发现干预与教育［M］．北京：科学出版社．

杨文先，1991．儿童精神卫生学［M］．合肥：中国科学技术大学出版社．

仰曙芬，2017．儿科护理学［M］．6版．北京：人民卫生出版社．

易宵，冯永娜，2021．0～3岁婴幼儿卫生与保健［M］．杭州：江苏大学出版社．

张文新，林崇德，1999．儿童社会观点采择的发展及其与同伴互动关系的研究［J］．心理学报（10）：418-425．

郑子新，张荣欣，1999．现代营养全书［M］．成都：四川人民出版社．

中国营养学会，2023．中国居民膳食营养素参考摄入量（2023版）［M］．北京：人民卫生出版社．

周华，杨向群，2022．人体解剖生理学［M］．8版．北京：人民卫生出版社．

朱家雄，2006．学前儿童卫生学［M］．上海：华东师范大学出版社．